CASSEY HO

HOT BODY PILATES

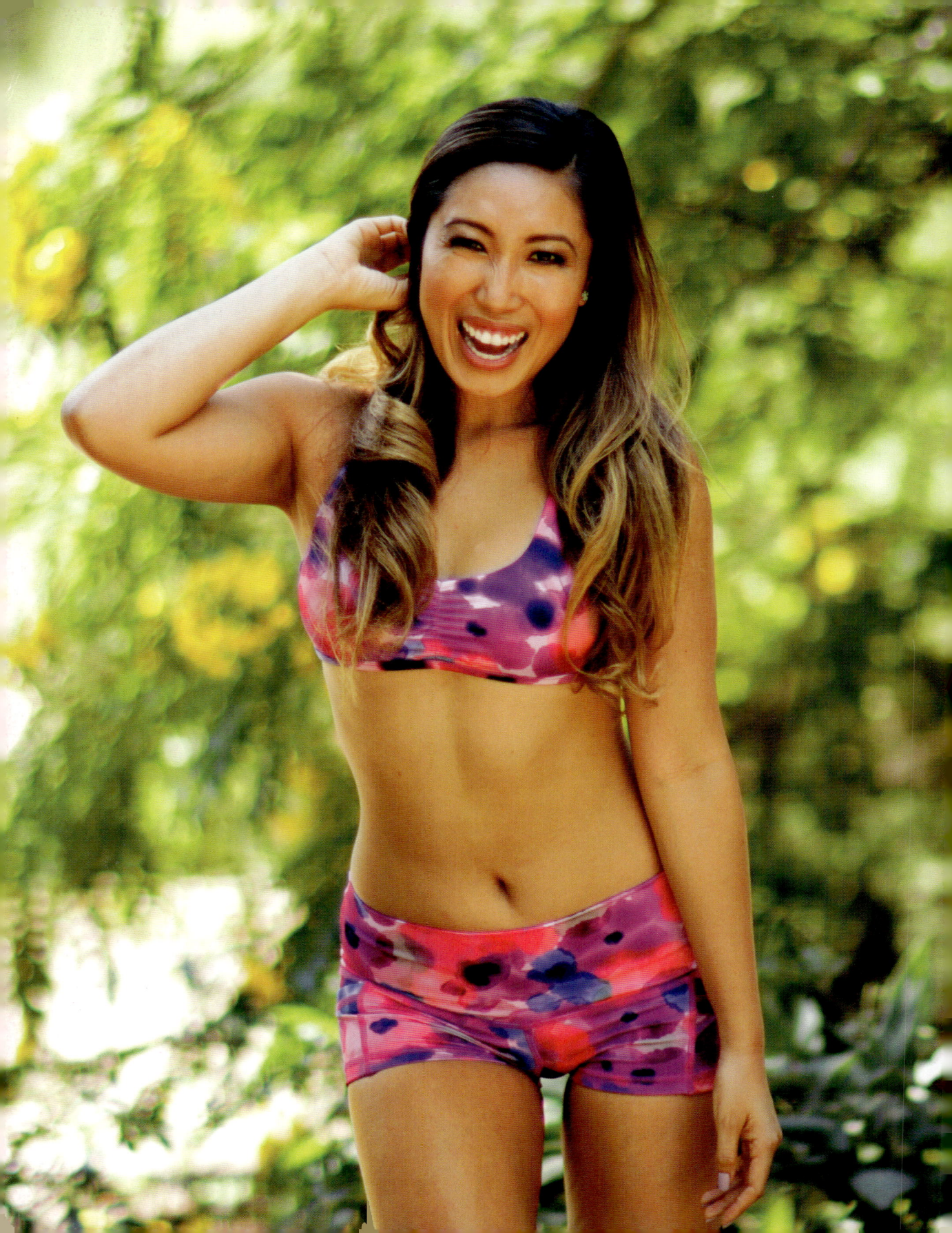

INHALT

TEIL 1: DER PLAN

TEIL 2: DIE JAHRESZEITEN

FRÜHLING 45

AUFBLÜHEN, KRAFT TANKEN, NEU ANFANGEN

SOMMER 95

IN DEN AKTIVEN MONATEN GESUND BLEIBEN

HERBST 147

SICH NEU ORIENTIEREN UND AKTIV BLEIBEN TROTZ DES WECHSELHAFTEN
WETTERS

WINTER 197

DEN STRESS GANZ ENTSPANNT ÜBERSTEHEN, DIE FEIERTAGE OHNE
SCHLECHTES GEWISSEN GENIESSEN

Hallo!

Gerade erst bin ich von einem Event in Boston zurückgekommen, wo ich eine Session mit über 500 verrückten POP-Pilates-Enthusiasten gegeben habe! Matten Seite an Seite, so weit das Auge reicht, Menschen, die zum ersten Mal zusammenkommen, Spaß haben und schwitzen, und irgendwie fühlt es sich an, als ob man sich schon seit Jahren kennen würde. Wie das kommt? Das ist der Zauber von Blogilates. Der Zauber, den du mit geschaffen hast. Ich sitze hier im Flieger, auf dem Weg zurück nach L.A., und bin emotional so überwältigt, dass mich die Wangen kneifen, denn ich kann nicht aufhören zu lächeln. An den Fingern meiner rechten Hand habe ich Druckspuren, weil ich heute mehr als vier Stunden lang mein Autogramm auf Yogamatten geschrieben habe.

Als ich 2009, nach meinem Abschluss am College, ein ganz einfaches unbearbeitetes Pilates-Video auf YouTube hochlud, hätte ich niemals geahnt, dass es mich hierhin bringen würde. Das war gar nicht meine Absicht. Aber ich denke, wenn du beschließt, deiner Leidenschaft zu folgen, und dich für ein erfülltes Leben entscheidest, für dich selbst und für diejenigen, die du liebst und die dich lieben, und dich nicht nach dem richtest, was anderen gefällt, dann entwickeln sich die Dinge sehr oft zu deinen Gunsten.

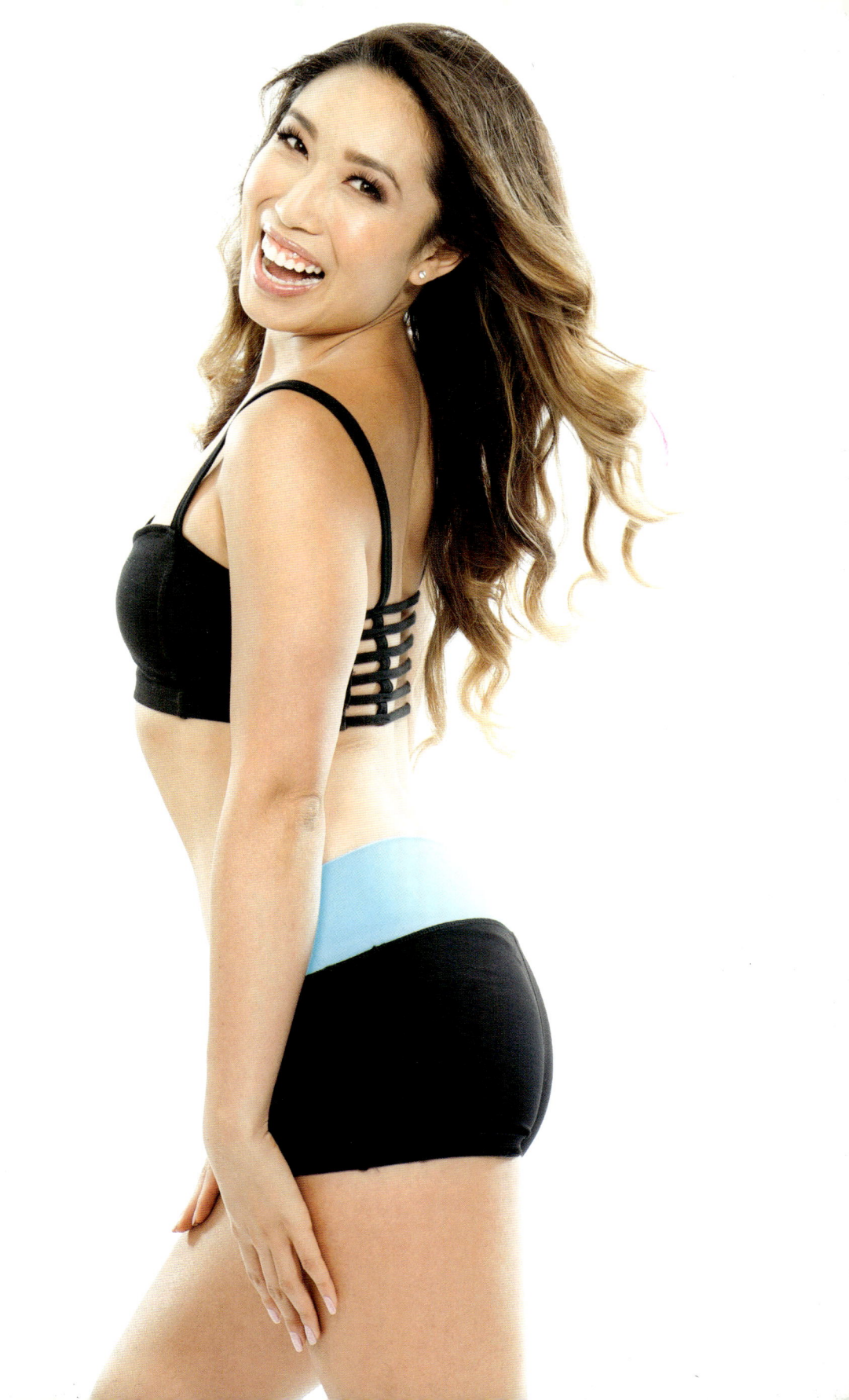

Als Kind war ich äußerst gehorsam, fleißig und überehrgeizig; meine Zeugnisse waren perfekt. Ich war die Sorte Mädchen, von der die anderen die Hausaufgaben abschrieben. Doch als ich älter wurde, empfand ich es als sehr große Belastung, die Erwartungen an mich als Überflieger jederzeit zu erfüllen – ich belegte stets die Fortgeschrittenenkurse und dazu war ich noch Kapitän des Tennisteams an unserer Highschool … All dies erfüllte meine Eltern mit Stolz. Als Amerikanerin vietnamesisch-chinesischer Abstammung der ersten Generation wusste ich, dass es ein wichtiger Teil unserer Kultur ist, gute akademische Leistungen zu bringen, wie auch sonst im Leben erfolgreich zu sein. Als es dann also darum ging, mich für ein Studium zu entscheiden, hatte ich die Wahl zwischen Medizin und Jura. Etwas anderes kam gar nicht in Frage.

Eigentlich, tief in mir, wollte ich aber immer Modedesignerin werden. Ich hatte ein großes Talent dafür, Modelle und Kleidungsstücke zu zeichnen. Bereits im Alter von zehn Jahren hatte ich mehrere (fast 25 cm dicke) Kladden mit Haute-Couture-Kleidern zusammengestellt, wie man sie auf dem roten Teppich bei Galas trägt. Als ich meinem Vater gestand, dass ich eigentlich am liebsten auf eine Modedesignschule gehen wollte, erlebte ich ein Donnerwetter. Er warf mir an den Kopf, so würde ich nie Geld verdienen, nie erfolgreich sein und ich würde nie Freunde haben. Ich erinnere mich, dass ich furchtbar weinte, bis meine Augen so geschwollen waren, dass ich gar nichts mehr sehen konnte. Ich sah aus wie eine kranke Schildkröte.

Also gab ich mich mit dem Vollzeit-Stipendium des Whittier College zufrieden und studierte Biologie. Es war nicht schlecht, aber mein Herz war nicht bei der Sache. Ich hatte das Gefühl, meine Seele sei leer. Ich sagte mir: »Halt einfach durch, Cassey.«

Und in dieser Situation bot Pilates mir den Halt im Leben, den ich brauchte. Zwischen den Kursen und am Wochenende machte ich Sport, um Stress abzubauen. Nebenbei bemerkt, mit Pilates hatte ich mit 16 angefangen, damals hatte ich mich verpflichtet, an einem Schönheitswettbewerb teilzunehmen!

Ich wollte schnell meine Figur verbessern, also besorgte ich mir die Pilates-DVDs von Mari Winsor, für die ich im TV Reklame gesehen hatte, und ich war sofort begeistert. Erstens stärkte ich dadurch meine Körpermitte ungemein und schlussendlich wurde ich sogar zur Miss Teen Chinatown 2003 gekrönt!

Als ich dann auf dem College zu studieren begann, war ich bereits ein totaler Pilates-Enthusiast – ich überredete sogar meine Freundinnen, im Wohnzimmer unseres Studentenwohnheims mit mir kleine Pilates-Sessions zu machen! Eines Tages blätterte ich in den Kleinanzeigen herum und sah, dass ein kleines Sportstudio in der Nähe einen Pilatestrainer suchte. Ich wusste, dass ich ohne Ausbildung nicht wirklich qualifiziert war, aber ich wollte mein Glück trotzdem versuchen und mich vorstellen.

Zu meiner großen Überraschung gefiel den Leuten dort mein Style und sie erklärten sich bereit, meine Ausbildung zum Pilatestrainer zu finanzieren. Das war eine einzigartige Gelegenheit, die alles ins Rollen brachte. Sie setzten auf ein junges Mädchen, an das sie glaubten.

Von diesem Moment an verliebte ich mich ins Unterrichten. Ich konnte noch so erschöpft ins Studio kommen, den Kopf voller Chemieexperimente und Laborkatastrophen – kaum gab ich einen Kurs, fühlte ich mich wie neu geboren. Das war der Effekt, den Pilates auf mich hatte und immer noch hat. Also werde ich nie aufhören zu unterrichten. Pilates ist mein Fels in der Brandung und wird es immer sein.

Als mein Vater erfuhr, dass ich neben dem Studium unterrichtete, forderte er mich andauernd auf, damit aufzuhören und mich mehr dem Studium zu widmen. Er sagte, das würde mich nicht weiterbringen im Leben. Doch stattdessen unterrichtete ich nur noch mehr. Im dritten Jahr am College schmiss ich dann sogar den letzten Kurs (organische Chemie), den ich noch brauchte, um die Zugangsprüfung für das Medizinstudium machen zu können. Ich denke, es war wie ein Sabotageakt oder auch die letzte verzweifelte Tat, um mich vor dem zu retten, was ich nicht werden wollte.

Ich will jetzt nicht lügen und behaupten, ich sei stark gewesen und hätte zu meiner Entscheidung gestanden. Tatsächlich habe ich diesen Kurs dreimal geschmissen, denn ich war hin- und hergerissen. Es war wirklich hart, und meine Eltern drehten durch.

Also tauchte ich immer tiefer ein in meine Liebe für Modedesign. Im vierten Studienjahr kombinierte ich meine Leidenschaften für Fitness und Mode und entwarf unter dem Firmennamen oGorgeous hochwertige Yogataschen.

Von da an sprachen meine Eltern nicht mehr mit mir.

Nach meinem Studienabschluss war ich allein und verunsichert. Ich zog an die Ostküste, so weit weg wie nur irgendwie möglich. Ich beschloss, meinen Traum von einer Karriere in der Modeindustrie zu verwirklichen und als Einkäuferin anzufangen. Aber bevor ich in die Maschine stieg, um endgültig ein neues Leben zu beginnen, machte ich noch ein Abschieds-Workout-Video für meine Schüler in L.A. Ich war traurig, sie verlassen zu müssen, und sie wollten mich nur ungern gehen lassen, also dachte ich, ein Total-Body-Pilatesvideo wäre ein schöner letzter Gruß. Ich machte mit einer kleinen Digitalkamera einen Film von einem zehnminütigen Rundum-Workout und lud ihn auf diese Website namens YouTube.

Als ich meinen Job als Angestellte anfing, spürte ich sofort die giftige, negative Energie all meiner unfreundlichen, egoistischen Kolleginnen und Kollegen aus der Modebranche. Jeden Tag dachte ich, meine Seele bricht entzwei. Ich hatte das Gefühl, fehl am Platze zu sein, und ich verlor meinen größten Pluspunkt: mein Selbstvertrauen. Das Einzige, was mich jeden Tag aufbaute, war der Gedanke, abends in einem kleinen Sportclub Pilates unterrichten zu können. Nach einem knappen halben Jahr geschah ein Wunder. Meine Schwester schickte mir eine SMS mit einem unscharfen Foto einer Tasche aus dem *Shape Magazine*, die meiner Yogatasche nicht unähnlich war. Mein Herz blieb stehen.

Ich sagte meinen Kollegen und meinem Chef, dass ich heute etwas früher in die Mittagspause gehen würde. Sie rollten bloß mit den Augen. Ich rannte zum nächsten Kiosk und blätterte hastig die Zeitschrift durch. Meine Hände waren schweißnass, ich zitterte am ganzen Körper. Dann sah ich es. Meine Yogatasche mit Faltenwurf (Pleated Pocket Yoga Bag), mitten in einem Artikel über Sportausrüstung in einer Zeitschrift, die in den ganzen USA verkauft wurde. Ich dachte, ich träume. Ich fing an zu weinen, meine Knie wurden weich.

Rückblickend denke ich, was dann folgte, hätte mich Kopf und Kragen kosten können, aber irgendwie hatte ich das Gefühl, eine gute Entscheidung zu treffen. Ich wusste nicht wirklich, wie es weitergehen würde oder wie ich Geld verdienen sollte, aber ich wusste, etwas muss sich ändern. Ich kündigte. Ich musste da einfach weg.

Hoffnung war alles, was ich hatte. Aber ich sagte mir, jetzt ist die Gelegenheit, es gilt 110 Prozent zu erreichen oder zu scheitern. Also kaufte ich mir an einem Freitag ein Flugticket nach China und am Sonntag ging es los: Ich machte mich auf die Suche nach einem Taschenhersteller. Es war verrückt. Ich war verrückt. Ich setzte alles auf eine Karte.

Als ich aus China zurückkam, hatte ich drei Monate vor mir, in denen ich auf die Fertigstellung der Taschen warten musste. Um die Miete zahlen zu können, steigerte ich die Anzahl meiner Pilateskurse von zweimal die Woche auf zwölfmal die Woche.

In dieser Zeit bin ich eine wirklich gute Lehrerin geworden. Ich wurde eins mit der Bewegung, der Musik, meinen Schülern. Ich merkte, dass Pilates mehr sein kann als eine Aneinanderreihung ruhiger Bewegungen – es war wie ein anspruchsvoller Tanz auf der Matte. Und so entstand POP-Pilates.

Den Schülern schien es zu gefallen – die harte Arbeit, die Grenzen spüren –, also blieb ich dabei.

In dieser Zeit begann ich auch, mehr YouTube-Videos zu machen. Das zehnminütige Total-Body-Workout, das ich zum Abschluss meiner Zeit am College gedreht hatte, hatte in der Zwischenzeit so viele Kommentare bekommen, dass ich mich ermutigt fühlte, noch mehr Videos zu drehen. Ich hörte auf die Kommentare. Die Zahl meiner Abonnenten stieg. Ich ging noch mehr auf ihre Wünsche ein, und die Blogilates Community breitete sich aus wie ein Flächenbrand. Schließlich war mein Blogilates der Frauenfitnesskanal auf YouTube mit den meisten Abonnenten – ich hatte über 100 Millionen Zuschauer! Unfassbar.

Mein Erfolg als Lehrerin ist einzig und allein meinen Schülern geschuldet. Dafür danke ich euch. Wegen eurer Begeisterung und weil Gesundheit und Fitness für euch so wichtig sind, kann ich meine Leidenschaft mit Millionen von Menschen teilen. Es ist ein Traum wahr geworden, den ich nie für realisierbar gehalten hätte.

Und deswegen kann ich jetzt auch als Modedesignerin arbeiten. Und davon leben. Und ich habe Freunde. All dies sei »unmöglich«, hatte man mir gesagt.

Du musst dir Folgendes merken: Alles ist möglich, solange du dich von dem leiten lässt, was sich richtig anfühlt, und du das meidest, was sich nicht richtig anfühlt. So orientiert man sich im Leben und findet heraus, wohin man eigentlich gehört. Man braucht nur eine Person, die einem zeigt, wo es langgeht. Und diese Person bist DU selbst.

Ich hoffe, meine Geschichte inspiriert dich, dich deinen Leidenschaften zu widmen, egal wie viele Hindernisse dir im Weg liegen. Egal wie viele Leute nicht an dich glauben. Du musst an dich glauben. Selbstvertrauen ist deine größte Stärke. Verlier sie nicht.

Wenn du durchhältst und dich nicht ablenken lässt, kann niemand dich zurückhalten. Nachdem Blogilates zu einem Internetphänomen herangewachsen war, merkten meine Eltern, dass sie sich keine Sorgen um mich zu machen brauchten, um meine Zukunft, meine Ausbildung oder meine Karriere. Sie sahen, dass ihre Tochter glücklich war und dass es ihr gut ging. Letzten Endes war dies das Einzige, worum es ihnen ging. Ich musste ihnen nur beweisen, dass ich es auch durch unkonventionelle Wege erreichen konnte. Jetzt kommen meine Eltern zu all den großen Events und kleiden sich sogar entsprechend dem jeweiligen Motto der Workouts! Ich möchte dir danken, dass du Blogilates zu dem gemacht hast, was es ist, denn aus diesem Grund habe ich jetzt wieder eine gute Beziehung zu meinen Eltern.

Dieses Buch ist dir gewidmet. Danke, dass du mir geholfen hast, an mich selbst zu glauben, und dass du geholfen hast, aus Blogilates die aufregendste und positivste Fitnesscommunity zu machen, die es überhaupt gibt.

Für die fantastischen Fotostrecken in diesem POP-Pilatesbuch reiste ich zu den Salt Flats von Utah, an die von Sonne verwöhnten Strände von Malibu und nach Massachusetts, wo die Herbstwälder so wunderschöne feurige Farbtöne haben. Mutter Natur hat sich dabei so viele Hindernisse einfallen lassen, dass es manchmal unmöglich schien, die Aufnahmen zu machen – aber irgendwie wird man erst in den wirklich schwierigen Situationen so richtig kreativ. Ich werde nie vergessen, wie ich die POP-Pilatesübungen auf einer Art schwimmenden Platte aus dem Baumarkt ausüben musste, immer mit dem Risiko, dass der Wind mich ins Wasser bläst. Sagen wir mal so: Alle hatten ihren Spaß.

Was ich an den Jahreszeiten besonders schätze, ist, dass ich mich viermal im Jahr auf etwas Neues freuen kann! Es bietet mir die Gelegenheit, meine Schwerpunkte und Ziele neu zu überdenken und sie meiner Umwelt anzupassen. Mit den Jahreszeiten ändern sich auch unsere Stimmungen, ebenso wie die Mode. Wir können diese Veränderungen positiv nutzen und uns von ihnen motivieren lassen.

Dieses Buch begleitet dich durch die schönen und die schwierigen Facetten jeder Jahreszeit. Im Sommer achten wir alle viel mehr auf unsere Figur. Wenn es warm wird, können wir prima draußen Sport treiben und sind stärker motiviert, hart an uns und unserem Körper zu arbeiten – schließlich wollen wir eine tolle Bikinifigur haben!

Im Herbst greifen wir nach dem Pulli, wir kuscheln uns ein und hängen in Gedanken noch den Sommerferien nach. Deprimierend? Nicht unbedingt. Im Herbst können wir einen neuen Rhythmus und eine neue Routine finden, außerdem gibt es köstliche Früchte und Gemüse und wir können uns ganz auf das Clean-Eating-Konzept konzentrieren.

Im Winter wollen wir uns eigentlich nur irgendwo schön warm einmummeln und ganz viel ESSEN. Aber dir wird genauso warm, wenn du dich mit Sport zum Schwitzen bringst. Du kannst natürlich trotzdem lecker essen und dich mit Freunden treffen. Ich zeige dir, was für Leckereien du zu einem Abendessen mitbringen kannst, bei dem deine Freunde denken, sie sündigen, und trotzdem ist es noch gesund und gut für euch. Dann kommt der Frühling – die Jahreszeit der Rundumerneuerung –, neues Jahr, neues Glück, neues Ich! Natürlich muss man nicht 365 Tage warten, um neu anzufangen, aber im neuen Jahr kriegt man meistens sehr viel Unterstützung von

Freunden, Verwandten, von allen! Wenn du im Sport also Freunde brauchst und eine gemeinsame Verpflichtung, dann ist jetzt die perfekte Jahreszeit, um einen Trainingspartner zu suchen – und los!

Dieses Buch bietet eine Auswahl meiner besten POP-Pilates Moves und meiner Lieblingsrezepte, mit denen Millionen von Menschen auf der ganzen Welt ihren starken, gesunden Körper weiter formen. Die Übungen und Rezepte wurden so zusammengestellt, dass du zu Hause und auch auf Reisen stets körperlich und mental topfit bleiben kannst. Du brauchst keinerlei Ausrüstung! Eine Matte wird empfohlen, ist aber auch kein Muss. Es gibt also keine Ausreden! Alles klar?

Ich möchte dir wirklich jegliche Möglichkeiten nehmen, Ausreden zu finden, warum du keinen Sport treibst. Sich bewegen ist so einfach und macht Spaß! Fitnesstraining ist etwas, worauf du dich freuen solltest, keine lästige Pflicht. Nur so wird es Teil deines Lebens. Abnehmen und sich rundum wohlfühlen soll kein Kampf sein, sondern das Ergebnis eines glücklichen und gesunden Lebens. Ich habe dieses Buch geschrieben, damit du deine Leidenschaft für Bewegung entdeckst, und ich hoffe, dass du deine Freunde inspirieren kannst, ebenfalls so gesund und glücklich zu leben.

Ich möchte dir noch einmal danken, denn du hast dieses Buchprojekt möglich gemacht. Ich freue mich riesig darüber, dass du jetzt in diese bunten Seiten eintauchen wirst, um mit mir Sport zu treiben.

Bist du so weit?
Los geht's!
♡ Deine Cassey

Eine kurze Geschichte des Pilates

Joseph Pilates wurde 1883 in Deutschland geboren. Da sein Vater Turner war und seine Mutter Heilpraktikerin, verwundert es nicht, dass er sich wie selbstverständlich für Bewegung und Gesundheit interessierte. Als Kind war er kränklich und schwach, und um seinen Zustand zu verstehen und sich selbst zu heilen, studierte er Anatomie und lernte alles über diverse Sportarten sowohl Westeuropas als auch Asiens – Yoga, Kampfkunst, Bodybuilding, Gymnastik, Boxen, Freizeitsport, antike griechische und römische Sportarten. Er interessierte sich sogar für die Art und Weise, wie Tiere sich strecken (Inspiration findet man *überall*).

Mit 32 Jahren zog er nach England, wo er an Polizeischulen und bei Scotland Yard Selbstverteidigung unterrichtete, bis der Erste Weltkrieg begann. Als deutscher Staatsbürger in Großbritannien wurde er verhaftet, aber was zunächst nach einem schlimmen Schicksalsschlag klingt, erwies sich als Segen: Er brachte den anderen Gefängnisinsassen seine Methode und seine Übungen auf der Matte bei. 1918 fielen Millionen von Menschen der Grippewelle zum Opfer, aber viele derjenigen, die er unterrichtet und trainiert hatte, blieben gesund. Die meisten sagten, sie hätten überlebt, weil sie körperlich so topfit waren.

Nach dem Krieg kehrte Joseph Pilates nach Deutschland zurück und arbeitete als Krankenpfleger. Im Krankenhaus ordnete er die Matratzen neu an und fand einen Weg, wie man die Sprungfedern als Widerstand benutzen konnte, um mit den bettlägerigen Patienten Aufbauübungen zu machen – diese innovative Herangehensweise sollte später seine gesamte Methode prägen. Bald darauf zog er nach New York City, wo ihm seine spätere Frau Clara begegnete, die auch seine Geschäftspartnerin wurde. Die beiden eröffneten ein Studio, zu dem vor allem die Tänzer und Schauspieler der Stadt kamen, denn die Übungen stärkten ihre Körpermitte und machten sie rundum kräftiger, flexibler, förderten ihr Gleichgewicht und bewirkten auch eine viel schnellere Genesung nach Verletzungen.

Der Schwerpunkt von Joseph Pilates' Studio lag auf Atmung, Körperhaltung und der Korrektur diverser physischer Beschwerden. Ganz selten nur ließ er dieselben Übungen machen, da er die unterschiedliche Körperstruktur der Menschen ebenso berücksichtigte wie die graduelle Steigerung eines Workouts, bis man schließlich von Kopf bis Fuß fit und genesen war. Dies erklärt auch, warum es so viele Variationen der diversen Pilatesübungen gibt.

1945 veröffentlichte Joseph Pilates sein Buch *Return to Life Through Contrology*. Darin wies er darauf hin, dass der Alltagsstress des modernen Lebens (Arbeit, Stau, Schule etc.) den Menschen daran hindere, sich um seinen Körper und Geist zu kümmern. Er empfahl Pilatesübungen, um »zum Leben zurückzukehren« (so der Titel des Buches).

Pilates betonte, mit seinen Übungen könne man den Körper wieder ins Gleichgewicht bringen und innere Ruhe finden. Joseph und Clara Pilates führten ihr Studio mehr als

40 Jahre lang. Sein Leben lang widmete er sich der Aufgabe, anderen Menschen zu Gesundheit und Vitalität zu verhelfen, so wie er es als junger Mensch für sich selbst getan hatte.

Was ist POP-Pilates?

POP-Pilates ist eine frische, schnelle Mischung aus klassischem Pilates und intensiven Übungen für die Körpermitte und wird auf der Matte ausgeführt. Es macht viel Spaß, stärkt binnen kurzer Zeit die Muskulatur und verbessert die Körperhaltung. Es kann manchmal ziemlich anstrengend sein, aber man fühlt sich danach viel kraftvoller. Außerdem zählen zu den nachgewiesenen Nebenwirkungen häufiges Lächeln, Zufriedenheit und ein Glücksgefühl.

POP-Pilates wurde von einer zertifizierten Pilatestrainerin entwickelt, die im Bereich Fitness sehr bekannt ist: nämlich von mir, Cassey höchstpersönlich!

Wie funktioniert dieses Buch

Ein toller Körper, das bedeutet für mich, dass ich mich super fühle, super aussehe und dass meine innere Zufriedenheit richtig aus mir herausstrahlt. Dieses Buch ist so konzipiert, dass du auf verschiedensten Wegen und Ebenen angesprochen wirst. Es ist mir wichtig, dass du die Fitness- und Ernährungstipps kombinierst und dich stets weiter motivieren lässt.

Jedes Jahreszeitenkapitel basiert auf einem festen Plan, der die folgenden vier Bereiche umfasst:

FITNESS: Für jede Jahreszeit gibt es jeweils fünf individuelle POP-Pilates-Sequenzen bzw. -Workouts, die jeweils eine andere Aufgabe erfüllen und genau auf die jeweilige Jahreszeit abgestimmt sind. Jede Sequenz besteht aus einer Abfolge von Bewegungen, die so kombiniert sind, dass sie optimale Ergebnisse erzielen. Im Sommer fangen wir zum Beispiel mit der Bikini-Bauch-Attacke an, die gezielt die Bauchmuskeln für eine tolle Bikinifigur trainiert (Seite 96), und im Winter gibt es die Session »Der Star der nächsten Party« (Seite 223), die uns auf die ausgiebigen Weihnachtspartys vorbereitet. Insgesamt gibt es also 20 sorgfältig zusammengestellte Übungssequenzen und über 120 verschiedene Bewegungen, von denen sich keine wiederholt – so kannst du deine Muskulatur immer wieder neu fordern.

ERNÄHRUNG: Ich zeige dir, wie du mit Ernährung deinen Körper bei den anspruchsvollen Übungen unterstützen und schnelle Erfolge verzeichnen kannst. Alle Rezepte sind auf die Jahreszeiten abgestimmt: Die Produkte sind frisch und regional, so viel wie möglich wird selbst gemacht – so sparst du Geld. Neben den wunderschön fotografierten Clean-Eating-Rezepten findest du für jede Jahreszeit einen Ernährungsplan, dem du folgen kannst, wenn du zusätzlich abnehmen möchtest. Aber keine Sorge, die Gerichte, die ich dir zeige, sind äußerst lecker, und satt wird man auch! Es gibt aber auch eine YOLO (You Only Live Once)-Mahlzeit, mit der du einfach das Leben genießen und die Seele baumeln lassen kannst, ohne Kalorien zu zählen oder dich sonst irgendwie zurückzuhalten.

MOTIVATION: Wenn du denkst, du schaffst es, dann schaffst du es auch. Es ist wichtig, dass du mental und physisch auf deine Ziele abgestimmt bist, denn sonst kann emotionaler Stress entstehen und du erreichst deine Ziele nicht. Aber keine Angst! Auch ich habe Tage erlebt, an denen es mir super ging, und Tage, an denen ich so frustriert war, dass ich aufgeben wollte. Das sind die Momente, in denen wir Widerstandskraft benötigen. Doch manchmal braucht es dafür noch etwas zusätzliche

Unterstützung. Wenn du also mal denkst, du könntest etwas extra Zuspruch von mir gebrauchen, dann lies meine Tagebucheinträge, die ich für dich verfasst habe. Danach geht es dann gleich frisch weiter ans Werk!

LIFESTYLE-TIPPS: Hier und da verrate ich ein paar Tricks, was ich mache, um glücklich, gesund und stark zu bleiben. Diese Tipps sind wie kleine Edelsteine, die dich auf deiner Fitnessreise zusätzlich inspirieren sollen. Sie heißen »Post von Cassey« – halte Ausschau nach ihnen!

DIÄTTIPPS: In diesem Buch findest du für jede Jahreszeit einen entsprechenden Speiseplan – das sind deine Ernährungspläne. Kombiniere die Produkte jeder Jahreszeit und das, was jeweils typisch ist, mit meinen Ernährungstipps und Rezeptvorschlägen, um deinen eigenen Weg zu gehen. Ob du nun abnehmen möchtest, fit bleiben oder einfach den Wunsch hast, besser durch den Tag zu kommen: Diese Menüvorschläge werden dich begeistern. Es gibt diverse Rezepte und Ideen für einfach zuzubereitende Gerichte, die dich rundum unterstützen: morgens, mittags, abends und als Snacks für zwischendurch.

Wenn du diese Ernährungspläne und die entsprechenden Workouts umsetzt, wirst du automatisch Gewicht verlieren, denn neben der körperlichen Übung wirst du dich grundsätzlich ausgewogener (und vor allem clean) ernähren und auf die Mengen achten – das führt automatisch dazu, dass du dich besser fühlst und toll aussiehst, quasi von innen heraus. Wenn du nicht vorhast, abzunehmen, können die Ernährungspläne dich trotzdem inspirieren, neue, kreative Rezepte auszuprobieren, und sie dienen als Erinnerung daran, wie man das ganze Jahr über einen tollen Körper behält.

Wenn du dich an die POP-Pilates-Übungen so hältst, wie es die Workout-Pläne vorschlagen, und wenn du die Ernährungstipps umsetzt, wirst du

Gemüse — Schalotten
Kohl — Sellerie (Knolle)
Lauch — Selleriestangen
Möhren — Spinat
Pak Choi — Zwiebeln
Paprika
Pastinake — Obst
Pilze — Äpfel
Rote-Beete-Blätter — Avocado
— Bananen
Rüben — Papaya
Salat — Zitronen

innerhalb einer Woche Unterschiede feststellen, und zwar an deinem Körper ebenso wie an deinem seelischen Befinden. Wenn du motiviert bleibst und deinen neuen, gesunden Lebensstil mit Leidenschaft verwirklichst, dann wirst du 100 Prozent Erfolg haben, glaube mir. Wenn du es willst, wirst du auch einen Weg finden, es wahr zu machen.

Für jede Jahreszeit gibt es eine Einkaufsliste, die dir sagt, was gerade frisch erhältlich ist, damit du die nährstoffreichsten Früchte jeden Monats genießen kannst.

ZUSÄTZLICH FINDEST DU OBEN EINE LISTE ALLER GEMÜSE- UND OBSTSORTEN, DIE MAN DAS GANZE JAHR ÜBER BEKOMMT.

Die kannst du ganz nach Gusto jederzeit, in jedem Monat und in jedem Rezept einsetzen!

ombiniere ich die Workouts?

ALLEN ANFANG: Du solltest mindestens 3-mal die Woche trainieren. Hier ist dein Workout-Kalender:

MONTAG	DIENSTAG	MITTWOCH	DONNERSTAG	FREITAG	SAMSTAG	SONNTAG
1 Workout Bauchmuskeln/Körpermitte + 1 Workout Beine	Ruhetag	1 Workout Arme + 1 Workout Rücken	Ruhetag	1 Total-Body-Workout + 1 Workout deiner Wahl	Mindestens 20 Min. Kreislauf-Training: joggen, Crosstrainer, Cardio Dance – egal was, Hauptsache, dein Kreislauf kommt ordentlich in Schwung!	Ruhetag

Natürlich kannst du das Training auch anders auf vier Tage verteilen, Hauptsache, die jeweiligen Körperbereiche werden trainiert!

FÜR FORTGESCHRITTENE UND ERFAHRENE POP-PILATES-FANS UND ALL JENE, DIE SCHNELL ABNEHMEN WOLLEN:

Versuche, mindestens 5-mal die Woche zu trainieren. Hier ist dein Workout-Kalender:

MONTAG	DIENSTAG	MITTWOCH	DONNERSTAG	FREITAG	SAMSTAG	SONNTAG
4 Workouts deiner Wahl Bauchmuskeln/Körpermitte + 20 Minuten Cardio	4 Workouts deiner Wahl Beine + 1 Slim-Down-Workout	4 Workouts Arme + 20 Min. Cardio	4 Workouts Bauchmuskeln/Körpermitte + 1 Slim-Down-Workout	5 verschiedene Workouts deiner Wahl + 10 Min. Cardio	Mindestens 1 Std. Cardio-Training: joggen, Crosstrainer, Cardio Dance – egal was, Hauptsache dein Kreislauf kommt in Schwung!	Ruhetag

Falls du noch mehr Inspiration wünschst, wie du dich körperlich fordern kannst, und falls du dich auch nach dem Workout-Kalender weiterentwickeln möchtest, kannst du auf www.Blogilates.com meinen monatlich neu erscheinenden Kalender ausdrucken. Die Kalender in meinem Blog werden mit drei kompletten Workoutvideos kombiniert, die du alle auf YouTube.com/Blogilates, über iTunes als Blogilates Official App oder in den Google Play Stores finden kannst.

Welche Ausrüstung brauchst du?

Alle meine Übungen arbeiten einzig und allein mit dem Körpergewicht – sie sind anstrengend und du spürst manchmal auch ein leichtes Brennen, aber du brauchst keine einzige Hantel. Eine Yogamatte ist wichtig, damit du guten Halt hast und nicht rutschst. Wenn du empfindliche Gelenke hast, empfiehlt es sich, bei den Übungen ein kleines aufgerolltes Handtuch als zusätzliches Polster zu benutzen.

Toller Körper ohne große Kosten?

Ja! Man muss nicht jeden Monat Hunderte Euros für ein schickes Sportstudio und einen Schrank voller Geräte ausgeben. Ich höre manchmal, wie Leute sich darüber beschweren, dass ein gesunder Lebensstil so teuer ist, aber das stimmt einfach nicht! Man kann sogar Geld sparen, wenn man sich an Clean Eating orientiert und zu Hause Sport treibt. Jeder Mensch kann es sich leisten, sich um sich selbst und sein Wohlergehen zu kümmern – davon bin ich überzeugt.

DEINE GESUNDHEIT IST DEIN GRÖSSTES GUT.

Wenn du dich mit saisonalen Früchten und Gemüse ernährst, gibst du deinem Körper nicht nur regional produzierte, frische und nachhaltige Nahrung, sondern du bekommst die Ware auch günstiger. Ebenso gut kannst du sparen und dich gesund ernähren, wenn du Produkte, die gerade nicht im Angebot sind, tiefgefroren kaufst. Obst und Gemüse wird meistens genau dann eingefroren, wenn es den perfekten Reifegrad erreicht hat – das heißt, sie sind voller Nährstoffe. Versuche, Dosengemüse zu vermeiden. Meistens ist es mit Natrium, Zucker und anderen Konservierungsstoffen versetzt, was den Nährwert mindert. Wenn du Bohnen in der Dose verwendest, kaufe natriumarme Produkte und spüle sie ab, bevor du sie kochst.

Was das Training betrifft – du brauchst keine teuren Geräte, um fit zu werden. Bevor wir Menschen begannen, in Autos herumzufahren und vor dem Computer zu hocken, waren wir natürlich viel aktiver. Zu Fuß gehen kann schon helfen, Extrapfunde zu verlieren oder einen gesunden Körper zu behalten. Du kannst zum Beispiel das Auto etwas weiter weg parken und dann laufen oder Treppen steigen, anstatt den Aufzug zu nehmen – so lässt sich ganz einfach etwas mehr Bewegung in den Alltag integrieren.

Aber das ist nicht alles. Es gibt unzählige Übungen, die du zu Hause machen kannst, um deinen persönlichen Traumkörper zu formen. Für POP-Pilates brauchst du nichts weiter als eine Yogamatte, damit du nicht direkt auf dem harten Boden liegst. Alle Übungen von POP-Pilates nutzen das eigene Körpergewicht – mehr brauchst du nicht für eine schlanke Taille, feste

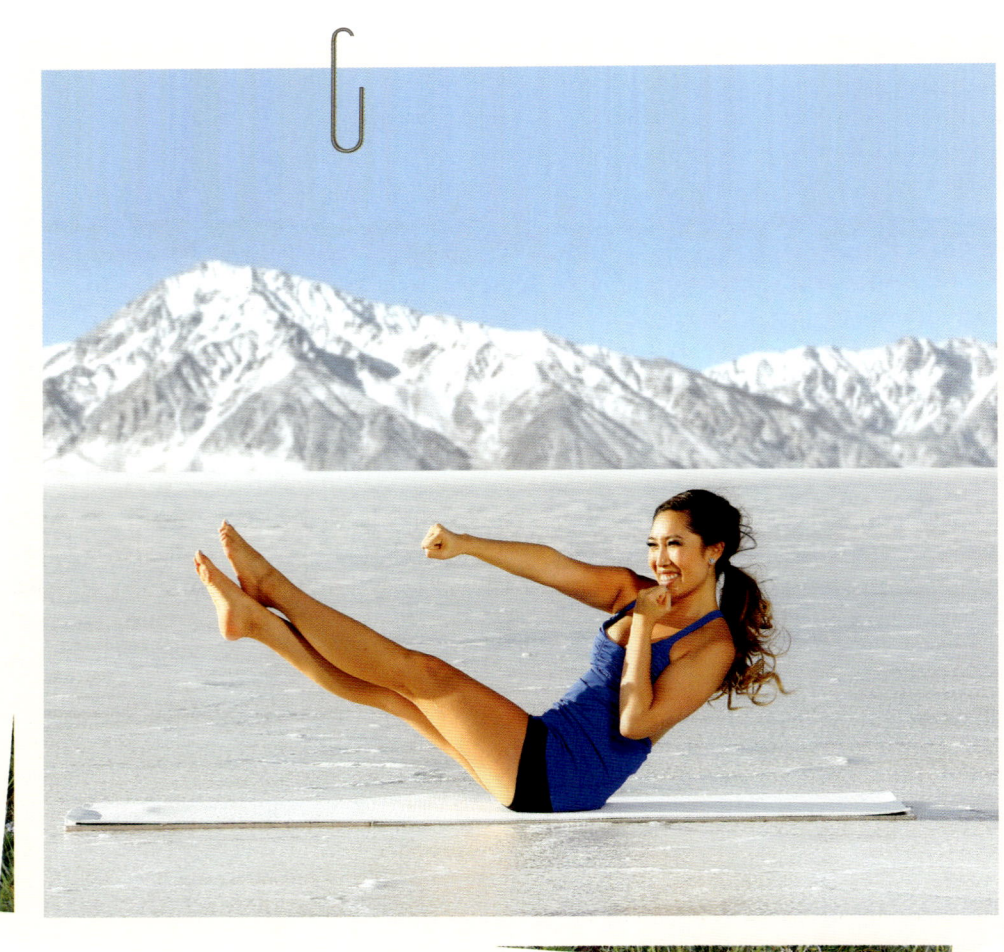

Bauchmuskeln, einen knackigen Po und schön geformte Arme und Beine. Trotzdem tun die Übungen manchmal etwas weh, weil ich dir neue, bislang unbekannte Bewegungen zeige, die die Muskeln anders beanspruchen, als du es vielleicht gewohnt bist. Doch genau das ist es, was deinen Körper und dein ganzes Äußeres verändern wird.

Das POP-Pilates-Vokabular

Hier erkläre ich ein paar Begriffe, die ich in dem Buch immer wieder verwende. Sie sind ein elementarer Bestandteil der Hot-Body-Übungen!

PILATESHALTUNG

Dies ist die übliche Startposition, mit der zu Beginn vieler Übungen die oberen Bauchmuskeln angesprochen werden. Du liegst mit dem Rücken auf der Matte, rollst dann Kopf und Schultern vom Boden auf, die Arme sind auf Hüfthöhe und zielen in Richtung der Waden. Der Kopf sollte so hoch gezogen sein, dass du nach vorne, Richtung Knie guckst, nicht an die Decke. Der untere Rücken wird in die Matte gedrückt. Es ist wichtig, diese Haltung ganz korrekt auszuführen, sonst überspannst du Hals und Nacken.

C-KURVE

Wenn wir Übungen ausführen, bei denen wir von der Sitzposition aus die Wirbelsäule zur Matte hin abrollen, müssen wir besonders auf den unteren Rücken achten. Stell dir vor: Du sitzt gerade, plötzlich greift jemand von hinten um deinen Bauch und zieht dich runter, du aber ziehst mit dem oberen Rücken weiter nach vorne. So kannst du die Bauchmuskeln sehr intensiv trainieren.

TABLETOP

Aus der Rückenlage werden die Beine im 90-Grad-Winkel angehoben, Knie genau über der Hüfte, Waden parallel zum Boden, die Füße sind gestreckt.

SCHIEFES BRETT

Dies ist eine Übung, die sehr effektiv ist für die Stärkung der Körpermitte: Stütze dich auf Hände und Füße, der Körper ist ganz gerade. Anfänger können sich zunächst auf Knie und Ellbogen stützen. Dein Körper sollte dann aussehen wie ein schmales Holzbrett, auf dem man balanciert. Steißbein und Becken sind straff und leicht nach vorn gekippt. Achte darauf, dass der untere Rücken keine Kuhle macht (Hohlkreuz) und dass der Po genau auf einer Linie mit Rücken und Beinen ist.

SEITLICHES SCHIEFES BRETT

Diese Übung ist ganz wunderbar und effektiv. Sie stärkt Schultern und schräge Bauchmuskeln, weil man den ganzen Körper seitlich hält, auf nur einer Handfläche und einem Fuß balanciert. Anfänger können zunächst auf Knie und Hand balancieren, bevor sie genug Kraft haben.

EINGEROLLTES BLATT

Dies ist eine Entspannungsposition, bei der du dich aus dem Fersensitz vornüberbeugst, den Oberkörper auf die Knie legst, den Kopf auf die Matte und die Arme weit nach vorne ausstreckst.

PLIÉ

Dies ist eine Position aus dem klassischen Ballett. Die Fußspitzen zeigen nach außen, während du in die Kniebeuge gehst, der Rücken bleibt dabei gerade. Diese Übung ist toll, um Oberschenkel und Pobacken zu festigen.

KÖRPERMITTE BZW. POWERHOUSE

Diesen Begriff verwende ich sehr oft. Er bezieht sich auf die oberen, die schrägen und die unteren Bauchmuskeln. Stell dir vor, du bindest ein Band um deine Taille. Alles, was dieses Band berührt, gehört zu deiner Körpermitte. Im Pilates ist dies auch als Powerhouse bekannt und ganz elementar, denn hier ruht dein Gleichgewicht und von hier nimmst du all deine Kraft.

TEIL 1

DER

PLAN

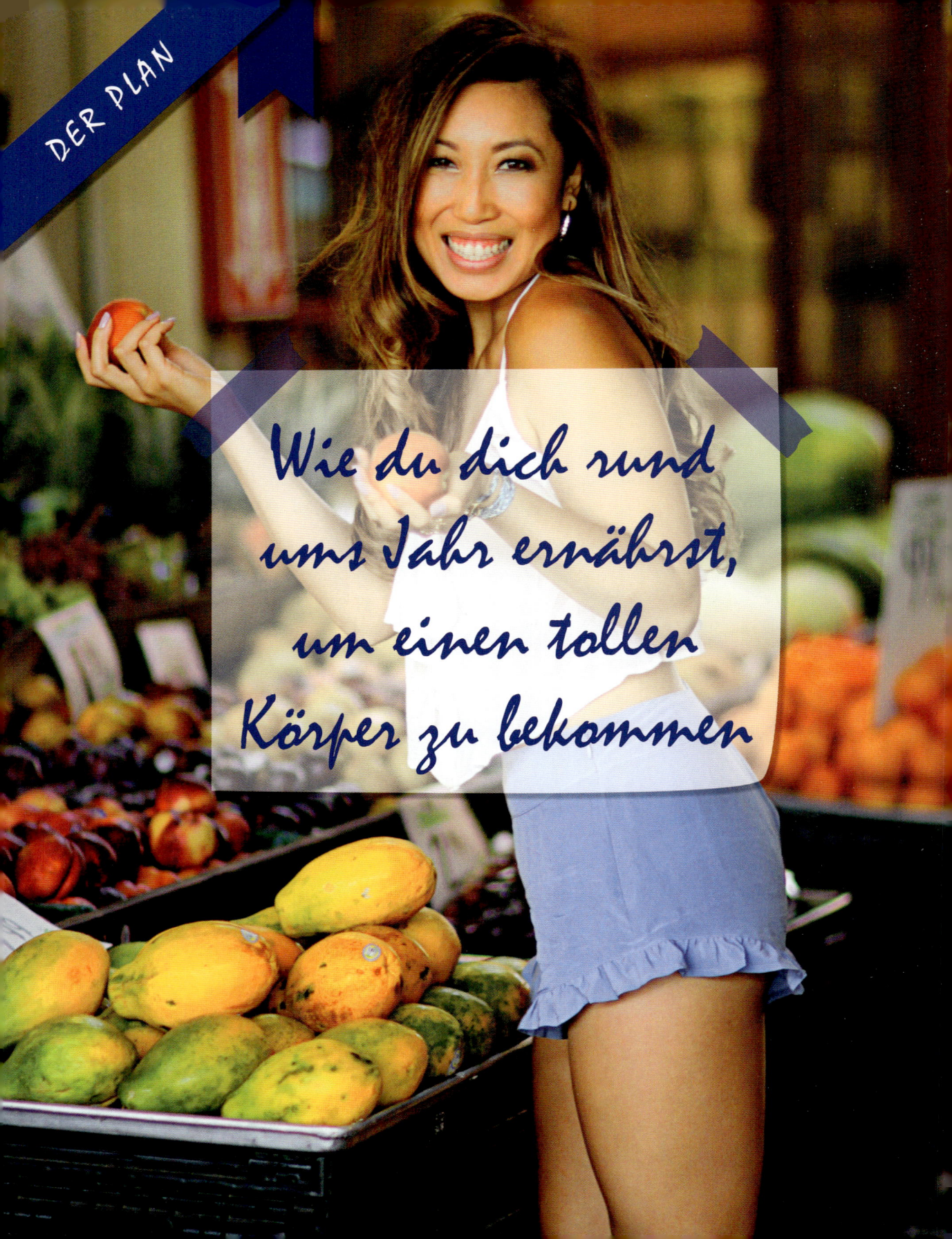

Wie du dich rund ums Jahr ernährst, um einen tollen Körper zu bekommen

DAS EINMALEINS DES CLEAN EATING

Bevor wir mit den Übungen beginnen, möchte ich darüber sprechen, wie du deinen Körper mit Energie versorgst. Wenn du diese Tipps befolgst, wirst du dich fit, stark und tatkräftig fühlen.

Unsere Körper reagieren auf das, was wir essen. Das zeigt sich zum Beispiel daran, ob unsere Haut, Haare und Fingernägel gesund sind. Es zeigt sich aber auch innerlich: an unserem Energielevel, unserem Gewicht und wie lange wir leben.

Clean Eating bedeutet vor allem, so zu essen, wie es die Menschen taten, bevor die Massenproduktion unserer Nahrung überhandnahm. Es bedeutet, mehr im Einklang mit der Natur zu leben; zum Gemüsehändler zu gehen und frische Zutaten zu kaufen, Fleisch von Weidetieren zu wählen, Vollkornprodukte und ungesüßte Getränke zu sich zu nehmen.

Dies ist ein ganz wichtiger Punkt, wenn man das ganze Jahr über einen tollen Körper haben will. Was ich dir in diesem Buch zeige, ist, wie du ein Jahr lang (oder dein ganzes Leben lang) dem Clean-Eating-Prinzip folgen kannst, indem du stets frische Zutaten kaufst, die den Jahreszeiten entsprechend erhältlich sind, und daraus ganz einfach die köstlichsten Gerichte zauberst! Fangen wir mal mit dem an, was man im Supermarkt so findet.

Die frischen, natürlichen und verderblichen Waren sind in Lebensmittelgeschäften meistens im Eingangsbereich und an den Seiten zu finden. Dazu gehören Obst und Gemüse, Milchprodukte und Fleisch. In den Regalen in der Mitte sind meist die abgepackten Waren – Fertigprodukte, die mit sehr vielen Konservierungsmitteln versehen sind, damit sie eine lange Haltbarkeit haben, ohne schlecht zu werden. Diese industriell verarbeiteten Lebensmittel sind voller Natrium, gesättigter Fette und chemischer Konservierungsstoffe. Meist stecken sie auch voller Zusatzstoffe und Farbstoffe, die natürlichen Geschmacksnoten nachempfunden sind und die Haltbarkeit verlängern. Je mehr Inhaltsstoffe ein Produkt hat (das sieht man schnell an der Zutatenliste), desto mehr fühlt man sich selbst auch vollgestopft.

Du kannst deinem Körper helfen, sich ausgeglichener und »cleaner« zu fühlen, indem du mehr natürliche und Vollkornprodukte in dein Essen integrierst. Hier sind meine Tipps für »Clean Shopping«:

✳ Kaufe im Supermarkt Produkte, die in den Regalen an den Seiten stehen und frisch sind, vor allem Obst und Gemüse, Milchprodukte, Fleisch, Tofu usw.

✳ Wenn du abgepackte Produkte kaufst, lies die Zutatenliste durch. Wenn sie länger ist als deine Einkaufsliste, kannst du davon ausgehen, dass das Produkt nicht sehr gesund ist. Wenn auf dieser Liste Begriffe stehen, die du nicht kennst, sind es sehr wahrscheinlich keine natürlichen Inhaltsstoffe. Zum Beispiel:
  • Wenn du Haferflocken kaufen möchtest, sollte auf der Packung nichts anderes stehen außer »Hafer«. Extra Geschmack kannst du später selbst hinzufügen, zum Beispiel Vanille, Zimt und Ahornsirup, wie bei den leckeren Süßkartoffel-Haferflocken (Seite 184).

✳ Iss fettarmes Fleisch vom Weidevieh oder Wildfang statt Zuchtfisch, da sind weniger Hormone, Nitrite und Zusatzstoffe drin. Unsere Fleisch- und Fischzuchtindustrie ist eine Massenproduktion, bei der die Tiere mit schlechtem Futter ernährt werden und in ihrem eigenen Kot stehen – das heißt letzten Endes, dass wir unreines Essen zu uns nehmen. Das kannst du vermeiden, indem du darauf achtest, qualitativ hochwertige Waren zu kaufen, auch wenn das etwas mehr kostet. Zum Beispiel:
  • Achte beim Fleischkauf darauf, dass die Tiere nicht aus Käfighaltung stammen, mit Heu gefüttert wurden und dass keine Nitrite oder Hormone verwendet wurden.
  • Achte bei Fisch darauf, dass es Wildfang ist oder frisch geangelt wurde.

✳ Verwende Vollkornprodukte wie zum Beispiel kernige Haferflocken, Quinoa, Dinkel oder Vollkornreis.
  • Vermeide Fertigprodukte, wann immer es geht. Je weniger Zubereitung etwas braucht, desto stärker wurde es industriell bearbeitet und desto weniger Nährstoffe und Ballaststoffe hat es.

✳ Schau nach, wie viel Zucker das Produkt hat, und überleg es dir noch mal.
  • Vollkornmüslis und Zerealien sollten weniger als 8 Gramm Zucker haben. Wenn du es süßer magst, kannst du das Produkt zu Hause selbst aufpeppen wie in dem Zitronen-Kirsch-Quinoa-Rezept von Seite 82. Mit extra Obst und etwas Zimt bekommst du die gewünschte Süße.

Jetzt ist deine Einkaufstasche voller gesunder Köstlichkeiten, aus denen du Frühstück, Mittagessen, Abendessen und sogar Süßspeisen zubereiten kannst, die deinem Körper ganz viel Energie liefern und trotzdem so süß schmecken, wie es dir gefällt. Es ist ganz wichtig, sich in der Küche auszutoben, Spaß zu haben und mit diversen Aromen und dem, was gerade geerntet wird, zu experimentieren. An meinen Rezepten kann man erkennen, dass ich sie je nach Jahreszeit variiere – zum Beispiel lässt sich die Pizza ohne Mehl mit Feigen und Rosmarin von Seite 135 im Winter mit Kürbis und Salbei machen, oder im Frühling sogar mit Erdbeeren. Als Herbsthighlight empfehle ich Puten-Quesadilla (S. 186) und dazu eine Cranberrysauce. Und im Sommer? Da tausche ich die säuerlichen kleinen Beeren gerne gegen Tomaten!

Hier sind einige meiner Lieblingstipps für die Küche, wie sich lecker schmeckende, figurfreundliche Gerichte und Drinks zubereiten lassen:

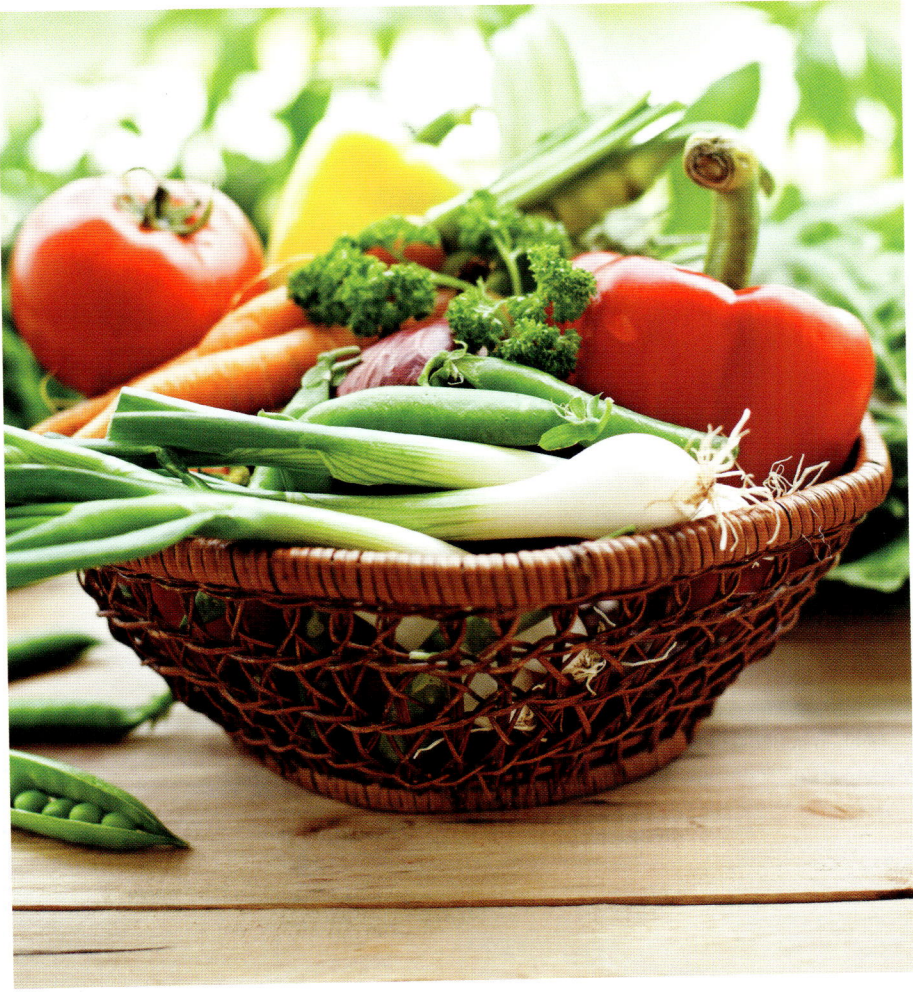

* Lass das Salz weg und nimm zum Würzen lieber Kräuter, zum Beispiel Petersilie, Rosmarin, Salbei, Basilikum, Minze, Dill, Schnittlauch, Koriander oder Majoran. Probiere doch einfach mal aus, welche Kräuter gut zusammenpassen wie Petersilie mit Basilikum oder Minze mit Oregano.

* Lass die Limonaden weg und mach dir eigene Getränke. Du kannst zum Beispiel Wasser mit gepressten Zitronen oder Orangen, mit Ingwer, Gurke oder Erdbeeren verfeinern.

* Verzichte auf Produkte mit tierischen Fetten wie Butter, Käse, Schlagsahne und Vollmilch und benutze als Alternativen Kokosnussöl, Olivenöl, Nüsse und Avocado.

* Experimentiere mit exotischen Früchten und Gemüse! Probiere immer mal wieder etwas Neues, Frisches aus, und kombiniere es mit dem, was du in deinem Küchenschrank hast. Genieße es! Zaubere einen Regenbogen auf den Teller (aber nicht mit Gummibärchen) – das ist für deine Gesundheit Gold wert.

Casseys täglicher Essensplan

Hier ein erster Blick auf das, was im Laufe eines Tages so auf meinen Teller kommt. Dies sind einige meiner Rezepte für zwischendurch, von denen es auch in den einzelnen Kapiteln noch jede Menge gibt.

MORGENS:

Muntermacher-Smoothie

ZUTATEN

100 g gehackter Grünkohl

1 gefrorene Banane, in Scheiben

ca. 15 Eiswürfel

Saft von 1 Zitrone

120 g fettarmer Naturjoghurt

120 ml ungesüßte Mandelmilch

¼ Teelöffel Cayennepfeffer

ZUBEREITUNG

Gib alle Zutaten in einen Küchenmixer und püriere sie, bis eine cremige Flüssigkeit entstanden ist. Gieße den Drink in ein hohes Glas – fertig.

ERGIBT 1 PORTION

SNACK:

Eine kleine Handvoll Babykarotten • 2 Esslöffel ungesüßte Erdnussbutter (Bio)

Frische Tacos

ZUTATEN

- ½ Zwiebel, gehackt
- 5 Blatt Eisbergsalat
- 1 Limone, halbiert
- Würzsauce Pico de Gallo oder Salsa
- ½ Paprika, entkernt und gehackt
- 120 g mageres Putenfleisch, gehackt

ZUBEREITUNG

Brate die Zwiebel, Paprika und das Fleisch 5 Minuten in einer beschichteten Pfanne, bis es gar ist. Forme deine Salatblätter so, dass sie aussehen wie Tacos oder kleine Taschen, und gib die gebratene Fleischfüllung hinein. Jetzt noch ein Spritzer Limone drüber und ein, zwei Löffel von der Pico-de-Gallo-Sauce oder Salsa.

ERGIBT 5 PORTIONEN

SNACK:

120 g fettarmer Naturjoghurt • 2 Erdbeeren, in Scheiben geschnitten • 1 Esslöffel rohe Sonnenblumenkerne

---

ABENDS:

Lachsschale

ZUTATEN

- 100 g gekochte Quinoa oder Vollkornreis
- 300 g gedünstete grüne Bohnen oder Spargelspitzen
- 1 Lachsfilet aus dem Ofen (120 g)
- auf Wunsch scharfe Sauce (z. B. Sriracha)

ZUBEREITUNG

Nimm eine Schale und fülle in Schichten Quinoa oder Reis, das Gemüse und den Lachs hinein. Wenn du magst, kommt noch etwas scharfe Sauce dazu.

ERGIBT 1 PORTION

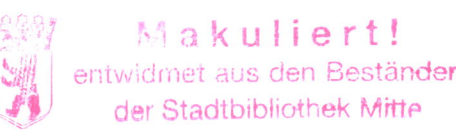

WELCHES ESSEN IST GUT FÜR SCHÖNE HAARE, HAUT UND FINGERNÄGEL?

Wir können unsere Schönheit von innen heraus beeinflussen, wenn wir darauf achten, was wir essen. Deshalb ist Clean Eating so wichtig. Bestimmte Nahrungsmittel haben Nährstoffe, die nicht nur unsere Gesundheit und Energie stärken, sondern sie sorgen auch für feste Fingernägel, wunderschöne Haare und eine reine, weiche und jugendliche Haut.

Vor allem unsere Haut wird direkt beeinflusst von dem, was wir essen. Unser Körper braucht Nährstoffe – so geht es uns gut, wir strahlen und der Körper kann gegen die äußeren Anzeichen von Krankheiten und Alterung ankämpfen. Gesundes, gutes Essen hilft deinem Körper, Akne zu bekämpfen, rote und entzündete Hautstellen zu dezimieren, verleiht der Haut mehr Feuchtigkeit und kann sogar das Altern der Haut verlangsamen. Haut, Nägel und Haare sind Teil des Integumentsystems der Organe, das den Körper vor Schäden wie Dehydrierung oder Schürfwunden schützt – daher ist es wichtig, dieses System entsprechend zu »füttern«, damit Aussehen und Funktion optimiert werden.

Hier ist eine Liste aller Nährstoffe, die gut sind für schöne, kräftige Haare, feste Nägel und eine strahlende Haut – dazu nenne ich die Nahrungsmittel, in denen sie vermehrt vorkommen, damit du beim Einkaufen und Kochen stets deine Schönheit mit unterstützen kannst.

Vitamin A / Betacarotin Unterstützt die Zellregeneration und stärkt die Nägel. Verhindert zudem Kopfhautschuppen sowie trockene und schuppige Haut.

✳ Enthalten in Aprikosen, Blattsalat, Brokkoli, Cantaloupe-Melone, Eiern, Endiviensalat, Grünkohl, Karotten, Kürbis, Leber, Milch, Spargel, Spinat, Süßkartoffeln, Tomaten und Wassermelone.

Vitamin B Zu dieser Gruppe gehören acht Vitamine. Sie schützen die Haut vor schädlichen Umwelteinflüssen und fördern das Wachstum der Fingernägel.

✳ Enthalten in Blauschimmelkäse, Eiern, Fisch, Milch und Molkereiprodukten, Rindfleisch und Venusmuscheln. (Achtung: Vitamin B findet sich kaum in Gemüsen und Früchten.)

Vitamin C Für jugendliche Haut, gesundes Haar und starke Nägel.

✳ Enthalten in Blaubeeren, Brokkoli, Erdbeeren, Granatäpfeln, Kiwis, Orangen, Paprika, Rosenkohl, Tomaten und Zitronen.

Vitamin D Stärkt Haare und Nägel.

✳ Enthalten in Fischöl, Lachs, Thunfisch und wird mithilfe des Sonnenlichts in der Haut gebildet.

Vitamin E Schützt die Haut vor ultravioletten Strahlen und dem Schaden durch freie Radikale.

✳ Enthalten in Avocados, Brokkoli, Haselnüssen, Kernen, Mais, Mandeln, Nussölen, Paranüssen, Samen, Spargel und Weizenkeimen.

Calcium Stärkt die Nägel und fördert den Haarwuchs.

✳ Enthalten in Brokkoli, Hüttenkäse, Joghurt, Käse, Kaviar, Lachs, Mandeln, Milch, Paranüssen, Seetang und Stielmus.

Omega-3-Fettsäuren Helfen, deine Haut jünger und gesünder aussehen zu lassen, und verhindern das Austrocknen deiner Kopfhaut.

✳ Enthalten in Avocados, Blumenkohl, Lachs und Walnüssen.

Antioxidantien Fördern Haarwachstum und verhindern Haarausfall, vermindern Hautverfärbungen und dienen als Sonnenschutz.

✳ Enthalten in Beeren, grünem Tee, dunkler Schokolade und schwarzem Kaffee.

Zink und Eisen Sind gut gegen Haarausfall und verhindern Schuppen an Haut und Kopfhaut; zudem liefern sie den Nägeln das Notwendige an Protein und Eisen.

✳ Enthalten in Eiern, Hülsenfrüchten, Joghurt und magerem Fleisch.

WARUM LIEBEN FRAUEN SÜSSIGKEITEN?

Ganz ehrlich – Frauen sind Süßigkeitenvernichter. Ich kenne Frauen, die müssen nach jedem Essen etwas naschen, sonst können sie sich nicht konzentrieren. Es macht die Sache auch nicht leichter, dass wir überall von süßen Verlockungen umgeben sind – Frozen Yogurt, Bonbons, Limonaden, Schokolade und noch mal Schokolade. Am besten alles an einem Tag!

In der traditionellen chinesischen Medizin wird diese Sucht nach Süßem damit erklärt, dass das Milz-Qi nicht richtig ausbalanciert ist. Qi ist die energetische Kraft, die dafür sorgt, dass alle Organe reibungslos aufeinander abgestimmt arbeiten, und die Milz ist unter anderem zuständig für Verdauung, Stoffwechsel und Energiezufuhr. Wenn die Milz nicht richtig funktioniert, hat man großen Appetit auf Süßes; wenn die Leber aus der Balance geraten ist, hat man dagegen große Lust auf Saures. Frauen neigen eher zu Milzschwäche als Männer, weil die Milz viel Energie für die Produktion von frischem Blut aufbringt. Da die weibliche Menstruation also von der Milz abhängt, haben wir Frauen so oft Lust auf Süßes.

Um diesen Heißhungerattacken auf Süßes vorzubeugen, müssen wir erst einmal unsere Geschmacksnerven neu trainieren, indem wir ganz sanft und behutsam die künstlichen Süßstoffe und die verschiedenen Zuckerarten (weißer, roher, brauner Zucker) durch natürliche Süßmittel ersetzen: zum Beispiel Früchte, Agave, Ahornsirup (Grad B) und Sirup. Danach können wir anfangen, die Menge der süßen Lebensmittel insgesamt zu reduzieren. Wenn du also zur Eisdiele gehst, kannst du statt der Zuckerstreusel lieber frisches Obst als Topping wählen, und als zweiten Schritt gehst du vielleicht nicht ganz so oft dorthin – nur einmal die Woche statt jeden Tag! Lass das dann dein YOLO Special sein – man lebt doch nur einmal.

Tatsache ist, dass dein Körper gar nicht so viel Süßes *braucht*, also lass dich nicht verführen von den Gelüsten. Achte lieber darauf, was dein Körper wirklich braucht, und schlage diesen Süchten ein Schnippchen!

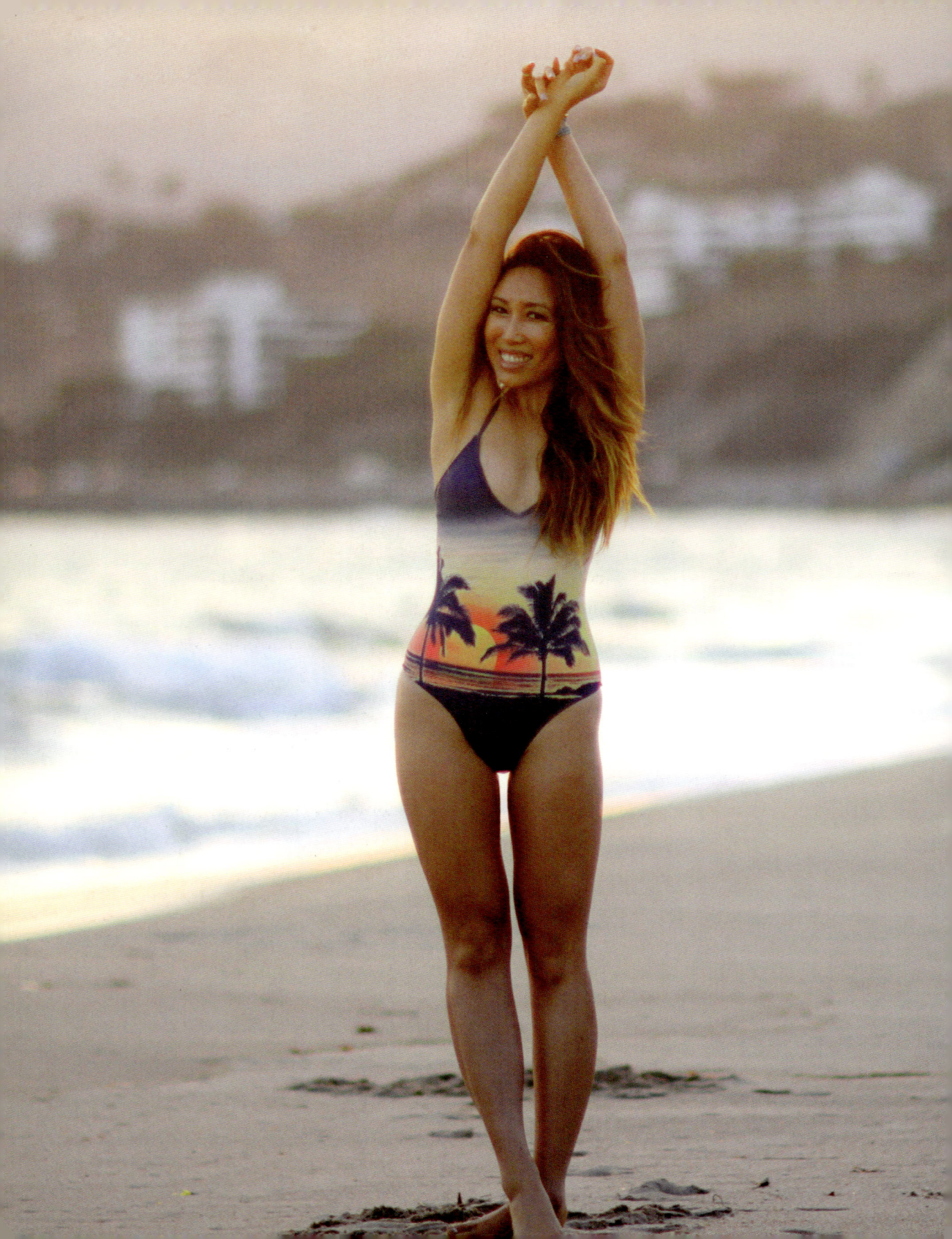

Wie viel Wasser brauchst du?

Warum ist Wasser so wichtig? Zunächst einmal ist es die Quelle des Lebens; es ist der Motor all unserer inneren Organe und sorgt dafür, dass sie mit Lebenskraft und Energie arbeiten. 60 Prozent unseres Körpergewichtes kommen durch Wasser zustande. Es spült die Gifte aus unserem Körper, trägt die Nährstoffe zu den Zellen und sorgt für genug Feuchtigkeit der Schleimhäute rund um Ohren, Nase und Hals.

Im Laufe eines Tages verliert der Körper auf unterschiedlichste Art und Weise Wasser, etwa beim Schwitzen und sogar beim Atmen. Es ist also wichtig, diesen Verlust immer wieder auszugleichen, damit der Körper schön hydriert bleibt.

CASSEYS H_2O-REGELN

- **Trinke neun Gläser Wasser am Tag (à 250 ml).**
  - » Wenn du trainierst, trinke noch ein bis zwei Gläser zusätzlich, da du schwitzen wirst.
  - » Trinke ein Glas Wasser nach dem Aufstehen und ein Glas vor dem Zubettgehen.
  - » Wenn du genug geschlafen hast und morgens aufwachst, hat dein Körper knapp acht Stunden lang keine Wasserzufuhr erhalten. Gib deinem Körper so schnell wie möglich Nachschub! Ein großes Glas Wasser bringt die Organe in Schwung.
  - » Abends trinkst du noch ein letztes Glas – quasi als Betthupferl.
- **Wenn du tagsüber stets eine 1-Liter-Flasche Wasser dabeihast, kannst du gut verfolgen, wie viel du trinkst. (Du musst sie also zweimal am Tag füllen!)**
- **Dein Wasser schmeckt besser, wenn du natürliche Aromen hineingibst – zum Beispiel ein paar Scheiben Gurke, Zitrone, Ingwer, Limette oder frische Erdbeeren.**
  - » Keine Limonade mehr ab JETZT!
  - » Zitrone wirkt entgiftend, reinigt den Körper und fördert die Verdauung. Da sie so viel Vitamin C und Antioxidantien hat, sorgt Zitrone auch für eine reine Haut – also keine Hemmungen, nimm Zitrone, um dein Trinkwasser aufzupeppen.

Wenn du jeden Tag etwa zwei Liter Wasser trinkst, werden es dir deine inneren Organe, deine Haut, Haare, Nägel und dein Energielevel für immer danken.

Wie du motiviert bleibst, während du an deinem Körper arbeitest

FITNESS IST EINE REISE

Fitness ist nichts, was sich über Nacht einstellt und schnellen Erfolg zeigt. Fitness erfordert Zeit, Geduld, Bescheidenheit, Anstrengung, Motivation, Hingabe, Ausdauer und Unterstützung – die Liste ist so lang wie ein Marathon, aber wie bei jeder Reise geht es vor allem darum, dass man sich die Schuhe anzieht, sein Ziel vor Augen hat und einfach anfängt!

Zu Beginn deiner Fitnessreise ist es wichtig, dass du dich allem Neuen, was dir begegnet und was du lernen musst, öffnest und auch deine Lernfähigkeit erweiterst. Vielleicht fällt es dir am ersten Tag schwer, die einbeinige Kniebeuge ohne Hilfe zu machen. Aber mach dir keine Sorgen und lass dich davon nicht entmutigen! Mit etwas Zeit und genügend Übung wirst du diese Bewegung bald meistern können.

Fit und gesund zu leben ist auch ein mentaler Prozess und manchmal ist es ganz schön schwierig, in die richtige Stimmung zu kommen. Es geht darum, schlechte Gewohnheiten abzulegen und sich gute Gewohnheiten anzugewöhnen, deinen Körper zu trainieren, damit du an Stärke, Gesundheit und Vitalität gewinnst. Bald wird sich all das ganz natürlich anfühlen und Teil deines Alltags sein, aber bis dahin musst du vieles überdenken, es kostet viel Mühe und eben auch viel Zeit. Du wirst nicht aufwachen und plötzlich ein anderer Mensch sein – nichts ist so im Leben und Fitness erst recht nicht!

Obwohl deine Fitnessreise kein Endziel hat, wirst du eines Tages merken, dass du ganz automatisch positive und gesunde Entscheidungen in deinem Alltagsleben triffst. Dein Körper wird kraftvoller und mental wirst du auch fitter. Welche Abenteuer du erlebst, welche Hindernisse du überwindest und welche Erfolge du erzielst – das bringt dich dahin, wo du sein willst, und macht dich zu dem Menschen, der du sein willst. Freunde dich damit an, dass es etwas wehtun könnte, nimm dich der Übungseinheiten an, trainiere wie eine Verrückte – oder bleib unverändert.

WIE WÜNSCHE WAHR WERDEN

Viele Menschen haben Träume und wünschen sich irgendeine Art von Erfolg. Aber weißt du, was erfolgreiche Menschen von allen anderen unterscheidet? Sie träumen davon, etwas zu tun, und MACHEN ES dann auch. Manchmal ist es beängstigend, aber wenn du an dich selbst glaubst, hast du eigentlich nicht viel zu verlieren.

Woran liegt das? Selbstvertrauen ist die größte Kraft. Wenn du selbst nicht an dich glaubst, warum soll es dann jemand anderes tun?

Von Misserfolgen lernt man. Man lernt, wie man es beim nächsten Mal richtig macht. Wenn man erst einmal Erfolg hat, erinnert sich kein Mensch mehr daran, wie oft man es vorher vergeblich versucht hat. Es zählt nur, was man erreicht hat.

Hier sind einige Regeln, wie du deine Träume wahr machst:

* Lass dir von keinem Kleingeist einreden, deine Träume seien zu groß.
* Halte dich von negativ eingestellten Menschen fern, dann wirst du stärker und glücklicher.
* Glaube an dich, so fest du kannst. Denk daran: Alles wird gut.
* Warte nicht ab. Leg los. Arbeite hart. Sei dankbar.
* Lass es passieren.

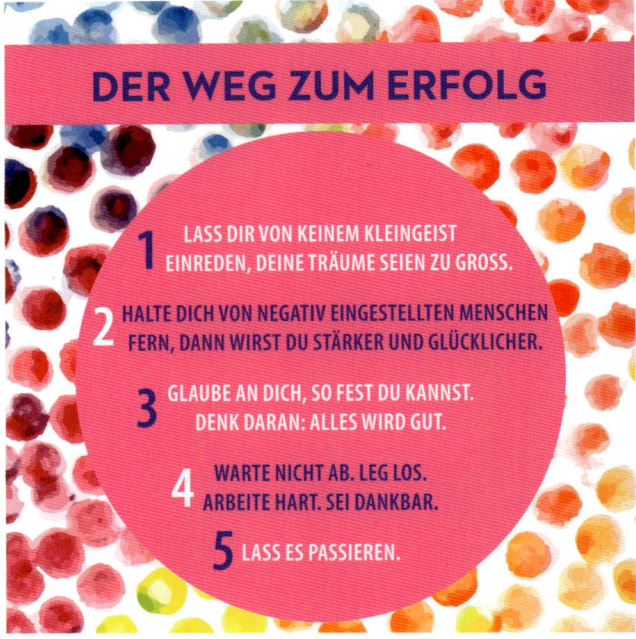

DER WEG ZUM ERFOLG

1 LASS DIR VON KEINEM KLEINGEIST EINREDEN, DEINE TRÄUME SEIEN ZU GROSS.

2 HALTE DICH VON NEGATIV EINGESTELLTEN MENSCHEN FERN, DANN WIRST DU STÄRKER UND GLÜCKLICHER.

3 GLAUBE AN DICH, SO FEST DU KANNST. DENK DARAN: ALLES WIRD GUT.

4 WARTE NICHT AB. LEG LOS. ARBEITE HART. SEI DANKBAR.

5 LASS ES PASSIEREN.

DAS ZIEL VOR AUGEN

Ein Ziel ist eine Endstation und ein Wegweiser zugleich. Es hilft, fokussiert zu bleiben, und sorgt dafür, dass man sich nicht ablenken lässt. Ein Ziel kann vieles sein: Neues lernen, Neues erreichen, eine neue Stärke entdecken, eine Schwäche beheben, in Form kommen, mehr Wasser trinken, eine Zutat ausprobieren – was auch immer dein Ziel ist, verliere es nie aus den Augen.

Hier sind ein paar Tipps, wie deine Träume Realität werden können:

* Setze dir ein Ziel, das du tatsächlich erreichen kannst, das eine Herausforderung, aber zugleich machbar ist. Also lieber »Ich will in diese Hose passen« als »Ich will die Welt regieren«!
* Schreibe dein Ziel auf und hänge es irgendwo auf, wo du es jeden Morgen liest: »Hallo, ich bin's, dein Ziel! Ich wünsche dir heute viel Glück!«

* Erzähle deinen Freunden und deiner Familie von deinem Ziel, damit sie dich unterstützen, motivieren und anfeuern können.
* Setze dir eine Deadline.
* Unterteile die Strecke zu deinem Ziel in mehrere Zwischenziele oder einzelne Schritte. Wenn du eine Stufe erreicht hast, geht es weiter zur nächsten. Sagen wir, dein Ziel wäre »Ich will, dass mir diese Jeans passt«.

Schritt 1: Trinke Wasser mit Zitronensaft statt Limonade.

Schritt 2: Mache das Hot-Body-Pilates-Programm.

Schritt 3: Ernähre dich gesund und »clean«!

Schritt 4: Hol dir deine Traumjeans.

Schritt 5: Setze dir ein neues Ziel.

* Wenn du zwischendurch auf ein Hindernis stößt, atme tief durch und überlege dir eine Alternative. Lass dich nicht entmutigen. Lass dich von Freunden und der Familie aufpäppeln, sie geben dir positive Energie und helfen!
* Setze dich nicht zu sehr unter Druck. Ziele haben soll nicht in Stress ausarten. Wenn es dich also stresst, denke noch einmal über deine bisherigen Fortschritte nach und verändere das Ziel ein wenig.

DEIN POTENZIAL KENNT KEINE GRENZEN!

Abnehmen oder Muskeln aufbauen?

Auf unserer Fitnessreise hat jede von uns ein anderes Ziel. Viele Frauen möchten vor allem abnehmen. Denke aber bitte daran: Die Ziffer auf der Waage ist nicht alles!

Ich finde es wichtig, sich neben dem Fettabbau vor allem auf den Muskelaufbau zu konzentrieren. »Werde ich davon nicht zu kräftig?«, höre ich dich fragen. Nein! Wirst du nicht. Frauen sind nicht wie Männer, die schnell Muskeln aufbauen, und selbst dann müssten wir noch jede Menge Proteine essen und wie verrückt Gewichte stemmen.

Der Grund, warum ein leichter Muskelaufbau wichtig ist, ist der, dass es den Stoffwechsel aktiviert, wodurch man den ganzen Tag über mehr Kalorien verbrennt, selbst in Ruhephasen. Die Übungen hier in unseren POP-Pilates-Sequenzen, die mit Eigenkörpergewicht arbeiten, unterstützen den Muskelaufbau.

Denke auch an das Clean-Eating-Konzept, denn das hat bis zu 80 Prozent Einfluss auf dein Äußeres. Das Essen wird auch Einfluss darauf haben, dass du einen straffen Körper bekommst.

Und zu guter Letzt: Habe Spaß! Je mehr Spaß du bei den Übungen und beim Zubereiten des Essens hast, desto weniger wirst du dir Gedanken über deinen Körper machen und desto einfacher wird es dir fallen, deinen Lebensstil zu verändern.

Dein Weg

zu einem

»Hot Body«

DIE GRUNDREGELN DES POP-PILATES

Bevor ich auf die technischen Details der POP-Pilates-Übungen eingehe, denke daran: Zeige dich auf der Matte von deiner *besten Seite*. Solange du jede Übung mit Leidenschaft und Konzentration ausführst, machst du POP-Pilates genau so, wie ich es mir immer gewünscht habe.

Der Unterschied zwischen POP-Pilates und klassischem Pilates besteht darin, dass POP-Pilates so viel mehr Spaß macht – du wirst dich danach einfach glücklich fühlen. Man fühlt sich nahezu ansteckend energiegeladen und tatkräftig, als ob man alles erreichen könnte! Es ist wie Zauberei, es passiert einfach, wenn man seinen Körper so bewegt.

DIE FÜNF GRUNDREGELN DES POP-PILATES

1. Bauchmuskeln immer anspannen! Alle Energie muss von diesem Körperbereich ausgehen. Ziehe deinen Bauchnabel kräftig in Richtung Wirbelsäule, wodurch die Bauchmuskeln nach innen und oben gezogen werden. Stell dir vor, du trägst ein Korsett.

2. Sei anmutig wie eine Tänzerin! Schultern von den Ohren weg, Nacken lang und entspannt. Die Energie kommt von der Körpermitte und zieht sich durch den ganzen Körper, bis zu den Finger- und Zehenspitzen. Stell dir vor, dass du dich streckst, länger wirst, den Körper immer schmaler machst.

3. Atme! Wenn du den anstrengenden Teil einer Bewegung ausführst, atme aus, wenn du in die Startposition zurückkehrst oder ausruhst, atme ein.

4. Sei achtsam! Verbinde Körper und Geist, indem du dich bei den Übungen auf die jeweiligen Muskelgruppen konzentrierst und daran denkst, warum du diese Bewegung ausführst. So lernst du nicht nur, deinen Körper zu kontrollieren, du wirst die einzelnen Details der Abläufe auch mehr genießen.

5. Glaube an dich! Du bist stärker, als du denkst. Du kannst dich ruhig ein bisschen fordern, du schaffst alles, wenn du es nur willst.

Wenn du ein Pilates-Einsteiger bist, wirst du vielleicht feststellen, dass der Nacken sich schwer anfühlt, wenn du in der Pilateshaltung die Bauchmuskeln anspannst. Wenn du erst einmal deine Körpermitte gestärkt hast, wird das kein Thema mehr sein, aber für den Anfang empfehle ich Folgendes: Stütze deinen Kopf mit ein paar zusammengerollten Handtüchern, einem kleinen Kissen oder einem Yogablock, dann hast du nicht so sehr das Gefühl, dass dein Kopf nach unten gezogen wird.

WARUM EINE STARKE KÖRPERMITTE WICHTIG IST

Unsere Körpermitte ist unsere stützende Säule, sie beeinflusst, wie wir uns bewegen, und verbindet unseren Oberkörper mit den Beinen. Die feste Körpermitte, das Powerhouse, ist genauso verantwortlich für die beeindruckenden Posen einer Ballerina wie dafür, dass du morgens aus dem Bett kommst. Diese starke Körpermitte ist also ganz wichtig für den Alltag und für deine Fitness. Wenn deine Körpermitte stark ist und du gelernt hast, sie zu deinem Vorteil einzusetzen, werden sich dein Gleichgewichtssinn, deine Stabilität und deine Körperhaltung so effektiv verändern, dass sich jeder gleich unbewusst aufrichten wird, wenn du einen Raum betrittst, um es dir gleichzutun.
Wie man seine Körpermitte einsetzt? Du setzt sie bereits bei den alltäglichsten Aufgaben ein: Wenn du Kleidungsstücke vom Boden aufhebst, wenn du Geschirr spülst, wenn du High Heels trägst und dich dann vorbeugst, um sie nach einer langen Nacht endlich auszuziehen. Hier sind ein paar Übungen, wie du deine Körpermitte stärken kannst:

BEI EINER VERABREDUNG
Wenn du Schmetterlinge in deinem Bauch spürst, übertrage diese positive Energie auf deine Körpermitte und du wirst gleich selbstbewusster erscheinen. Nutze deine Körpermitte, um gerade und stolz zu stehen.

WENN DU STEHST Außer den Beinen braucht dein Körper auch deine Körpermitte, um gerade stehen zu können. Ohne sie würdest du an der Kreuzung, während du wartest, dass die Ampel auf Grün schaltet, einfach umkippen.

BEIM TRAINING Wenn du deine Körpermitte kräftigst, stabilisierst du automatisch deinen ganzen Körper und optimierst deine Beweglichkeit. Wenn die Mitte stark ist, bist du automatisch in Topform. Dank deiner Flexibilität wirst du dich viel einfacher bewegen können, du wirst dich beweglich fühlen und auch alle Übungen besser und korrekter ausführen können, sei es nun das Halten der Einbeinigen Beckenbrücke (Seite 57) oder das Schaukeln im Oil Rigger (Seite 118)!

Also: runter auf den Boden mit dir, bleib erst einmal eine Minute im Schiefen Brett und genieße den leichten Schmerz, denn er wird dir helfen, deinen Körper geschmeidig zu machen.

WORKOUTS MACHEN GLÜCKLICH

Du schuftest schon seit 30 Minuten, am Boden unter dir sammeln sich die Schweißtropfen, deine Beine zittern wie ein leichtes Erdbeben und der hübsche Dutt, in den du deine Haare geknotet hattest, hängt schief über deinem Ohr – du hast schon besser ausgesehen.

Aber wenn du dich jetzt wieder zurechtmachst (die Haare auch), dann breitet sich eine ungeheure Leichtigkeit über deinem Körper und deinem Geist aus und du hast das Gefühl, du schwebst. Das ist das Hochgefühl, das man nach dem Sport erlebt.

Sicher hast du das auch schon gemerkt: Sport hilft, Stress abzubauen, und macht glücklich. Er minimiert Angstgefühle, kurbelt die Energie an und stärkt unser Selbstwertgefühl. Manche schwören darauf, täglich einen Apfel zu essen, um gesund zu bleiben. Für mich ist der Burpee Kick (Seite 77) genauso effektiv.

In einer Studie über den Zusammenhang von Sport und geistigem Wohlbefinden bei Frauen wurde festgestellt, dass sportliche Betätigung das Verhalten und die Befindlichkeit von Frauen beeinflusst, Stress und Angst abbaut und ihr Selbstwertgefühl steigert. Na eben!

Während du Sport treibst, schüttet dein Körper Endorphine aus – sie steigen dir ins Hirn und geben dir quasi einen riesigen Knutscher. Endorphine sind die natürliche Medizin unseres Körpers – sie verringern das Schmerzempfinden, sowohl mental als auch physisch. Ihre chemische Zusammenstellung gleicht der von Opiaten, also Drogen, die Schmerzen reduzieren und dafür sorgen, dass wir uns gut fühlen. Wie Opiate wirken auch Endorphine auf unsere Stimmung, und weil sie uns regelrecht zu Kopf steigen, lösen sie dieses euphorische Gefühl aus, das man auch als »Runner's High« oder »Läuferhoch« kennt.

Also: Schuhe festzurren, meine Lieben, jetzt wollen wir die Endorphine in Wallung bringen!

TEIL 2 Die Jahres

zeiten

FRÜHLING

Frühling

Aufblühen, Kraft tanken, neu anfangen

Ahhh … der erste große Atemzug voll frischer Luft, man saugt die Kraft förmlich in sich auf – so wunderschön ist der Frühling. Die Welt um dich herum wird lebendig, wacht aus dem Winterschlaf auf. Gibt es eine bessere Zeit als jetzt, um sich von der blühenden Natur inspirieren zu lassen und den eigenen Körper ebenfalls neu zu formen?

Frühling bringt Farbglanz. Die grauen Wolken sind abgezogen, der Schnee ist geschmolzen, die warme Sonne gibt den Blumen ein Zeichen, dass sie sich öffnen sollen, dass Obst- und Gemüsepflanzen sich wieder bereit machen, zu wachsen und zu gedeihen für eine leckere Ernte. In dieser Jahreszeit solltest du gut auf deinen Körper hören – vielleicht bevorzugt er jetzt bestimmte Farben und bei den Nahrungsmitteln ganz spezielle Geschmacksrichtungen.

Da die Weihnachtsfeiertage vorbei sind, sind wir auch weniger süßen Verlockungen ausgesetzt – Weihnachtsstollen und Kekse ade, jetzt wird es Zeit, den Körper wieder in Schuss zu bringen. Unterscheide zwischen dem, was dein Körper will – das könnten nämlich Bonbons und Pommes sein –, und dem, was er braucht – etwa dieser herrliche Korb mit frischen Beeren, der dich auf dem Markt anlacht.

Ich finde, es ist das Beste, stets zu versuchen, im Einklang mit der Natur zu leben. Es macht viele Dinge auch viel einfacher – wir schwimmen eben leichter mit dem Strom anstatt dagegen! Mit diesem Wissen wollen wir uns jetzt auf das konzentrieren, was du schon immer mal erreichen wolltest. Los, sei ehrlich. Es kann sich auf den Körper beziehen, auf deinen Geist, deine Seele, oder es kann etwas ganz einfaches, triviales sein. Hast du dir etwas überlegt? Gut. Jetzt verpflichte dich. Versprich dir, dass du dir diesen Frühling geben wirst, was du brauchst, um deinen Körper und deinen Geist so stark und glücklich wie möglich zu machen.

FRÜHLINGS-MOVES

Der Frühling ist die perfekte Jahreszeit, um wieder zu Kräften zu kommen – so wie es die Natur auch tut. Lass die Sonne deine Muskeln wach kitzeln. Gönn dir einen frischen Blumenstrauß, integriere die einfache Schönheit der Natur in deinen Alltag, dann wachst du jeden Morgen mit einem herrlich duftenden, inspirierenden Gruß der Natur auf.

WORKOUT NR. 1: DAS POWERHOUSE ZUM LEBEN ERWECKEN

Dieses Workout arbeitet vor allem mit deiner Körpermitte und bringt in kürzester Zeit deine Bauchmuskeln in Schuss. Zum Aufwärmen und um die Muskeln startklar zu kriegen, machen wir Genie Abs. Es wird nicht einfach, aber deine Körpermitte wird es dir und mir nachher danken!

GENIE ABS 15 X
ZIEL: UNTERE BAUCHMUSKELN

A Rücken und Kopf liegen auf der Matte, die Arme sind vor der Brust verschränkt wie bei einem Flaschengeist. Die Beine sind so übereinandergeschlagen, dass Knie und Knöchel sich kreuzen – dies nennt sich die Adlerhaltung. Falls du Pilatesanfänger bist, brauchst du zunächst nur die Knie überkreuzen, bis du beweglicher bist.

B Spann deine Bauchmuskeln an, dann heb die Knie hoch in Richtung zu den Armen. Der Kopf ruht auf der Matte.

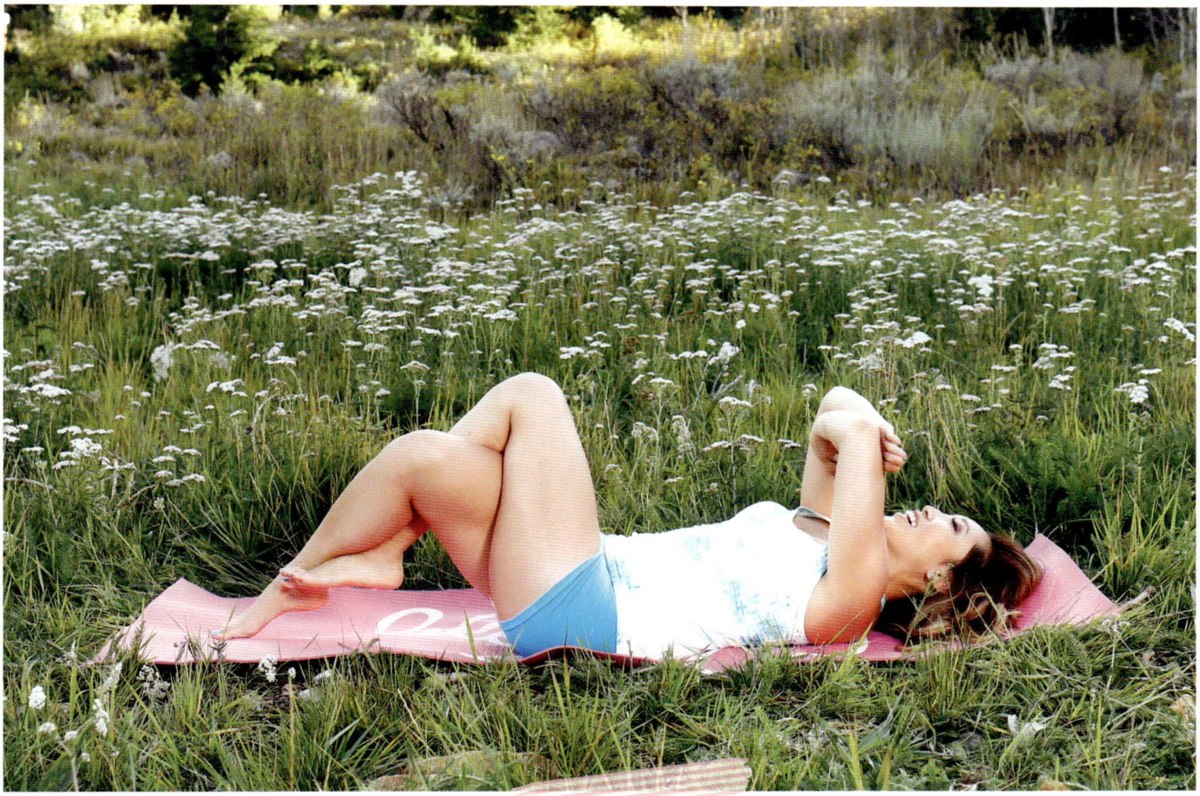

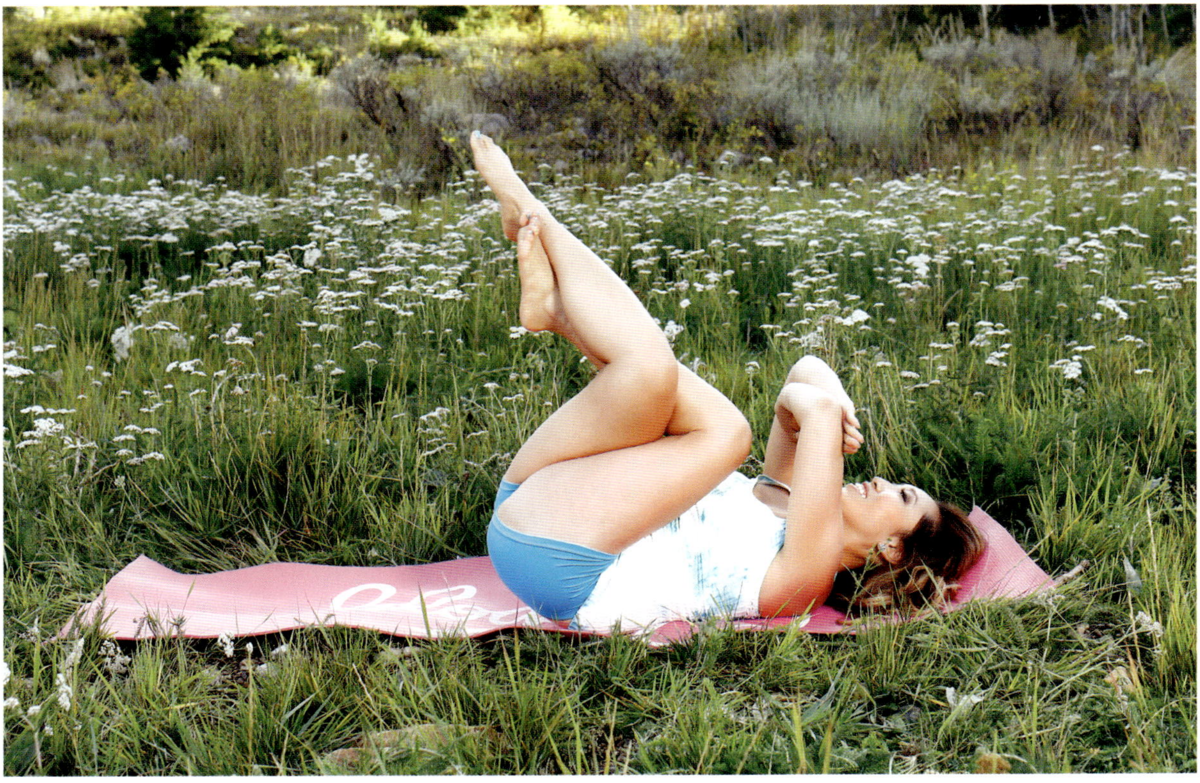

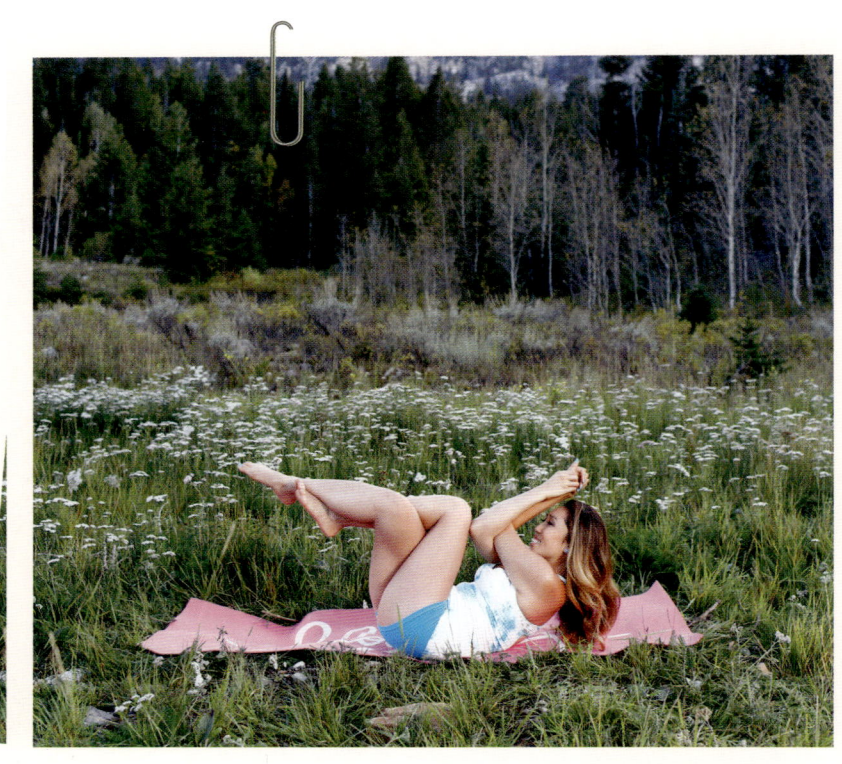

EAGLE CRUNCH 15 X
ZIEL: ALLE BAUCHMUSKELN

A Rücken auf der Matte, Arme in Adlerhaltung so verschränkt, dass die Ellbogen gekreuzt sind und die Hände zusammen. Die Beine sind auch in Adlerhaltung, also an den Knien und Knöcheln gekreuzt.

B Jetzt machst du einen Doppelten Crunch, das heißt, sowohl der obere Teil des Rückens als auch das Steißbein werden angehoben, damit Knie und Ellbogen zusammenkommen.

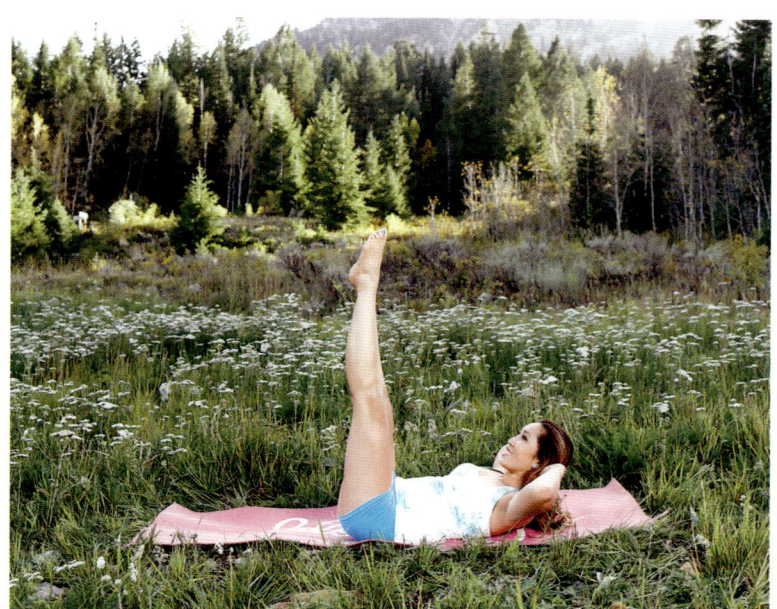

DOUBLE LEG LIFT 15 X
ZIEL: UNTERE BAUCHMUSKELN

A Verschränke die Hände in deinem Nacken, die Ellbogen zeigen nach außen, den unteren Rücken presst du in den Boden und dann streckst du die Beine nach oben. Die Fersen bleiben zusammengepresst und die Zehenspitzen zeigen nach außen, sodass die Füße ein V bilden. Falls du Pilatesanfänger bist, kannst du die Beine leicht beugen.

B Spanne deine Bauchmuskeln an, drücke den unteren Rücken weiterhin gut in die Matte und dann senke die gestreckten Beine so weit herunter, wie du kannst, aber nicht auf dem Boden ablegen. Hebe dann die Beine langsam wieder zur Ausgangsposition.

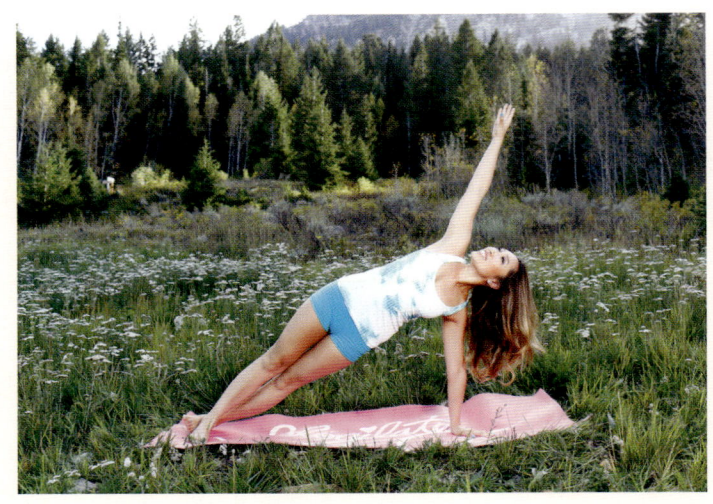

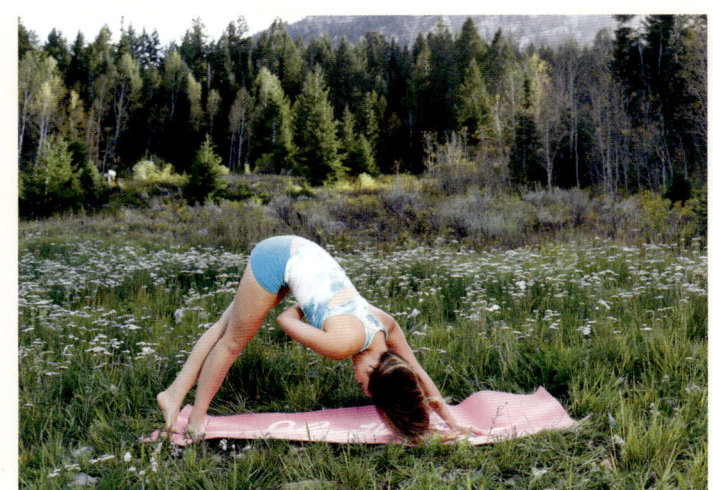

BALLERINA TWIST 10 X PRO SEITE
ZIEL: SCHULTERN, SCHRÄGE BAUCHMUSKELN

A Ausgangsposition ist das seitliche schiefe Brett: Dein unterer Arm ist direkt unter der Schulter, der obere Arm nach oben ausgestreckt; die Beine sind so gestreckt, dass dein oberer Knöchel vor dem unteren ruht.

B Strecke deinen oberen Arm unter deinem Bauch nach unten und dreh den Körper, sodass dein Po zum Himmel zeigt. Dann komme wieder zurück.

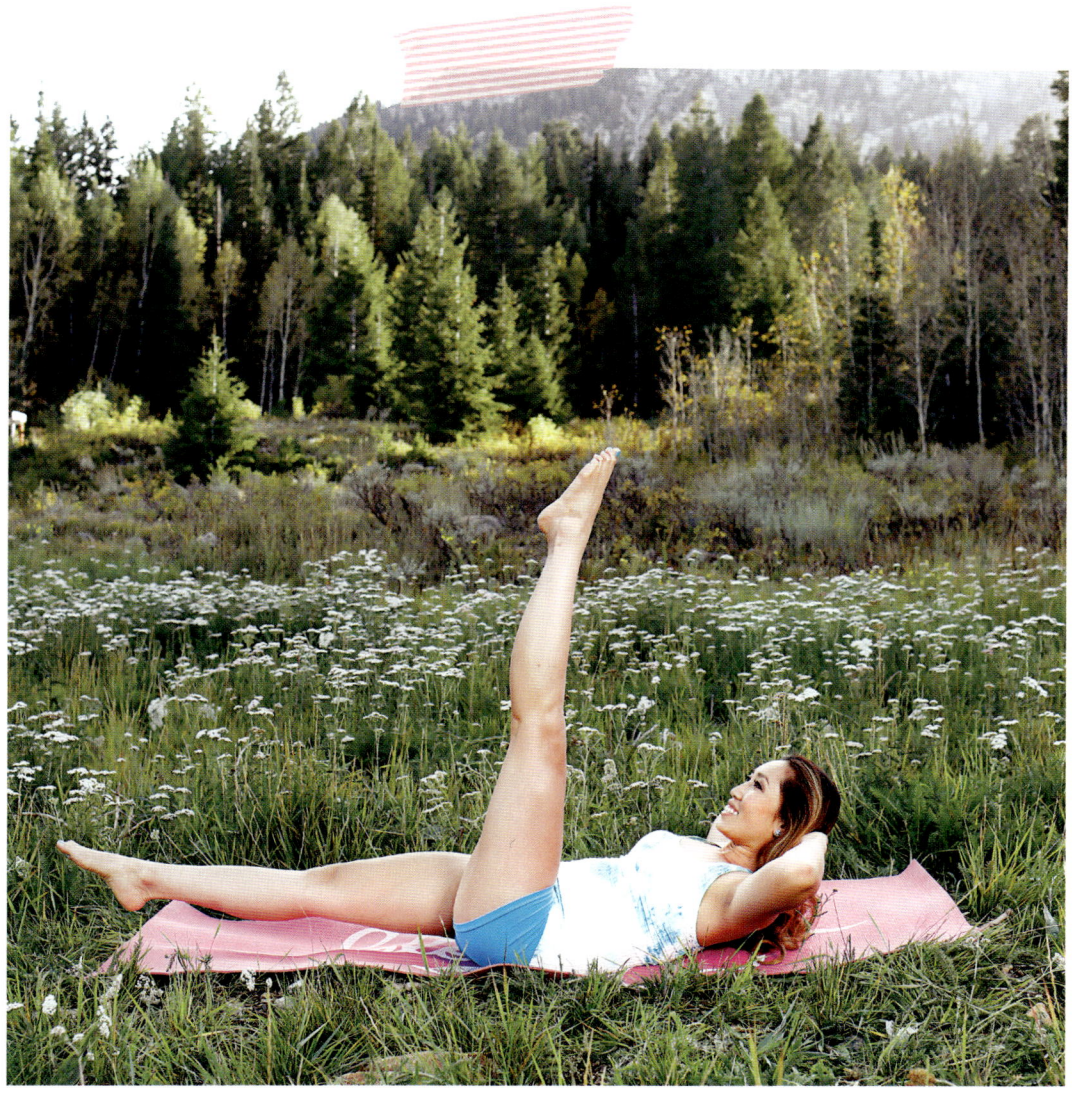

CHEERLEADER L CRUNCH 10 X PRO BEIN
ZIEL: OBERE UND UNTERE BAUCHMUSKELN

A Ausgangsposition Pilateshaltung, den unteren Rücken in die Matte pressen. Halte die Beine und Füße gestreckt, ein Bein zeigt senkrecht nach oben zum Himmel, das andere ist parallel zum Boden ausgestreckt. Die Ellbogen zeigen nach außen. Jetzt den Oberkörper heben. Ein paar Atemzüge oben halten, dann absenken.

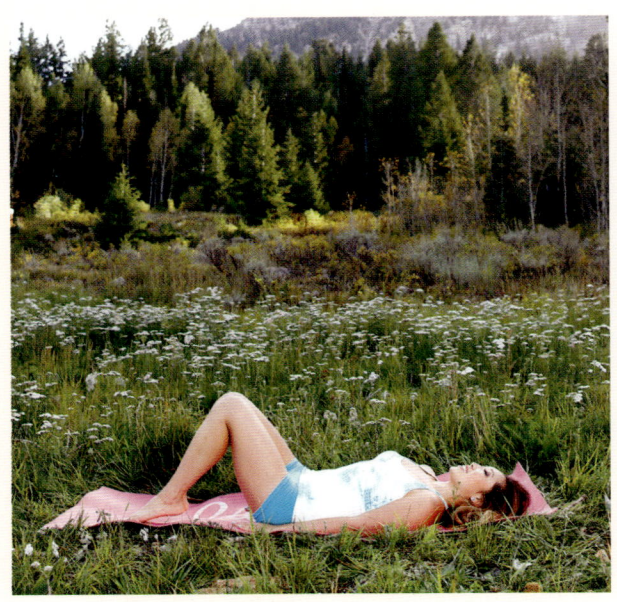

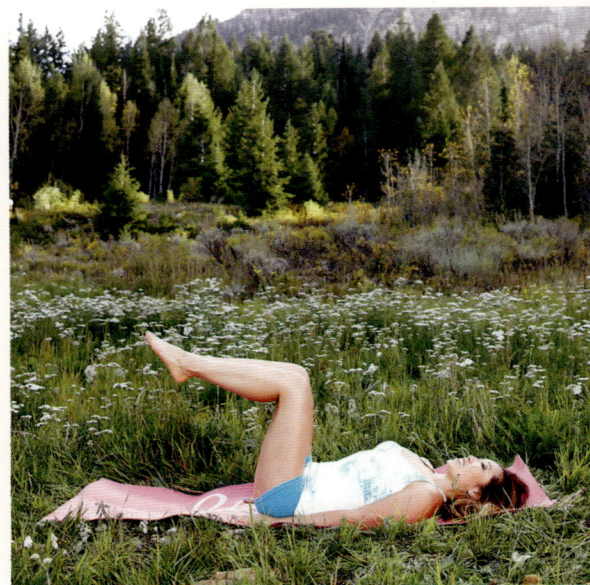

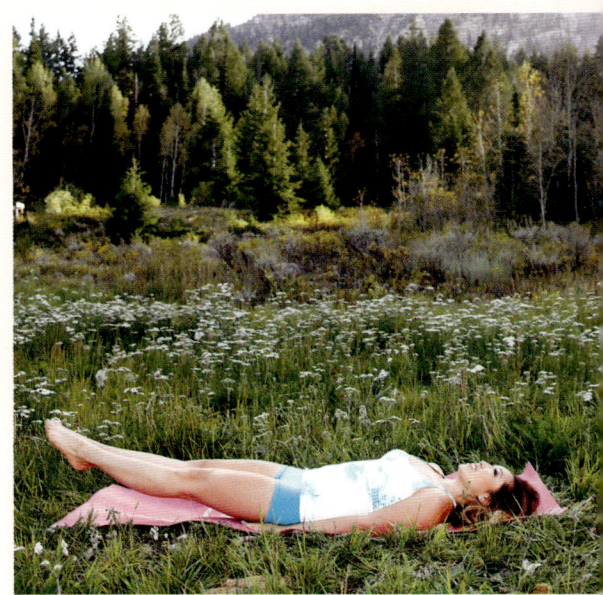

SAND DIGGING 15 X
ZIEL: UNTERE BAUCHMUSKELN

A Ausgangsposition Rückenlage, Schulterblätter angehoben, die Augen schauen gerade nach oben, der Rücken ist in die Matte gepresst. Hebe die Beine in die Tabletop-Position, sodass Ober- und Unterschenkel einen rechten Winkel bilden und die Waden parallel zum Boden sind. Füße in Richtung Boden strecken und mit den Zehenspitzen entlang der Matte die Beine nach vorne ausstrecken, dann über oben zurück in die Tabletop-Position.

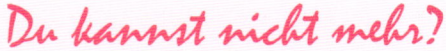

Du kannst nicht mehr?

Bleib dran! Versuche immer, wenigstens noch eine Wiederholung oder 10 Sekunden länger durchzuhalten, als du meinst, schaffen zu können. Du hast mehr Power, als du denkst!

WORKOUT NR. 2: HALLO, KNACKPO!

Mit diesem Workout, das deine Pobacken richtig knackig in Form bringt, wirst du bald die kürzesten Shorts tragen können. Jede Übung zielt genau auf die Bereiche zwischen Oberschenkel und Körpermitte, sodass dein Po schön geformt und gestrafft wird und du den nächsten Sommer herbeisehnen wirst, um deine neuen Hotpants tragen zu können.

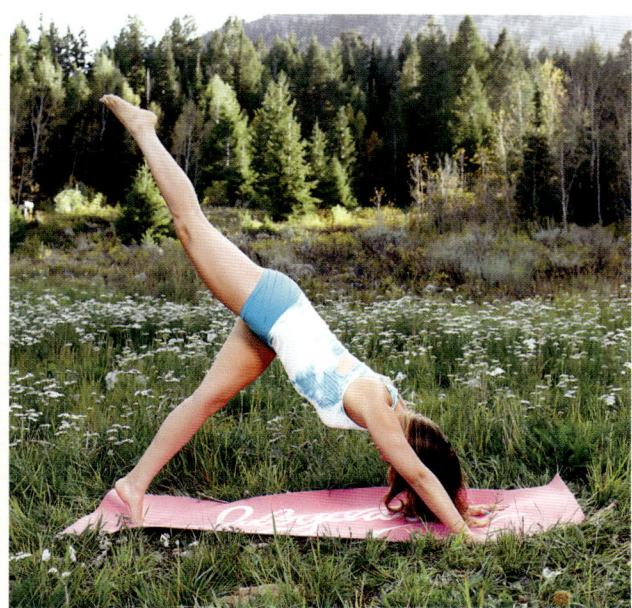

RAINBOW BUTT 10 X PRO BEIN
ZIEL: POBACKEN

A Starte im nach unten schauenden Hund: Füße hüftbreit auseinander, Oberkörper nach vorne beugen, bis du dich auf Hände und Füße stützt, die Fersen in den Boden pressen, Brust zeigt zur Matte, Po ist nach oben gestreckt, Schultern sind in einer Linie mit den Handflächen. Versuche, den unteren Rücken gerade zu halten. Hebe das rechte Bein in die Luft, ohne dabei mit der Hüfte zu wackeln, hier bleibst du ganz fest und gerade. Falls du Pilatesanfänger bist, kannst du im Vierfüßlerstand starten: Die Hände sind unter den Schultern, die Knie sind hüftweit auseinander, der Rücken ist flach und gerade.

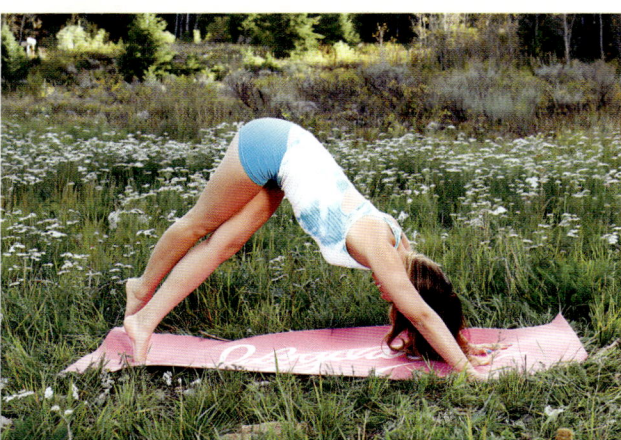

B Schwing zuerst das rechte Bein runter nach rechts, sodass du mit dem großen Zeh auf den Boden auf der rechten äußeren Seite deiner Matte klopfen kannst. Schwing dann das Bein über die Luft in einem großen Bogen zum linken Rand der Matte. Wiederhole die Übung mit dem linken Bein.

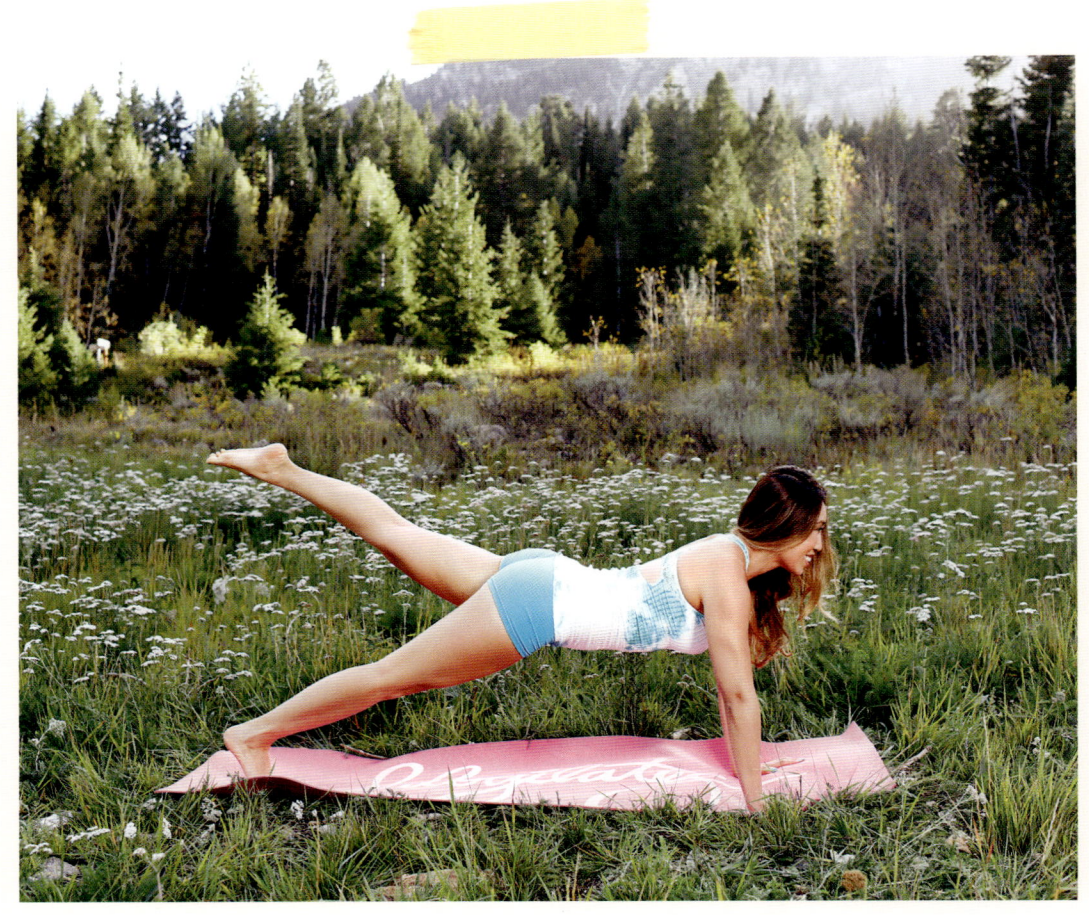

PLANK BUTT PULSE 12 X PRO BEIN
ZIEL: KÖRPERMITTE, POMUSKELN

A Starte im schiefen Brett (Liegestützhaltung), auf Hände und Füße gestützt, die Bauchmuskeln angespannt, das Becken nach vorne gerollt. Falls du Pilatesanfänger bist, kannst du dich auch auf Ellbogen und Zehen stützen oder sogar auf Hände und Knie. Die Hände sind dabei genau unter den Schultern, die Knie hüftweit auseinander, der Rücken ist flach und gerade.

B Press die Pobacken zusammen und heb das gestreckte Bein hoch in die Luft.

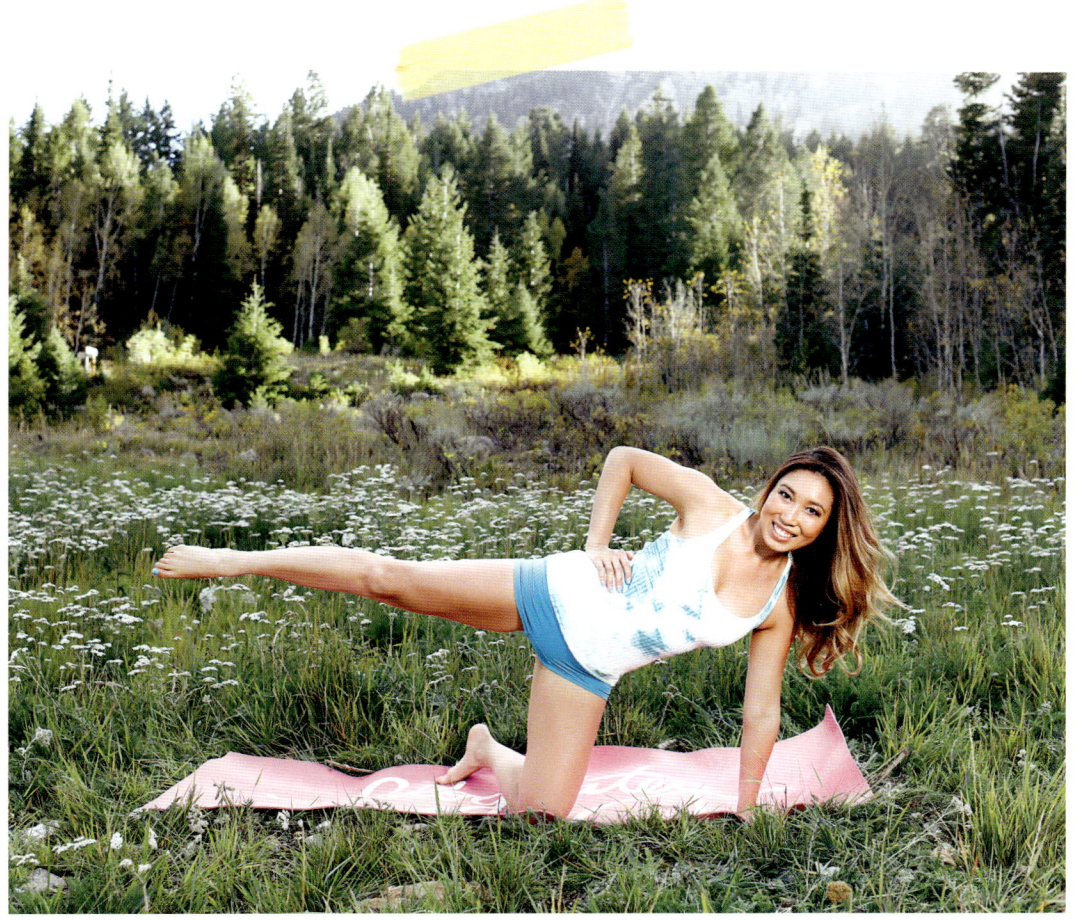

MINI CIRCLE PRO BEIN JE 20 X VORWÄRTS, 20 X RÜCKWÄRTS

ZIEL: INNERE UND ÄUSSERE OBERSCHENKEL, POMUSKELN

A Stütze dich seitlich auf das linke Knie und den ausgestreckten linken Arm, Becken und Brustkorb sind gerade und zeigen nach vorn, die rechte Hand ruht auf der Hüfte. Falls du Pilatesanfänger bist, kannst du auch seitlich auf der Matte liegen, die eine Hand unter dem Kopf und die andere zum Abstützen vor dem Körper.

B Hebe dann das rechte Bein auf Hüfthöhe und zeichne mit den Zehen Kreise in die Luft, ohne dabei das Bein sinken zu lassen. Die Hüfte bleibt ruhig.

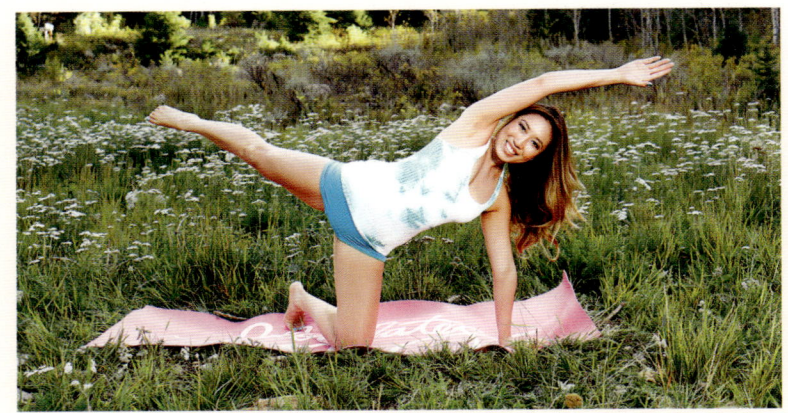

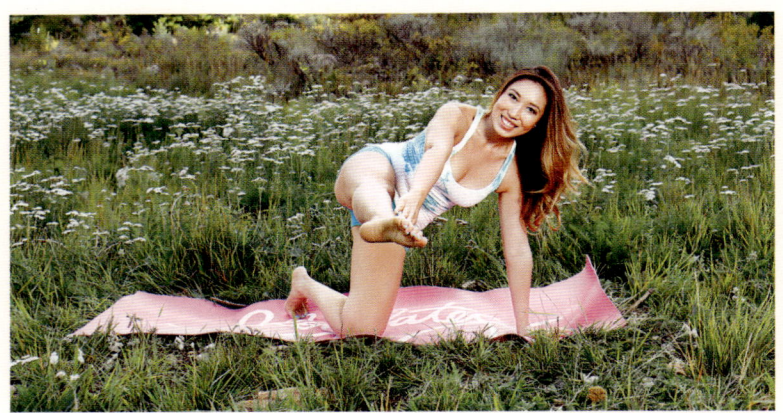

FOLDING TOE TOUCH 12 X PRO SEITE

ZIEL: KÖRPERMITTE, POMUSKELN

A Stütze dich seitlich auf die linke Hand und das linke Knie. Becken und Brustkorb sind gerade nach vorn ausgerichtet, der rechte Arm ist über den Kopf ausgestreckt, das rechte Bein auf Hüfthöhe ausgestreckt.

B Führe das rechte Bein auf Hüfthöhe vor deinen Körper und greife mit der rechten Hand nach den rechten Zehen. Arm und Bein bleiben gestreckt, der Körper presst sich dabei zusammen. Fortgeschrittene, die die Pomuskeln stärker beanspruchen wollen, lassen den Arm ausgestreckt und führen die Bewegung nur mit dem Bein aus.

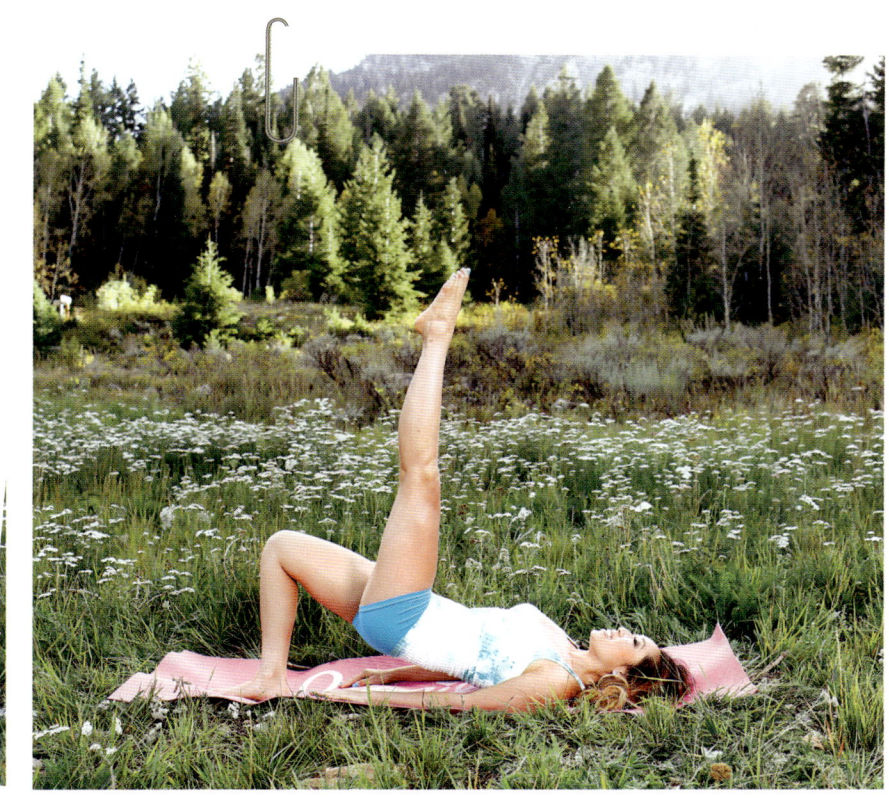

EINBEINIGE BECKENBRÜCKE 15 X PRO BEIN
ZIEL: POMUSKELN

A Starte in der Brücke: Der obere Rücken liegt auf der Matte, die Hände sind entspannt neben dem Körper ausgestreckt, Becken und Gesäß sind angehoben, die Knie gebeugt, Füße flach auf dem Boden.

B Heb das linke Bein hoch in die Luft, die Zehen gestreckt. Spann den Po an und halte das Bein weiter oben. Senke das Bein mit dem nächsten Ausatmen auf Kniehöhe ab.

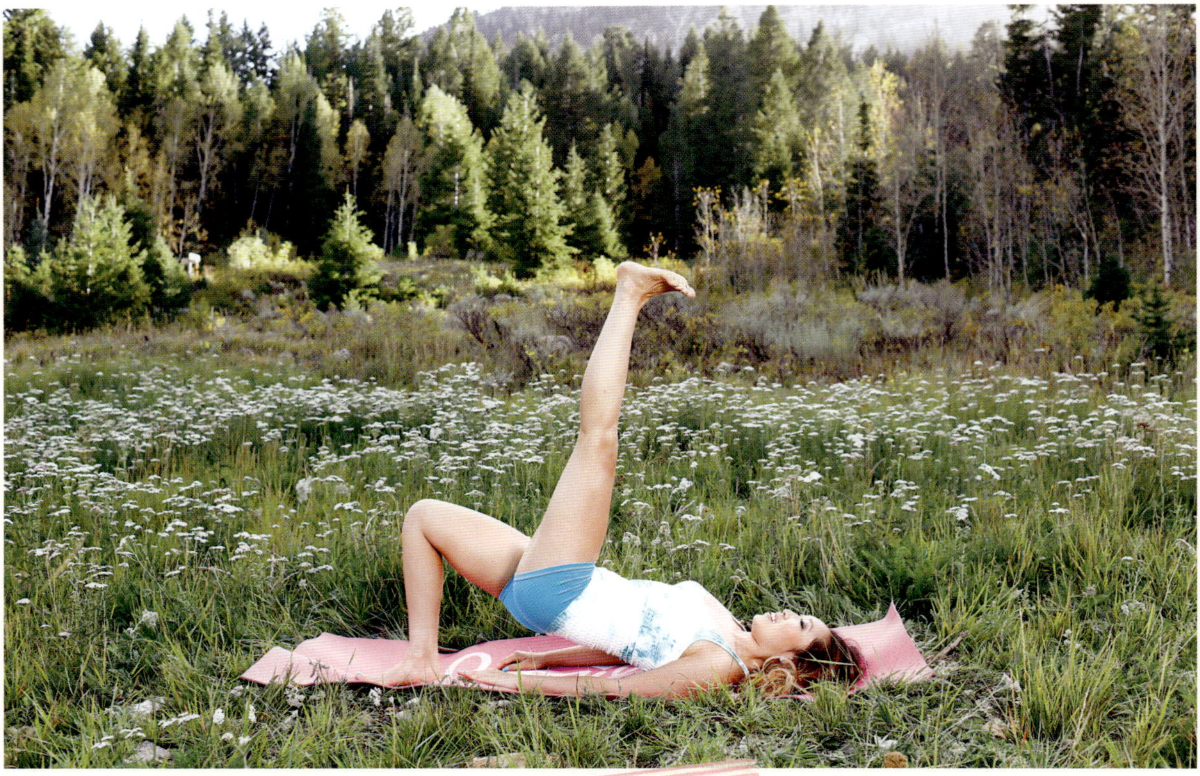

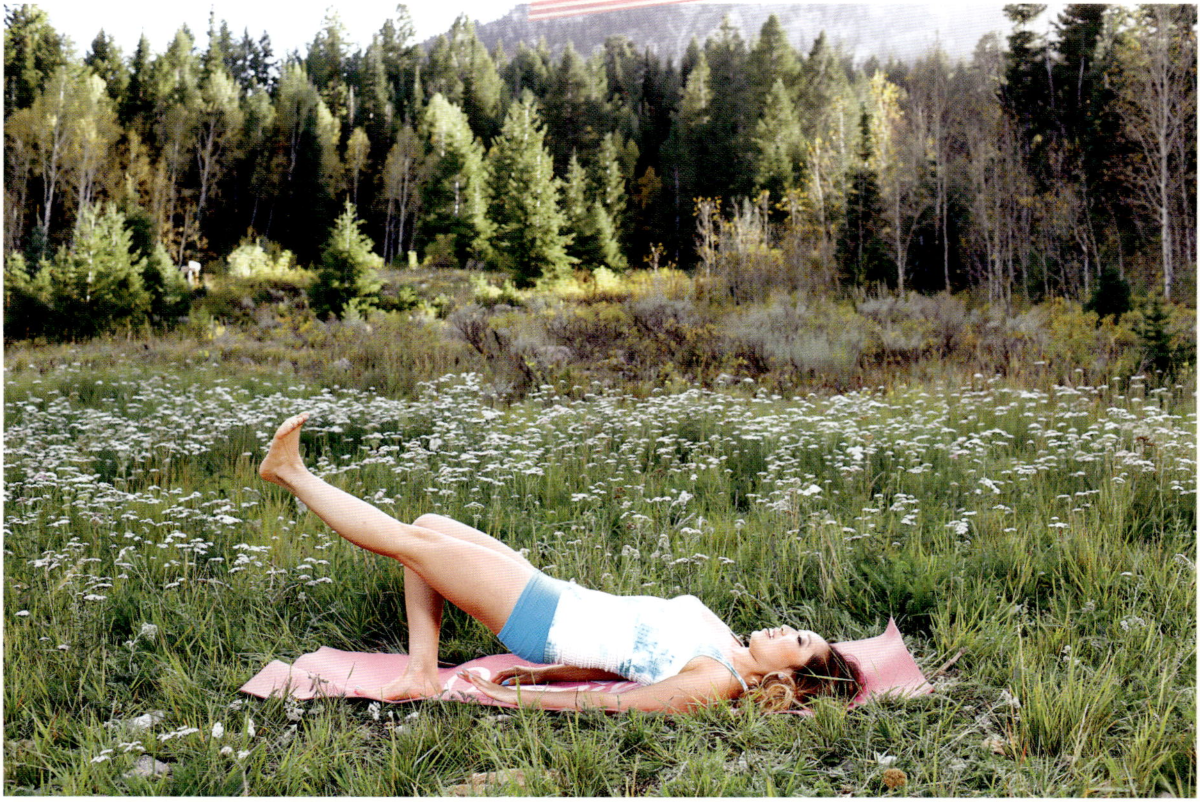

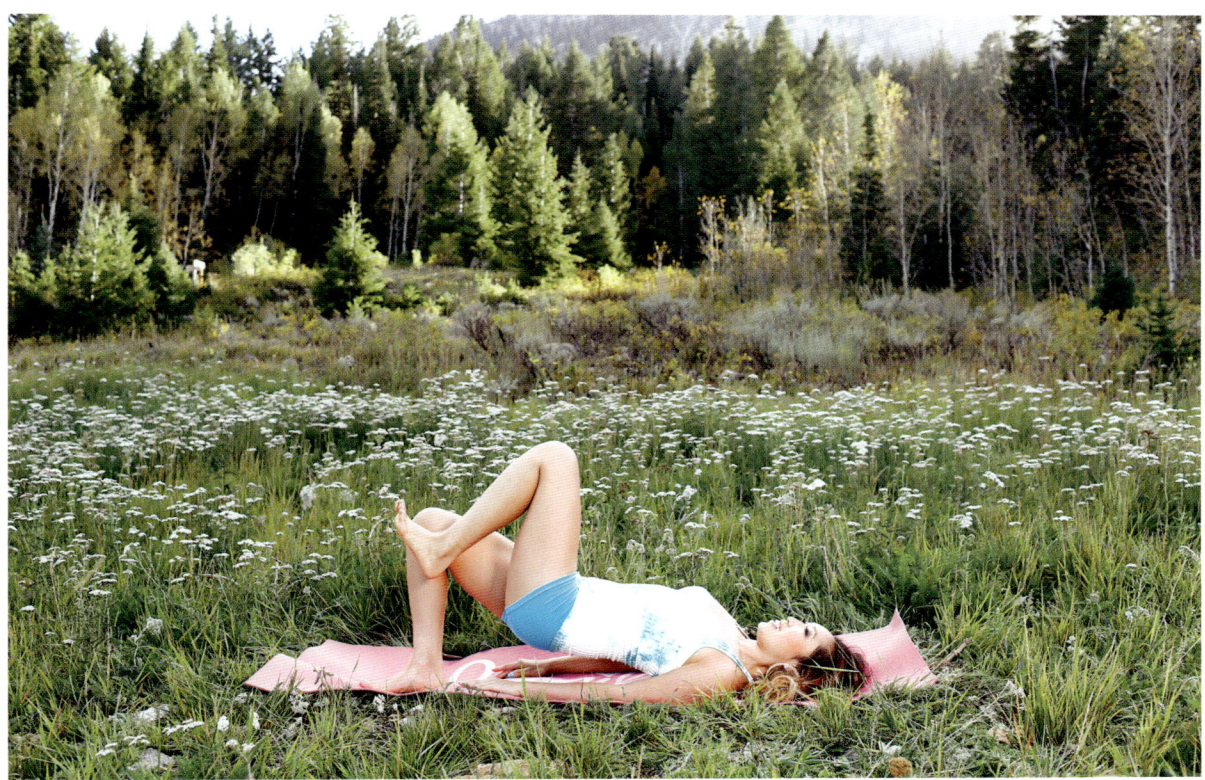

Fühlst du dich aufgebläht?

Das ist ein unangenehmes Gefühl. So kannst du es bekämpfen: Trinke mehrere Gläser Wasser am Tag, um den Natriumgehalt deines Körpers wieder ins Gleichgewicht zu bringen. So spülst du deinen ganzen Körper durch und hältst auch die Verdauungsorgane auf Trab und verhinderst Verstopfungen. Es ist ebenso wichtig, stets Sport zu treiben! Dadurch kannst du ebenfalls Blähgefühle verhindern und die Gase entweichen besser.

SINGLE-LEGGED BIKE BRIDGE 15 X PRO BEIN

ZIEL: POMUSKELN

A Starte in der Brücke: Der obere Rücken liegt auf der Matte, die Hände sind entspannt neben dem Körper ausgestreckt, Becken und Gesäß sind angehoben, die Knie gebeugt, Füße flach.

B Hebe dein linkes Bein gerade in die Höhe, im rechten Winkel zum Boden, die Füße sind geflext. Po anspannen, gestrecktes Bein mit geflextem Fuß senken, dann Knie beugen und Fuß zum Körper ziehen, wieder nach oben ausstrecken – so, als würdest du Fahrrad fahren. Diese Bewegung 15-mal wiederholen.

WORKOUT NR. 3: LANGE UND SCHLANKE BEINE

Es ist Frühling und Zeit, dass du deine Beine zeigst! Diese Übungen sorgen für schlanke, feste Beine von den Waden bis zur Hüfte. Vorsicht, von diesem Training spürst du auch am Folgetag noch was, aber dafür wirst du dich in deinem luftigen Lieblingskleid richtig toll fühlen.

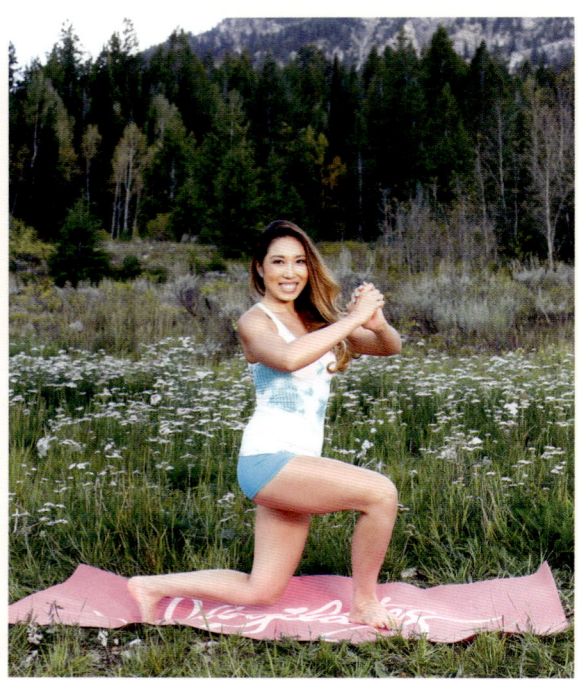 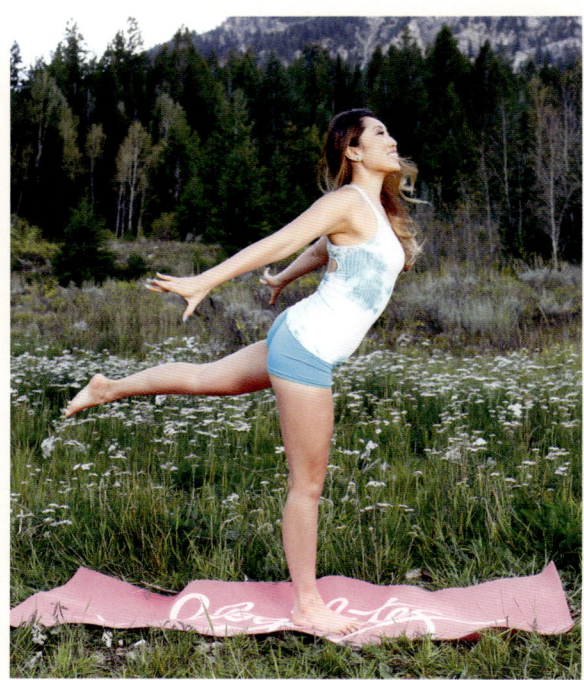

LUNGING BIRD 10 X PRO BEIN
ZIEL: BEINSTRECKER, POMUSKELN, UNTERER RÜCKEN

A Mach aus der Standposition mit dem linken Bein einen großen Ausfallschritt nach hinten. Beide Knie sind im 90-Grad-Winkel gebeugt.

B Jetzt bring das Gewicht wieder nach vorn, schieb dich mit dem linken Ballen hoch, hebe das linke Bein nach hinten hoch in die Arabesque-Position, die Arme ebenfalls nach hinten strecken.

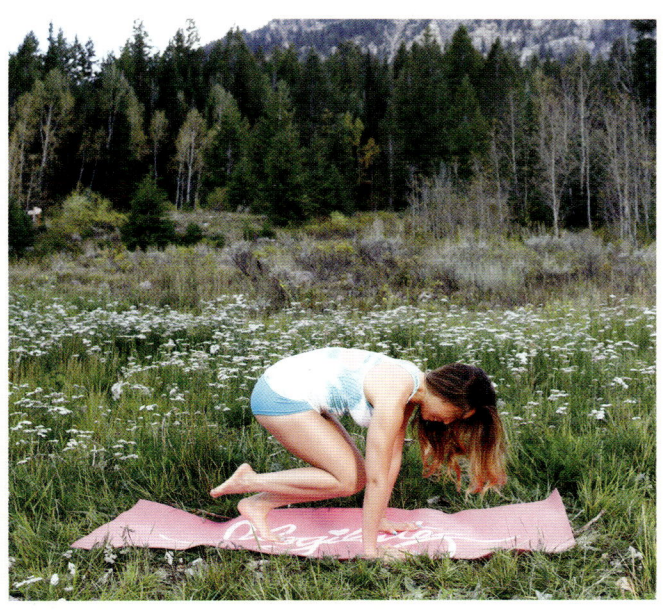

CALF ATTACK 10 X PRO BEIN
ZIEL: WADEN

A Beginne in der Hocke, nach vorn
gebeugt und auf die Hände
gestützt, Fersen hoch. Jetzt hebst
du den rechten Fuß und ziehst das
rechte Knie nach vorn Richtung Brust,
dann streckst du das rechte Bein nach
hinten aus, so hoch du kannst, Bein
gerade, Füße gestreckt. Gleichzeitig
bringst du auch dein linkes Bein in
eine gestreckte Position.

B Komm zurück in die vornüber-
gebeugte Hocke.

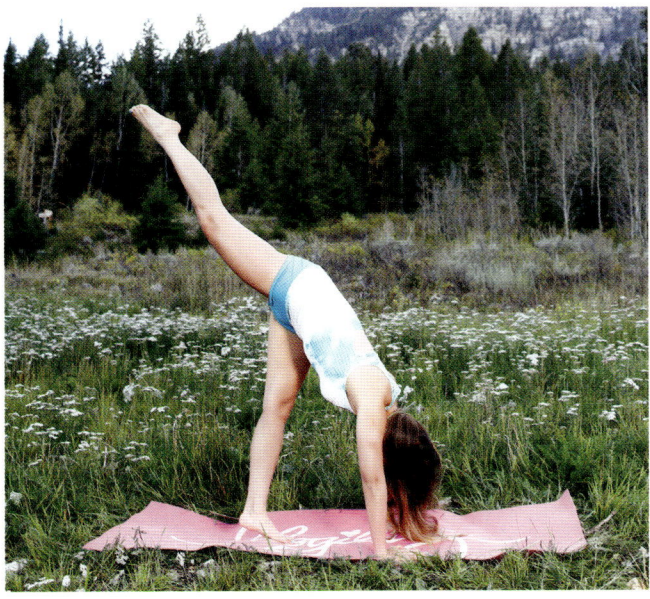

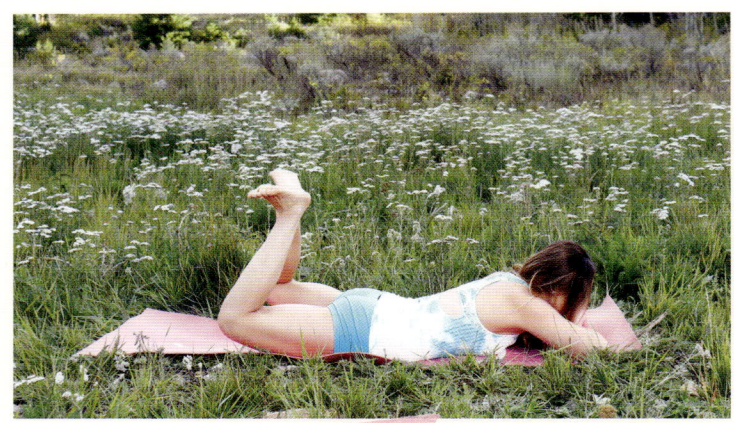

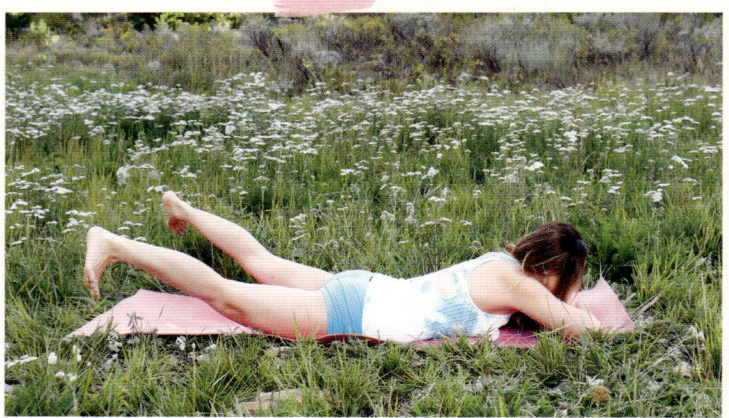

HAMSTRING KICKBACK 20 X
ZIEL: HINTERE OBERSCHENKELMUSKELN

A Geh in die Bauchlage, Beine lang, Hände unter dem Kinn, der Oberkörper ruht auf der Matte. Heb die Oberschenkel von der Matte, die Beine bleiben gestreckt, Füße sind geflext.

B Knie beugen, mit den Füßen Richtung Po kicken, dann die Beine wieder strecken. Die Beinstrecker sind dabei die ganze Zeit angespannt und halten die Beine angehoben. Falls das am Anfang zu schwierig ist, kannst du die Übung auch mit den Oberschenkeln am Boden durchführen.

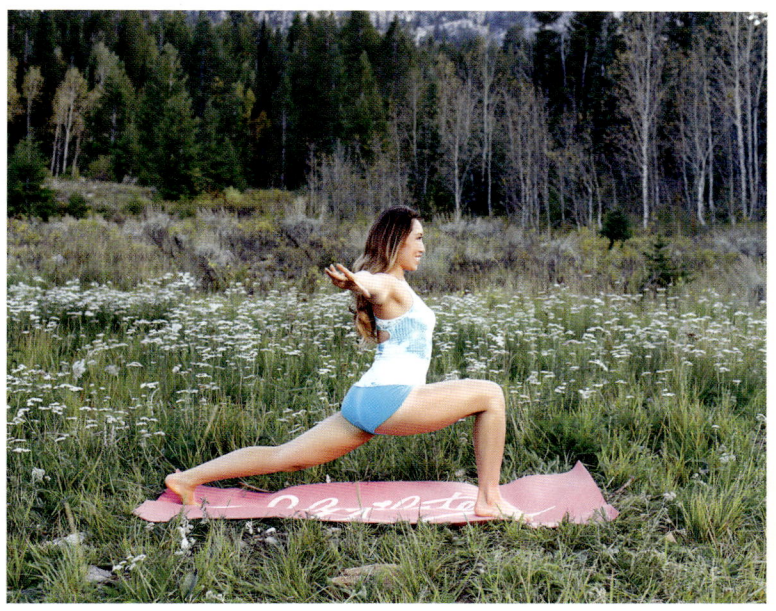

LONG LUNGE PULSE 10 X PRO SEITE

ZIEL: POMUSKELN, BEINSTRECKER

A Komm aus dem Stand in einen großen Ausfallschritt: Das rechte Bein vorne, Knie im 90-Grad-Winkel angewinkelt, Fuß flach auf der Matte, das linke Bein weit nach hinten ausgestreckt, Knie gerade, das Gewicht ruht auf dem linken Fußballen. Der Kopf ist gerade und angehoben, die Hüften sind nach vorne ausgerichtet. Falls du Pilatesanfänger bist, kannst du die Hände auf dem vorderen Knie abstützen.

B Halte den Kopf stets gerade und beuge jetzt das hintere Knie, bis es auf der Matte ankommt, dann das Bein wieder strecken. Falls du Pilatesanfänger bist, beugst du das Knie einfach so weit, wie du kannst, du musst nicht bis zur Matte runterkommen.

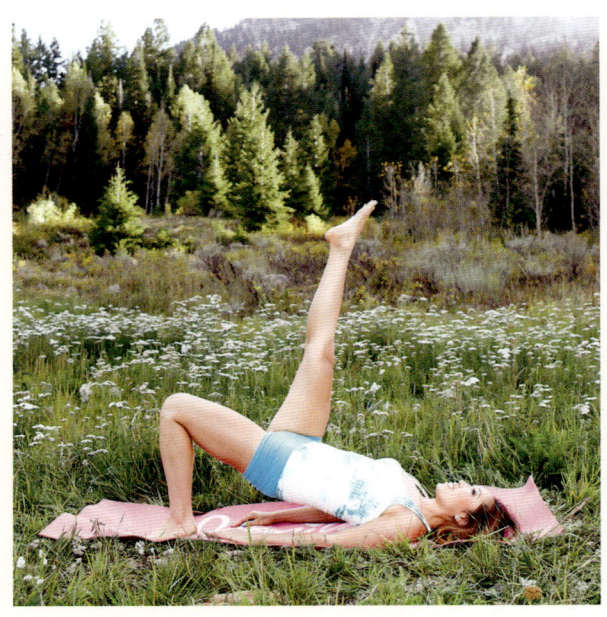

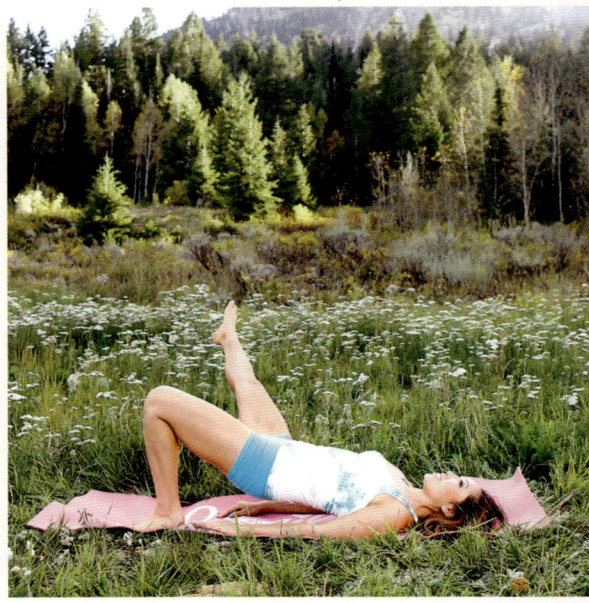

TRIANGLE BRIDGE 12 X PRO SEITE

ZIEL: POMUSKELN

A Geh in die Brücke, Hüften angehoben, der obere Rücken ruht auf der Matte. Streck das rechte Bein gerade in die Höhe.

B Nun male mit dem gestreckten Fuß über die Seite und gerade nach unten ein großes Dreieck in die Luft – die Hüften bleiben dabei ganz ruhig.

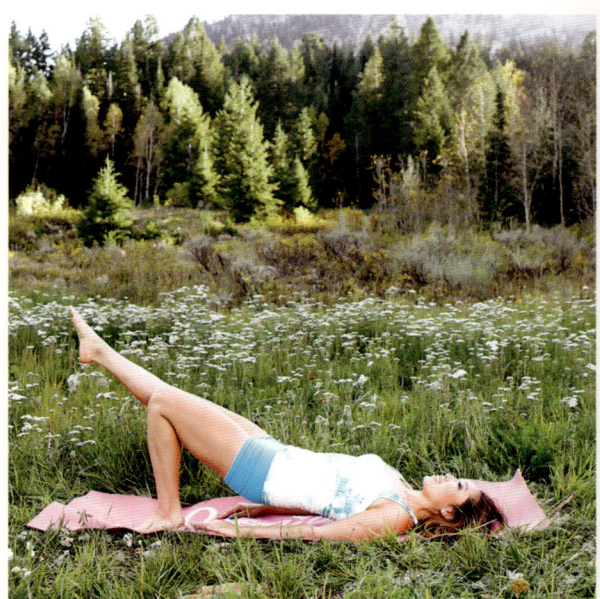

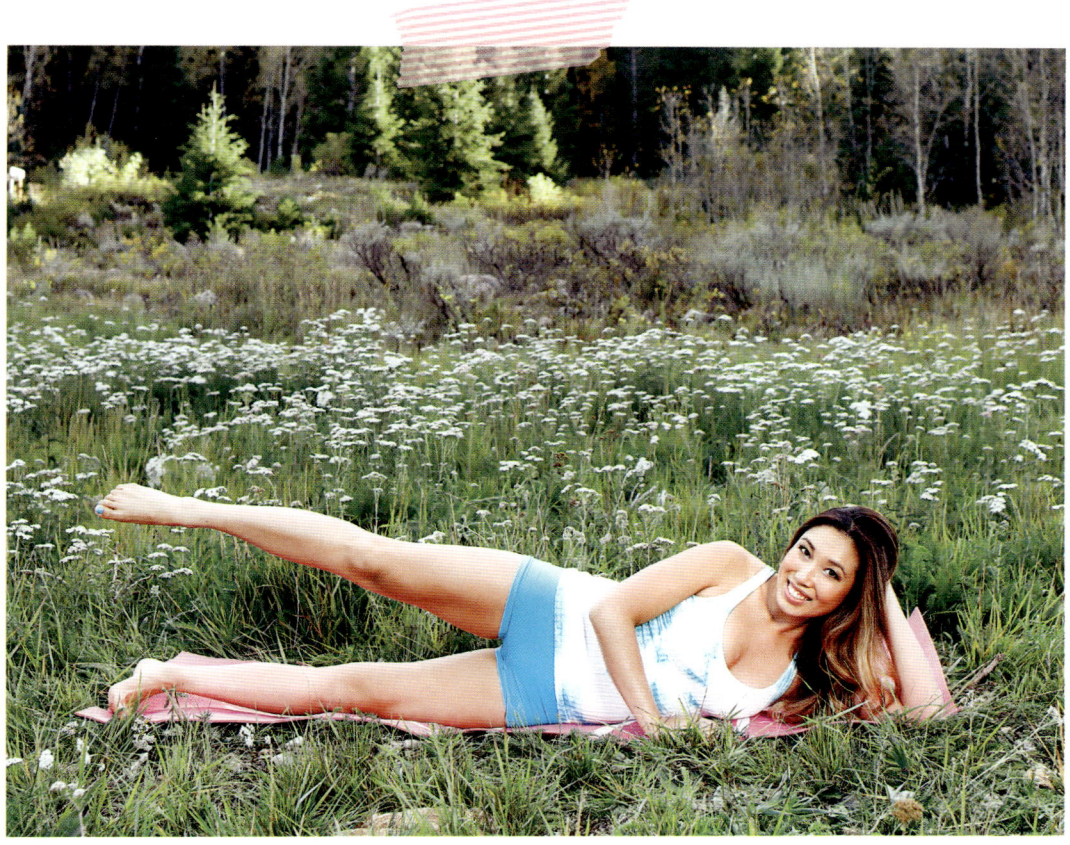

SIDE-LYING LEG CIRCLES PRO BEIN 12 X VORWÄRTS, 12 X RÜCKWÄRTS
ZIEL: INNERE UND ÄUSSERE OBERSCHENKEL

A Geh in die Seitenlage, eine Hand stützt den Kopf, die andere ruht vor dem Körper und hilft, deinen Oberkörper zu stabilisieren. Nun machst du große Kreise: Heb dein oberes Bein hoch in die Luft und lass es vor dem Körper wieder absinken, dabei einatmen.

B Ausatmen, dabei das Bein nach hinten ausstrecken und wieder anheben. Je größer der Kreis, den du machst, desto anstrengender ist die Übung – aber die Hüfte muss dabei stets ruhig bleiben!

WORKOUT NR 4: TANKTOP-ARME

Diese Übungen beanspruchen den gesamten Oberkörper und machen dich fit für ärmellose Tops. Sie stärken Brust, Trizeps, Bizeps, Schultern und den Rücken und verhelfen dabei deinem ganzen Körper zu einer besseren Haltung – so kannst du gelassen und selbstsicher in den Frühling starten.

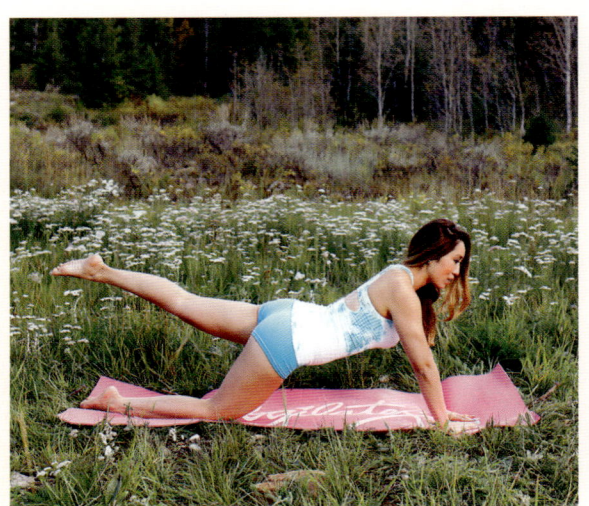 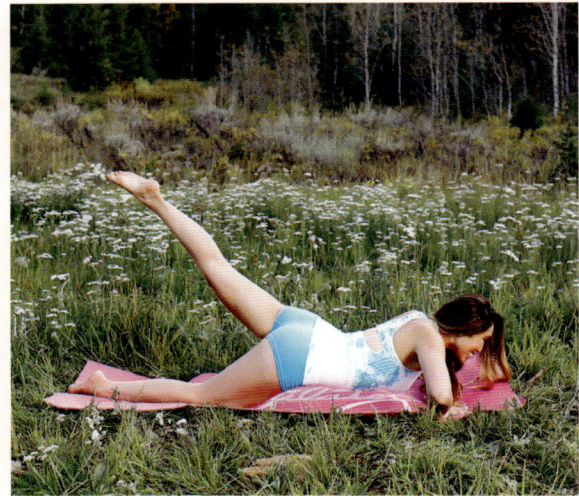

SINGLE-LEGGED TRIANGLE PUSH-UP 10 X PRO BEIN
ZIEL: BRUSTKORB, TRIZEPS

A Geh auf die Knie und Hände, forme dabei auf Brusthöhe mit den Händen ein Dreieck, sodass Daumen und Zeigefinger sich berühren. Der Rücken ist gerade wie ein schiefes Brett. Das linke Bein heben und nach hinten ausstrecken, bis es auf der Höhe des Rückens ist. Falls du Pilatesanfänger bist, kannst du beide Knie auf der Matte abstützen.

B Jetzt Liegestütze ausführen: Einatmen, dabei den Oberkörper so weit wie möglich senken, dann ausatmen und Oberkörper wieder heben.

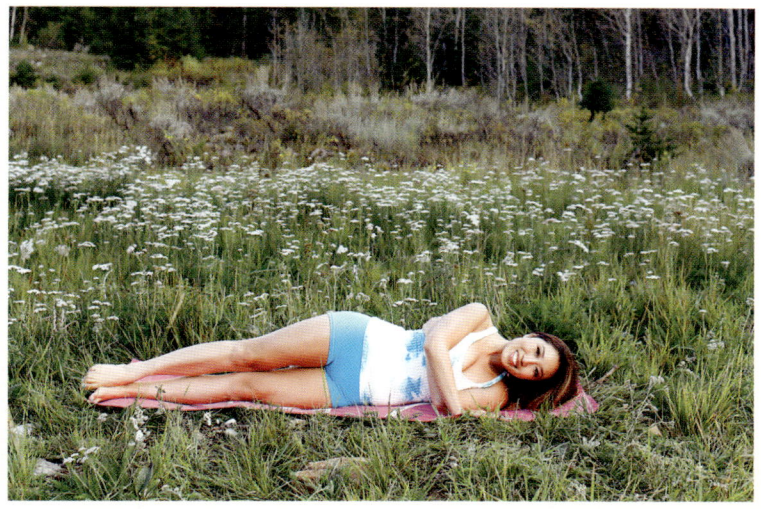

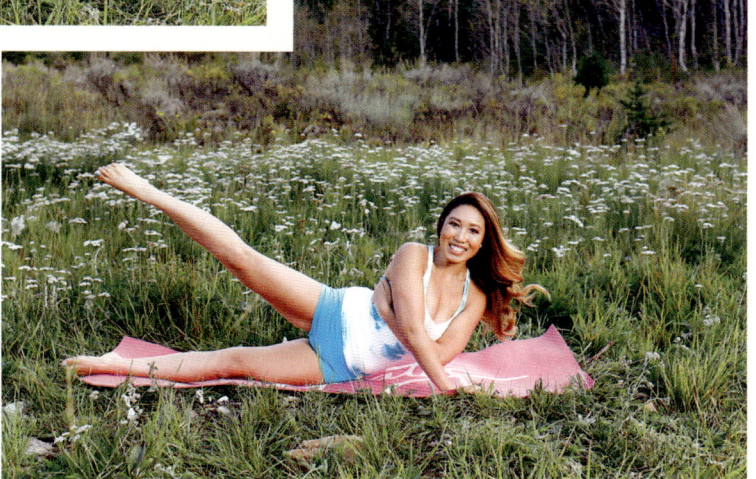

HUGGING SIDE SCISSOR 12 X PRO SEITE
ZIEL: TRIZEPS, BRUSTMUSKELN

A Ausgangsposition Seitenlage, die ganze Seite ruht auf der Matte, der obere Arm stützt dich vor dem Körper ab, Handfläche nach unten. Den unteren Arm um den oberen Brustkorb legen.

B Jetzt stütz dich mit aller Kraft auf die Handfläche, die am Boden aufliegt, und heb deinen Oberkörper von der Matte hoch. Strecke gleichzeitig das obere Bein weit nach oben, das Bein bleibt dabei lang und gestreckt. Dann Oberkörper und Bein senken und die Übung gleich wiederholen.

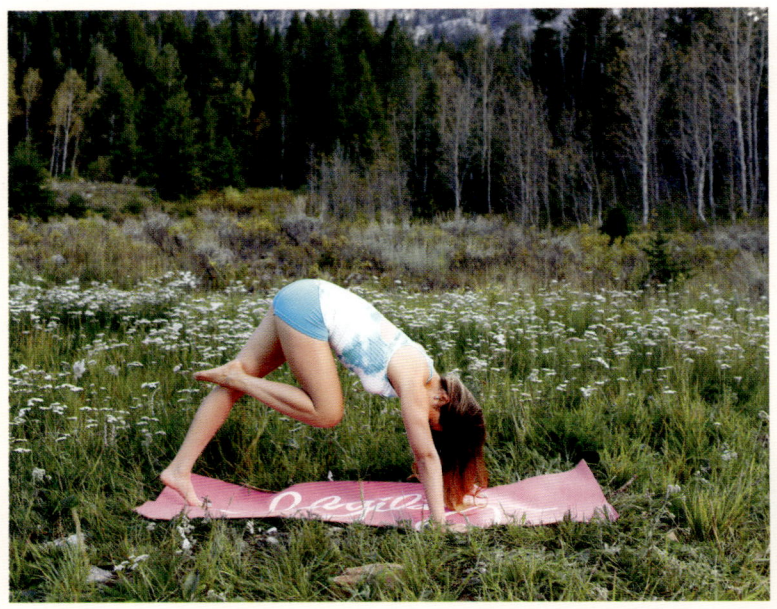

TUCKED SHOULDER PRESS
8 X PRO BEIN
ZIEL: SCHULTERN, KÖRPERMITTE

A Position nach unten schauender Hund: Die Fersen pressen in Richtung Boden, Handflächen liegen auf der Matte, Blick zu den Zehen, der Po zeigt zur Decke. Nun hebe ein Knie an und zieh es in Richtung Brust. Falls du Pilatesanfänger bist, kannst du auch beide Füße am Boden lassen.

B Jetzt die Arme beugen und strecken wie beim Liegestütz. Versuch, mit dem Kopf leicht die Matte zu berühren, und ziehe dabei das Knie so nah wie möglich zur Brust.

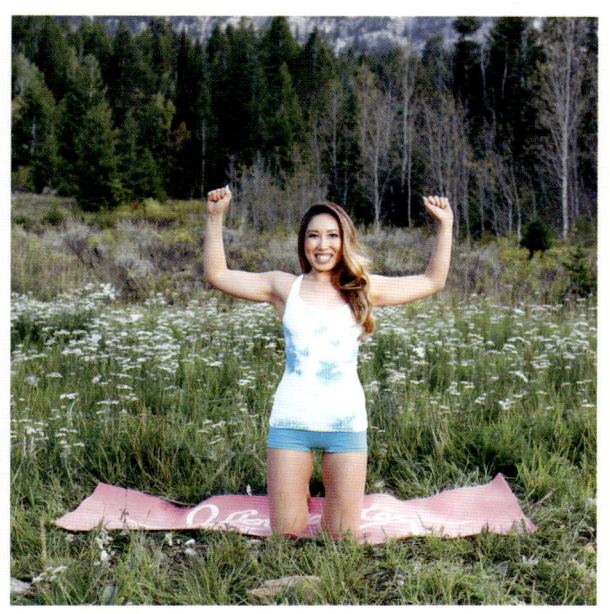

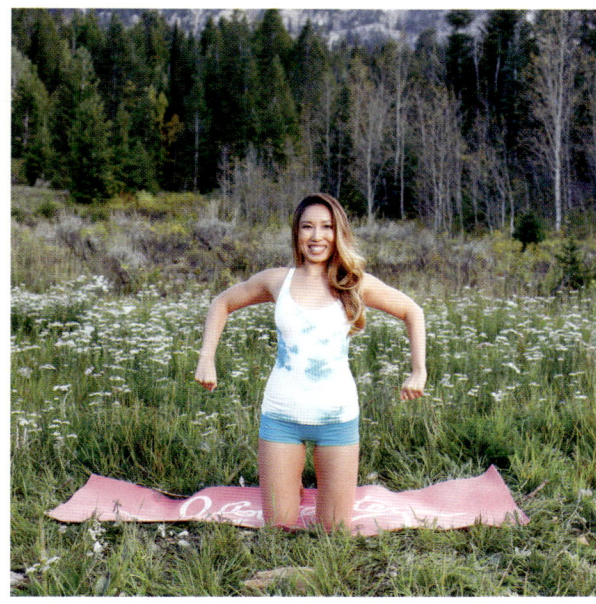

GOALPOST PUNCHER
20 X
ZIEL: OBERER RÜCKEN, SCHULTERN

A Geh in den Kniestand, die Arme seitwärts und im 90-Grad-Winkel nach oben gebeugt wie Torpfosten. Zieh die Schulterblätter nach hinten unten, als wolltest du da am Rücken etwas Kleines festhalten – etwa eine Kastanie.

B Die Ellbogen bleiben fest im 90-Grad-Winkel, während du die Oberarme so drehst, dass die Fäuste nach unten zeigen.

C Jetzt schön schwungvoll mit den Armen seitwärts boxen.

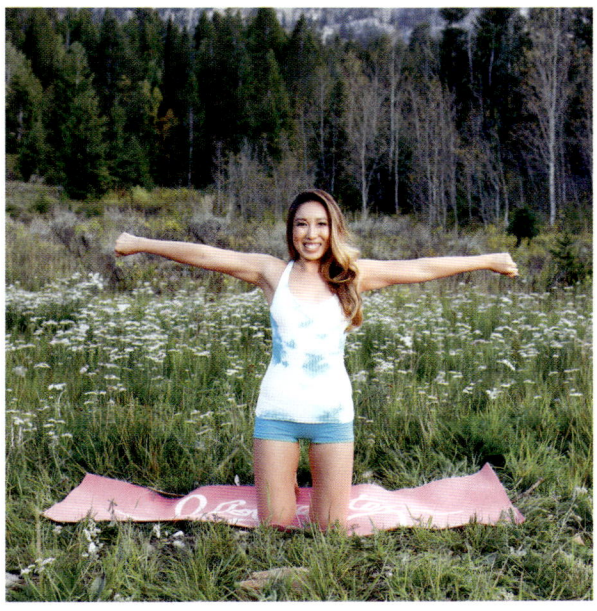

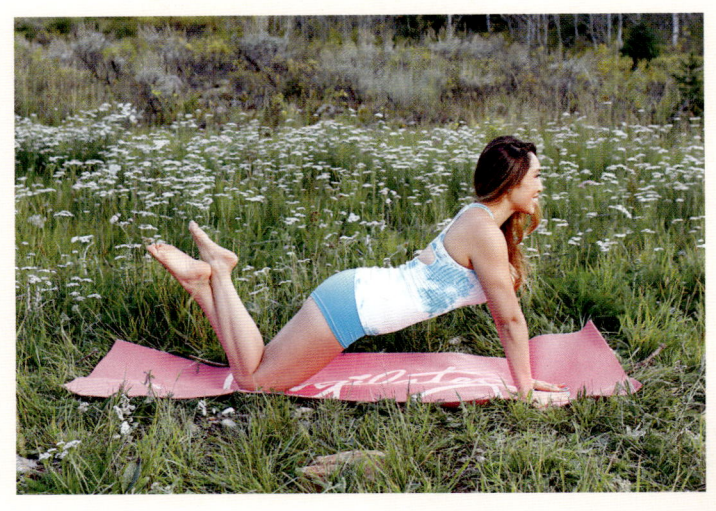

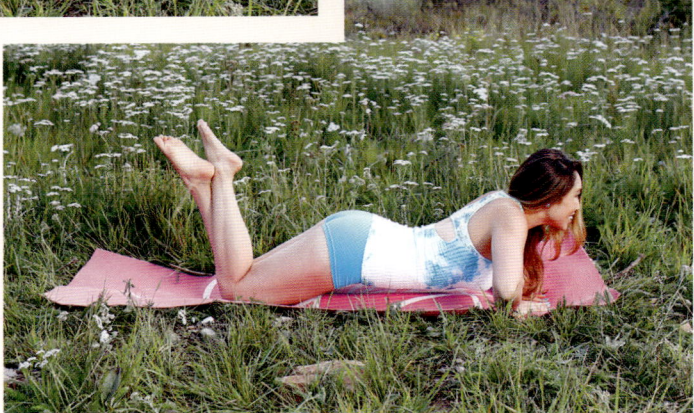

TRIZEPS PUSH-UP 12 X
ZIEL: TRIZEPS, BRUSTKORB

A Forme mit den Händen ein Dreieck, sodass Daumen und Zeigefinger sich berühren. Stütze dich auf Hände und Knie; Oberschenkel, Rücken und Schultern bilden eine Linie, die Füße sind an den Knöcheln gekreuzt.

B Jetzt Liegestütze machen: einatmen und Oberkörper in Richtung der Hände sinken lassen, soweit du kannst. Dann ausatmen, Oberkörper wieder heben, Arme strecken.

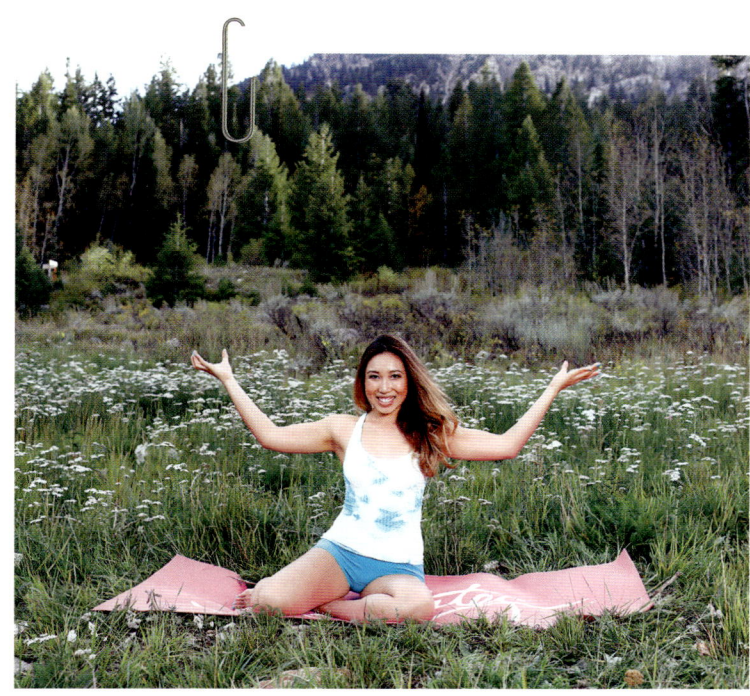

GOLFBALL JE 50 X VOR-WÄRTS UND RÜCKWÄRTS
ZIEL: SCHULTERN, BIZEPS, MENTALE KRAFT

A Setz dich mit überkreuzten Beinen hin oder in die Meerjungfrau-Position (beide Beine auf einer Seite eingeschlagen). Streck die Arme zur Seite aus, Ellbogen leicht gebeugt, Handflächen zeigen nach oben, als ob du in jeder Hand einen Golfball halten würdest.

B Jetzt mit den Armen 50 kleine Kreise vorwärts machen, die Handflächen zeigen dabei die ganze Zeit nach oben. Danach 50 Kreise rückwärts. Wenn du fortgeschritten bist, kannst du die Übung wiederholen, diesmal aber so tun, als ob du einen Volleyball in jeder Hand hieltest. Versuch, immer gleich schnell zu bleiben, und halte die Handflächen nach oben. Und nicht anhalten!

Tut dir alles weh?

Das ist ein Zeichen, dass du deine Muskulatur auf neue Art und Weise benutzt und sie es nicht gewohnt ist! Es schmerzt zwar, fühlt sich aber irgendwie auch gut an! Wenn du das Gefühl hast, bestimmte Muskelpartien brauchen eine Pause, dann mach einfach Übungen, die andere Muskelgruppen trainieren. Du kannst aber auch eine Trainingspause einlegen. Wichtig ist, dass du jetzt ganz viel Wasser trinkst, um deinen Körper gut mit Flüssigkeit zu versorgen. Ein heißes Bad wirkt Wunder bei schmerzenden Muskeln, sie werden dann schön durchblutet. Vergiss nicht, dich zu dehnen! Dann bist du schnell wieder topfit.

WORKOUT NR. 5: DEINE NEUE, SCHLANKE FRÜHLINGSFIGUR

Dieses äußerst intensive Rundum-Workout macht dich schlank: Es trainiert schräge, untere und obere Bauchmuskeln, Beinstrecker, Körpermitte sowie Po und Beine. Bei dem Burpee Kick kannst du alles geben – halte durch, diese Übung ist sehr anstrengend, aber sie lohnt sich! Schone dich nicht und du wirst schon bald merken, wie du dich veränderst – und du wirst den Anblick in deinem Spiegel lieben.

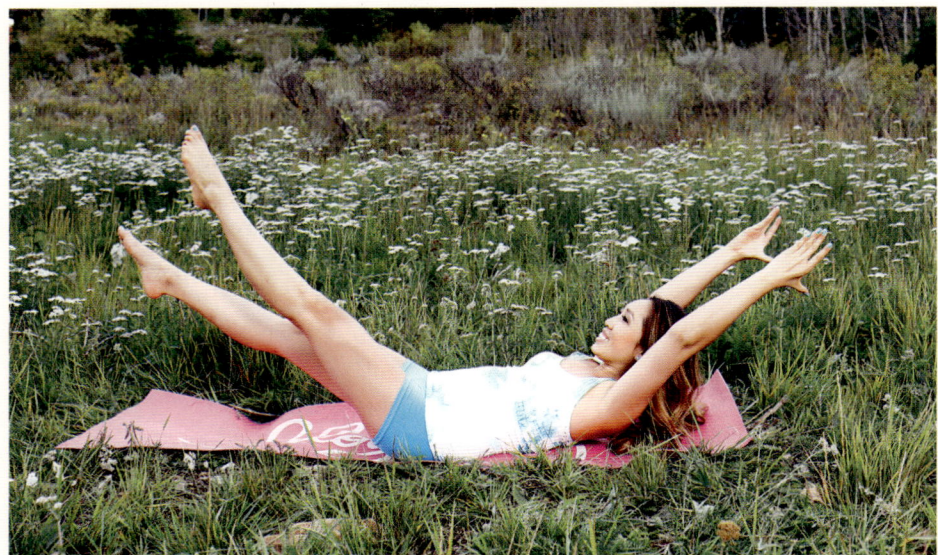

RUNAWAY ABS 20 X
ZIEL: KÖRPERMITTE

A Ausgangsposition Rückenlage. Strecke die Arme am Kopf entlang aus, dann hebe sowohl Arme, Kopf, Nacken, Schultern und Oberkörper als auch die hinteren Oberschenkel und Beine von der Matte in die Bootshaltung. Der untere Rücken liegt fest auf der Matte.

B Flattere nun abwechselnd mit den Beinen auf und ab, halte sie aber gestreckt. Die Muskeln rund um die Körpermitte sind angespannt, die Arme bleiben entlang der Ohren ausgestreckt.

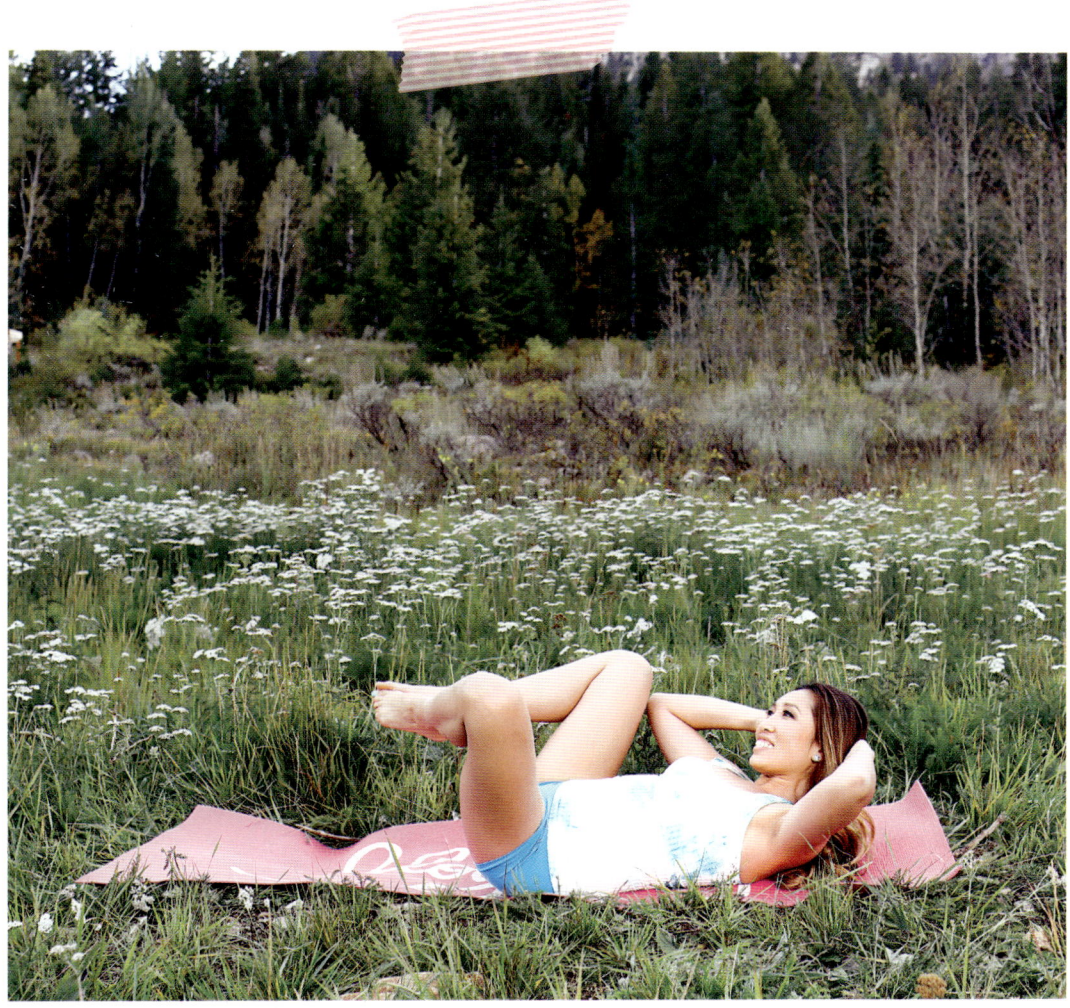

THE WIGGLE 20 X
ZIEL: SCHRÄGE BAUCHMUSKELN

A Die Hände sind im Nacken verschränkt, Ellbogen zeigen nach außen. Knie anwinkeln und ausdrehen, Zehen zusammenpressen. Oberkörper in die Pilateshaltung heben: Kopf, Nacken und Schultern sind angehoben, die Augen blicken nach vorne zu den Zehen.

B Nun den rechten Ellbogen zum rechten Knie führen, danach den linken Ellbogen zum linken Knie.

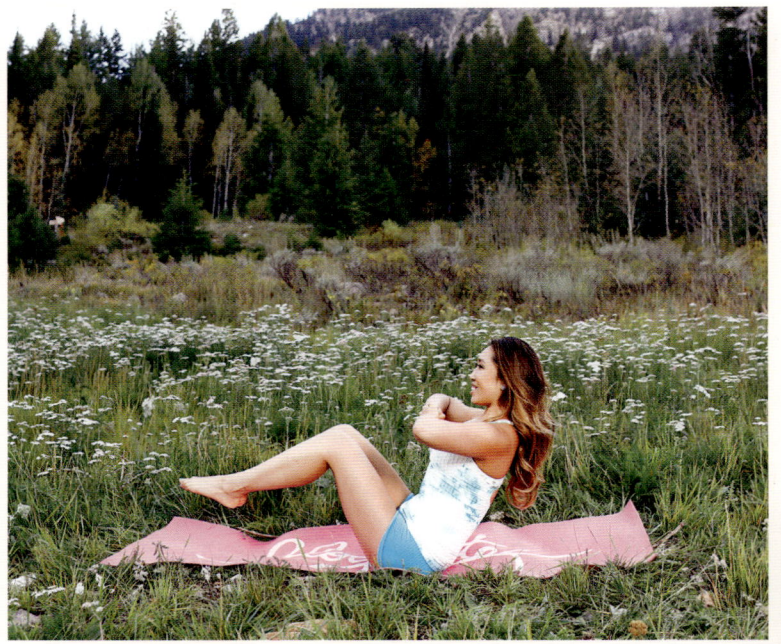

LEG-OUT 20 X
ZIEL: UNTERE BAUCHMUSKELN,
BEINSTRECKER

A Die Hände vor der Brust verschränken,
Ellbogen sind auf einer Höhe und zeigen
nach außen. Jetzt die Beine zum Körper
beugen, Knie und Füße zusammenpressen,
auf den Sitzhöckern balancieren, den Rücken
schön gerade halten, nach oben wachsen. Falls
du Pilatesanfänger bist, kannst du die Füße
noch auf der Matte lassen.

B Beim Ausatmen die Beine gerade
ausstrecken, Zehenspitzen gestreckt.
Einatmen, Knie beugen und Beine wieder zum
Körper zurückziehen. Am Anfang kannst du
die Übung nur mit einem Bein machen, der
Standbeinfuß ruht dabei auf der Matte.

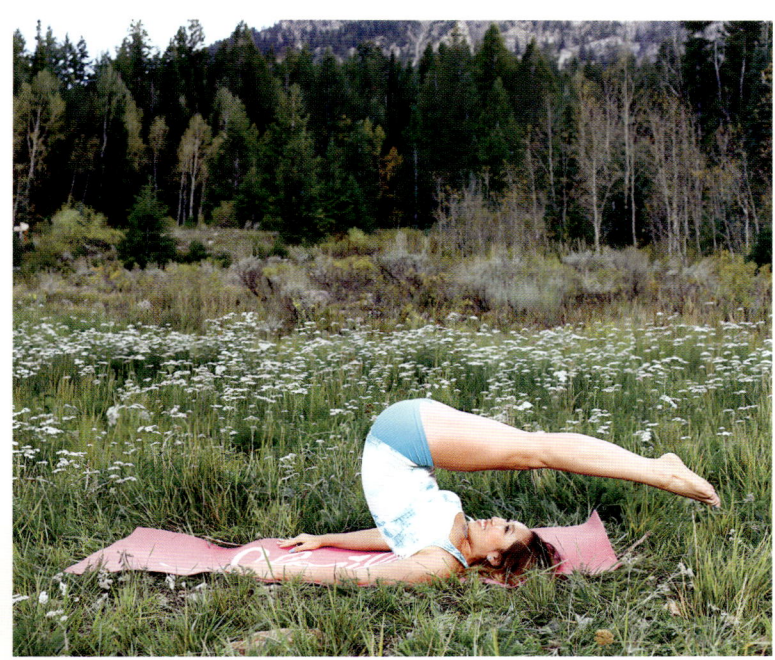

SQUATTING ROLLOVER 12 X
ZIEL: KÖRPERMITTE, POMUSKELN, BEINSTRECKER

A Liege mit dem Rücken flach auf der Matte, die Handflächen drücken in den Boden, die Fersen sind zusammengepresst. Spann die Bauchmuskeln an und hebe die Beine über den Kopf. Falls du Pilatesanfänger bist, kannst du mit den Händen deinen unteren Rücken abstützen, um in diese Rollover-Position zu kommen.

B Jetzt mit Schwung nach vorne rollen, die Füße auf Hüfthöhe auf den Boden setzen und in die Hocke kommen. Am Anfang reicht es, wenn du dich in eine sitzende Position rollst, sodass die Füße neben dem Körper sind, dann kannst du dich mit den Händen stützen und in die Hocke kommen.

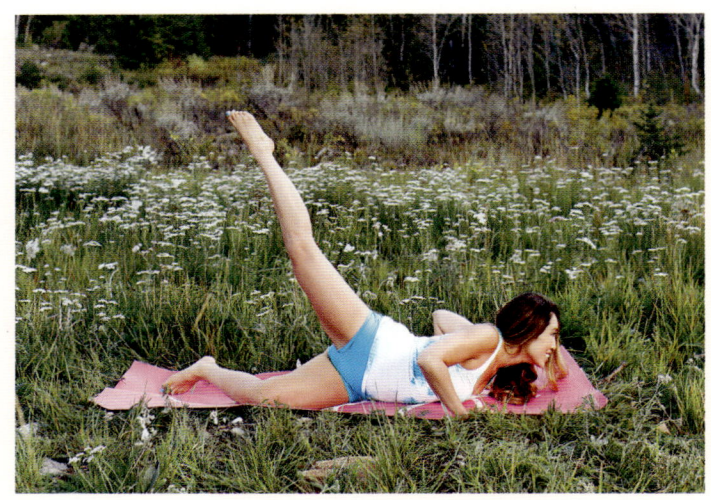

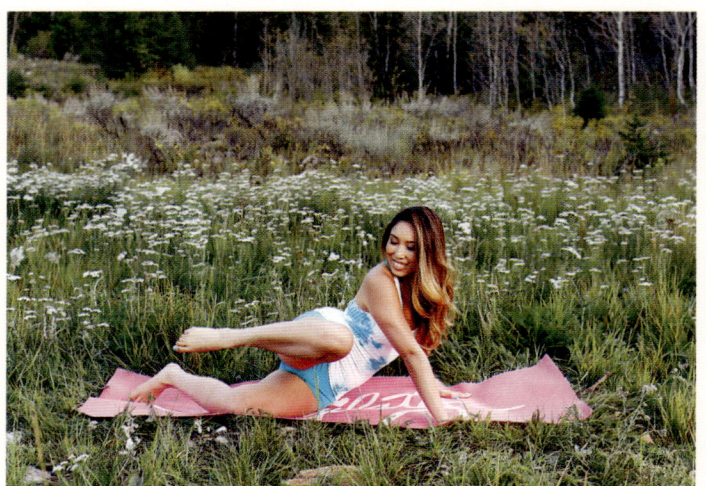

SADDLEBAG SHAVER 12 X PRO SEITE
ZIEL: TRIZEPS, BRUSTKORB, ÄUSSERE OBERSCHENKEL

A Ausgangsposition Bauchlage, die Hände auf Schulterhöhe, Ellbogen drücken an die Rippen, das linke Knie ist gebeugt und unter dir in die Matte gedrückt, das rechte Bein ganz weit nach oben ausgestreckt.

B Ausatmen und die Arme strecken, dabei das rechte Knie zum rechten Ellbogen führen. Einatmen und in die Ausgangsposition zurückkommen.

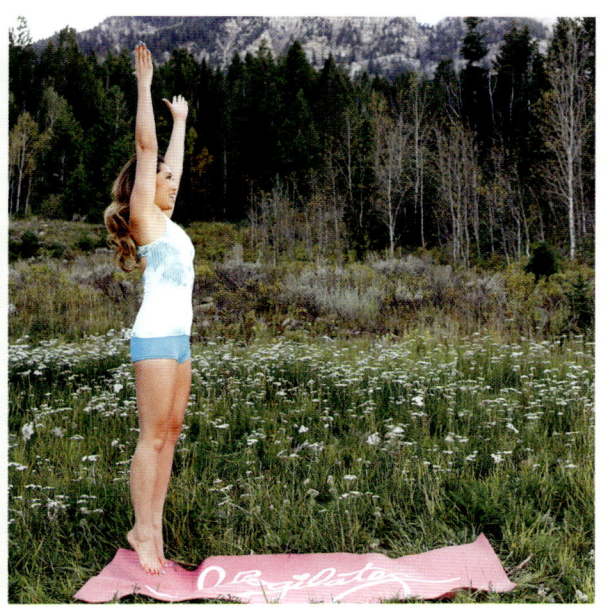

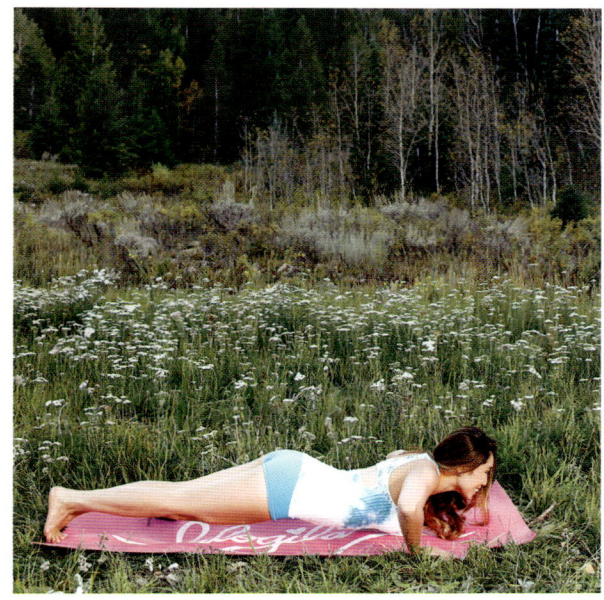

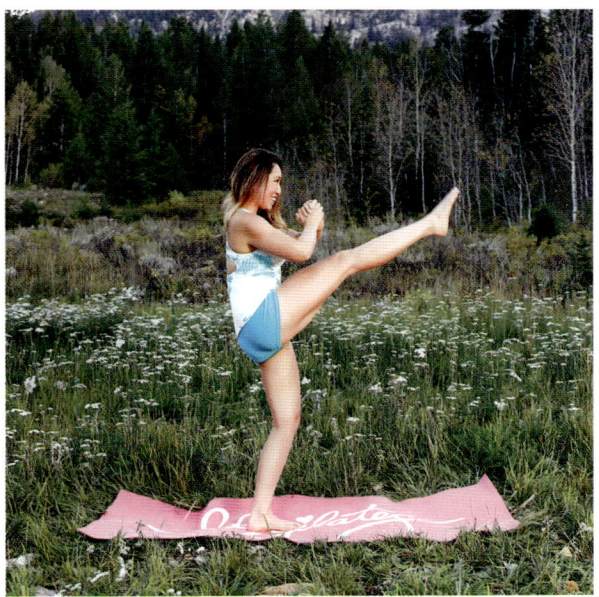

BURPEE KICK 15 X
ZIEL: GANZER KÖRPER,
CARDIO

A Steh gerade am Ende deiner Matte, jetzt kommt der Burpee: Einmal hochspringen, dann Hände vorne auf die Matte und ins schiefe Brett springen, die Hände sind genau unter den Schultern, die Beine gestreckt. Der untere Rücken ist flach, die Hüften dürfen nicht absinken. Jetzt einen Liegestütz machen, dann im Sprung die Füße möglichst nah nach vorne zu den Händen bringen und wieder in den Stand hochspringen.

B Das rechte Bein so kraftvoll du kannst in die Luft kicken. Dann ein Kick mit dem linken Bein und die ganze Übung wiederholen!

Post von Cassey

Dir gefällt dein Spiegelbild nicht?

Du schaust dich im Spiegel an und denkst: »Was ist das denn für eine Speckrolle, die aus der Hose quillt? Die Jeans hat mir doch früher gepasst! Hilfe – wo sind meine Bauchmuskeln? Wie furchtbar. Meine Arme sehen auch schwabbelig aus. Und mein Gesicht sieht aufgedunsen aus. Ich fühle mich so **hässlich**. Wie konnte es so weit kommen? Ich bin fett. Ich hasse mich selbst. Ich hasse mein Leben!«

Stopp! Das ist der erste Schritt. Du musst aufhören, dich für deinen Körper zu schämen und alles, was mit **Fett** zu tun hat, negativ zu sehen. Ob dein Körper dünn ist oder nicht, darf nichts mit deinem Selbstwertgefühl zu tun haben. Hör auf, dich selbst zu quälen und zu beleidigen.

Hör zu.

Mir ging es auch mal so. Glaube mir. Nur weil man Fitnesstrainer ist, ist man noch lange nicht davor gefeit zuzunehmen, sich wie aufgedunsen zu fühlen und völlig motivationslos zu sein. Auch ich habe mich im Spiegel betrachtet mit einem so kritischen Blick, dass ich nur noch die Schwachstellen sehen konnte. Wir müssen aufhören, uns dauernd zu beurteilen, und lernen, uns selbst wertzuschätzen und zu lieben. Wer seinen Körper nicht mag, kann ihm keinerlei Leistungen abverlangen. Aber wer seinen Körper mag, dem wird es gelingen, positive Reaktionen zu bewirken.

Es ist wichtig, dass du dir dessen bewusst wirst, dass du nicht jeden Tag Erfolgserlebnisse haben kannst. Es kann sogar sein, dass du eine ganze Woche lang Workouts für einen straffen Po machst und ein strenges Diätprogramm einhältst, aber am Freitag auf der

Waage feststellst, dass du 2 Kilo mehr wiegst als vorher. Und es sind vielleicht noch nicht einmal die neuen Muskeln, die für die 2 Kilo verantwortlich sind, leider.

So ist das Leben.

Meist ist der Körper vorhersehbar, aber manchmal ist er unvorhersehbar. Ja, es ist wahnsinnig frustrierend, wenn man nicht gleich Ergebnisse sehen kann, trotz all der Plackerei, aber denk daran: Wenn du weitermachst und dich auf deine Ziele konzentrierst, wirst du schließlich die **Veränderungen** an deinem Körper **sehen** können. Es passiert Schritt für Schritt.

Aber du musst dir gegenüber ehrlich sein. Nicht heimlich Junkfood futtern und dich dann beschweren, dass du keinen Fortschritt erkennen kannst. Sich ewig sorgen und nichts tun führt zu nichts.

Wenn dein Wunsch, deinen Körper in einen Idealzustand zu bringen und deine Lebensträume zu erfüllen, wirklich von Herzen kommt, musst du dir aber auch eine faire Chance einräumen. Gib

110 Prozent. Schreib auf, was du isst, erstelle Wochenpläne für deine Workouts und mach sie mit vollem Eifer, entferne alle verlockenden Naschereien aus deinem Haus. Schaffe dir eine Umgebung, die dir hilft, deine Ziele zu erreichen.

Wenn du diese Tipps befolgst, verspreche ich dir, dass du eine bisher nie gekannte Kontrolle über deinen Körper und dein Wohlbefinden genießen wirst. **Du bist kein Opfer der Umstände. Du hast nicht zu wenig Zeit. Du kontrollierst dein Essen, nicht umgekehrt.**

Du allein entscheidest, wie du dich fühlen möchtest und wie du aussiehst. Dieses Gefühl der Stärke zu haben bedeutet, dass du eine ganz andere, selbstsichere Ausstrahlung bekommen wirst, kein Zweifel!

Denk daran: Liebe deinen Körper bei jedem einzelnen Schritt auf deinem Weg.

♡ Deine Cassey

FRÜHLINGSGERICHTE

Jetzt kommen wir zu dem, was wir im Frühling essen wollen! Im März, April und Mai regnet es viel, die Erde bekommt die Feuchtigkeit, die sie braucht, um reichlich Früchte und Gemüse für die Ernte zu produzieren. Die folgenden Rezepte nutzen genau solche saisonalen Obst- und Gemüsesorten. Der Bohnensalat mit Mango-Avocado-Salsa (Seite 83) kombiniert zum Beispiel die im Frühling geerntete Mango mit Avocado – das schmeckt nach frischem Frühling. Die frischen Kirschen im Zitronen-Kirsch-Quinoa (Seite 82) geben der Quinoa eine angenehm süß-saure Note, die perfekt zu den ersten warmen Sonnenstrahlen passt. Denk daran: Du kannst wunderbar experimentieren, indem du altbekannte Gerichte mit neuen, saisonal verfügbaren Zutaten aufpeppst.

DIE EINKAUFSLISTE FÜR DEN FRÜHLING

Gemüse
Artischocken
Blattkohl
Blumenkohl
Brokkoli
Brunnenkresse
Endivie
Erbsen
Fenchel
grüne Bohnen
Kopfsalat
Prinzessbohnen

Radicchio
Rhabarber
roter Eichblatt-
salat
Rucola
Schnittlauch
Spargel
Spinat
Yambohne
Zuckerschoten

Obst
Ananas
Aprikosen
Erdbeeren
Grapefruit
Limonen
Mangos
Orangen

Sriracha-Frittata

ZUTATEN

1 Teelöffel Olivenöl

½ rote Paprika, entkernt und in dünne Streifen geschnitten

¼ Zwiebel, in dünne Streifen geschnitten

2 grüne Spargelstangen, in etwa 5 mm dicke Streifen geschnitten

4 große Eiweiß

100 g gehackter frischer Spinat (oder Babyspinatblätter)

2 Teelöffel Sriracha oder ähnliche scharfe Sauce

ZUBEREITUNG

Ofen auf 190 °C vorheizen.

Erhitze das Olivenöl in einer ofenfesten Pfanne auf mittlerer Stufe. Rote Paprika und Zwiebel etwa 5 Minuten lang anbraten; Spargel dazugeben, noch mal 3 Minuten braten.

Mit dem Schneebesen Eiweiß, Spinat und Sriracha verquirlen.

Die Eiermischung über das Gemüse in der Pfanne gießen, alles gleichmäßig verteilen. Stocken lassen, bis das Ei am Rand fest wird, in der Mitte aber noch flüssig ist.

Die Pfanne für 10–12 Minuten in den Ofen stellen, bis die Frittata leicht gebräunt und fest ist. In Stücke schneiden und servieren.

149 Kalorien, 5 g Fett, 13 g Kohlehydrate, 21 g Protein, 8 g Zucker

FÜR 1 PORTION

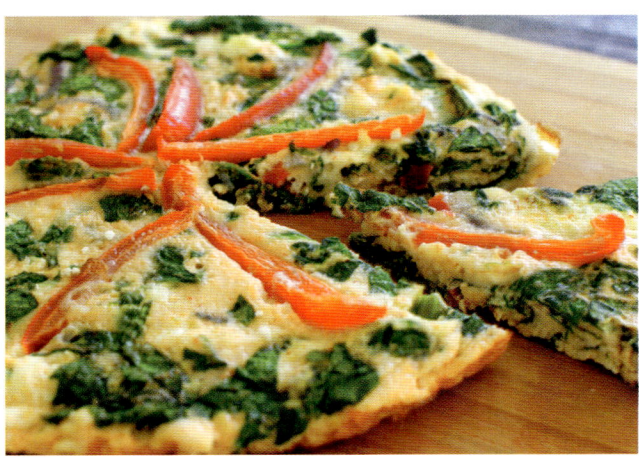

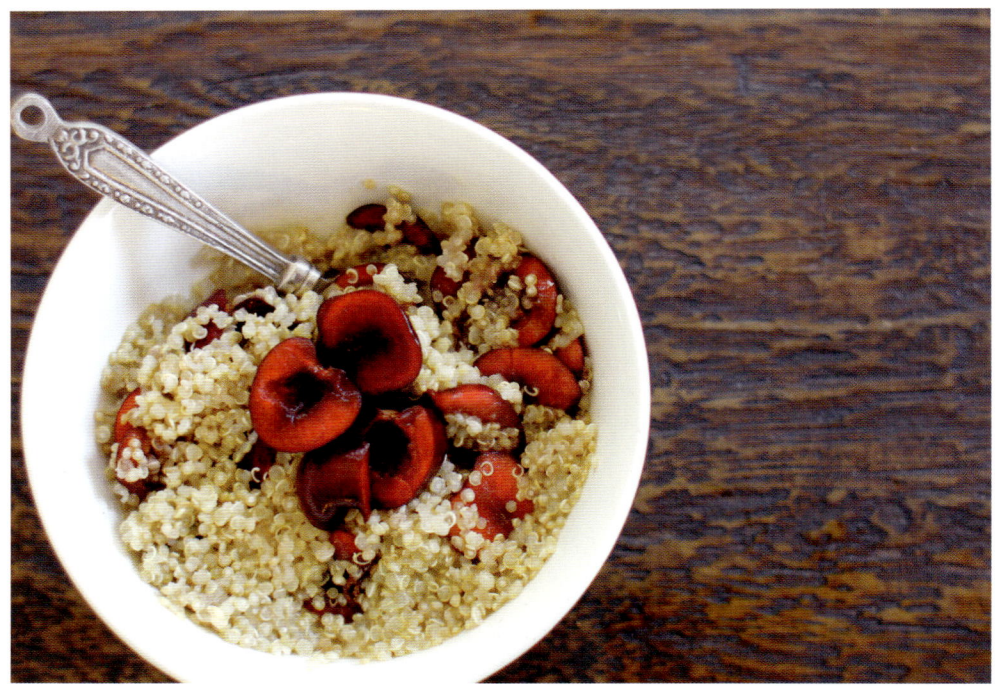

Zitronen-Kirsch-Quinoa

ZUTATEN

50 g Quinoa

60 ml ungesüßte
    Mandelmilch

120 ml Wasser

6 gehackte Walnüsse

¼ Teelöffel geriebene
    Zitronenschale

1 Prise Zimtpulver

50 g entsteinte,
    halbierte Kirschen

ZUBEREITUNG

Verrühre Quinoa, Mandelmilch und Wasser in einem
mittelgroßen Topf und bringe die Mischung zum Kochen.
Herd auf mittlere Temperatur stellen, Deckel auf den
Topf und etwa 10 Minuten köcheln lassen, bis die Quinoa
locker ist und die Flüssigkeit fast vollständig aufgesogen
wurde. Mit einer Gabel auflockern.

Walnüsse, Zitronenschale, Zimt und Kirschen unterrühren
und servieren.

298 Kalorien, 11 g Fett, 42 g Kohlehydrate, 9 g Protein,
11 g Zucker

FÜR 1 PORTION

Bohnensalat im Glas
mit Mango-Avocado-Salsa

ZUTATEN

100 g Quinoa, gekocht

60 g schwarze Bohnen aus der Dose, gespült und abgetropft

¼ Teelöffel gemahlener Kreuzkümmel

½ Esslöffel frisch gepresster Zitronensaft

Salz und Pfeffer zum Abschmecken

MANGO-AVOCADO-SALSA:

½ Mango, in Würfel geschnitten

¼ Avocado, in Würfel geschnitten

½ Esslöffel frisch gepresster Limettensaft

2 Esslöffel rote Zwiebel, fein gehackt

1 Esslöffel gehackter Koriander

½ rote Paprika, entkernt und klein geschnitten

80 g Rucola, grob geschnitten

ZUBEREITUNG

Nimm ein leeres Einweckglas (etwa 500 ml) und fülle es mit Quinoa, Bohnen, Kreuzkümmel und dem Zitronensaft. Salz und Pfeffer nicht vergessen. Dreh den Deckel auf das Glas und schüttele es.

Für die Sauce: Mango, Avocado, Limettensaft, rote Zwiebel und Koriander vermischen.

Die Salsa auf den Quinoasalat geben, mit roter Paprika und Rucola bedecken. Servieren.

379 Kalorien, 10 g Fett, 67 g Kohlehydrate, 12 g Protein, 18 g Zucker

FÜR 1 PORTION

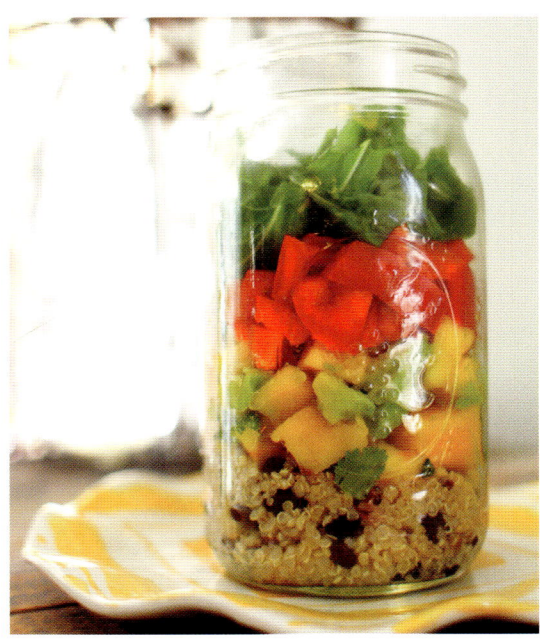

Gemüse-Burger

ZUTATEN

2–3 Esslöffel Panko-Paniermehl (oder normales Paniermehl)

½ Knoblauchzehe, fein gehackt

120 g schwarze Bohnen, gespült und abgetropft

40 g rote Paprika, gewürfelt

1 Prise Chilipulver

½ Teelöffel Kreuzkümmel, gemahlen

Salz und Pfeffer zum Abschmecken

1 Esslöffel gehackter frischer Koriander

2 Teelöffel frisch gepresster Limettensaft

1 Teelöffel Olivenöl

1 Vollkornbrötchen, getoastet

Als Belag: Salatblätter, Tomatenscheiben, fettarmer Naturjoghurt, Senf

ZUBEREITUNG

Paniermehl, Knoblauch, Bohnen, Paprika, Chilipulver, Kreuzkümmel, Salz und Pfeffer sowie Koriander und Limettensaft in einer Küchenmaschine gut durchrühren.

Aus der Mischung eine flache Frikadelle formen.

Olivenöl in einer mittelgroßen beschichteten Pfanne bei mittlerer Temperatur erhitzen. Die Frikadelle auf beiden Seiten etwa 3–4 Minuten anbraten, bis sie schön braun ist.

Die Frikadelle auf die untere Hälfte des Brötchens legen und nach Wunsch belegen. Zuletzt kommt noch die obere Brötchenhälfte drauf.

284 Kalorien, 7 g Fett, 46 g Kohlehydrate, 13 g Protein, 5 g Zucker

FÜR 1 PORTION

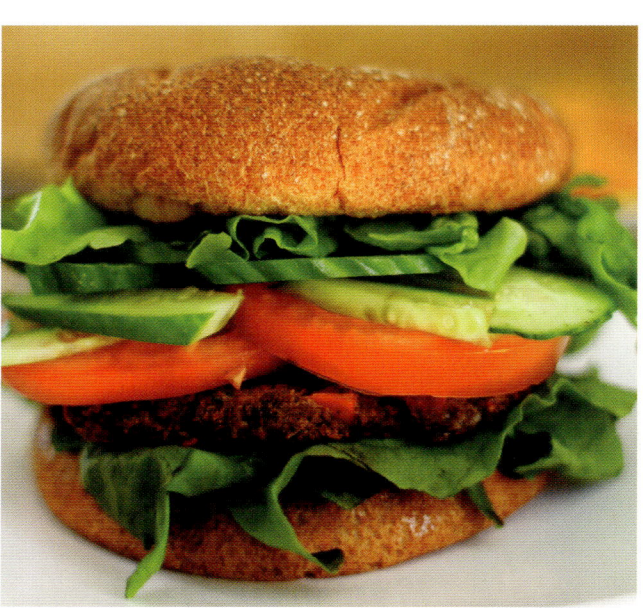

Tofu-Pfanne

ZUTATEN

1 Esslöffel natriumarme Soja- oder Tamarisauce

½ Teelöffel geröstetes Sesamöl

1 Esslöffel Wasser

100 g fester Tofu, in Würfel geschnitten

40 g Champignons, in Scheiben geschnitten

¼ große rote Paprika, entkernt und in Streifen geschnitten

180 g Brokkoliröschen, zerteilt

75 g Zuckerschoten, geputzt

½ Esslöffel fettarme Erdnussbutter

200 g frischer Spinat, klein geschnitten

100 g gekochter Naturreis oder Quinoa

ZUBEREITUNG

Gib Sojasauce, Sesamöl und Wasser in eine beschichtete Pfanne und verrühre die Mischung bei mittlerer Hitze. Den Tofu etwa 2 Minuten darin garen. Die Pilze hinzufügen, Temperatur etwas höher stellen. 5 Minuten kochen, dabei ab und an rühren.

Jetzt die rote Paprika hinzufügen, weitere 3 Minuten kochen. Anschließend kommen Brokkoli, Zuckerschoten und Erdnussbutter dazu, wieder 2 Minuten köcheln. Zu guter Letzt den Spinat hinzufügen und dünsten, bis er zusammenfällt, also etwa 1 Minute.

Dazu Naturreis oder Quinoa servieren.

253 Kalorien, 10 g Fett, 30 g Kohlehydrate, 18 g Protein, 5,5 g Zucker

FÜR 1 PORTION

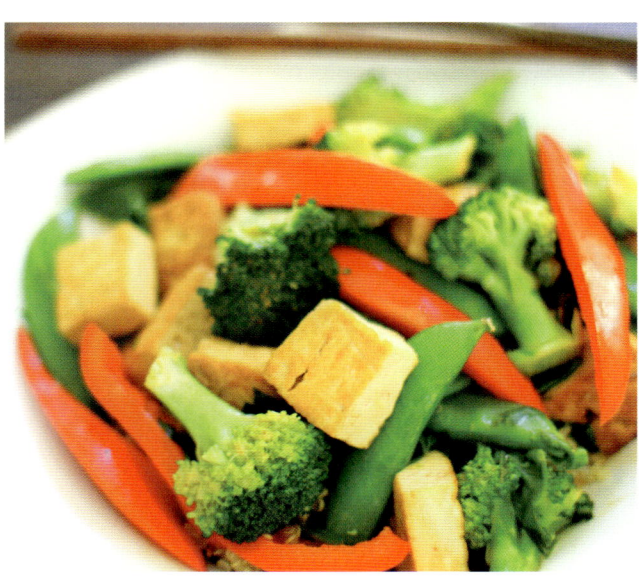

Parmesan-Hähnchen

ZUTATEN

- 1 Hähnchenbrust (etwa 120 g)
- ½ Esslöffel Senf
- 1 Prise Oregano, gemahlen
- 1–2 Esslöffel geriebener Parmesan
- Olivenöl
- 120 ml Marinara-Sauce, natriumarm
- 300 g klein geschnittenes Gemüse deiner Wahl (Brokkoliröschen, Zucchini, gelber Kürbis, rote Paprika)

ZUBEREITUNG

Ofen auf 200 °C vorheizen.

Das Fleisch mit Senf einreiben, mit Oregano würzen. Anschließend in Parmesan wenden.

Eine beschichtete Pfanne ganz leicht mit Olivenöl benetzen, dann bei mittlerer Hitze das Hähnchen etwa 2–3 Minuten auf jeder Seite anbraten, bis es braun wird.

In einer Schüssel die Marinara-Sauce und das Gemüse vermengen, dann in eine mittelgroße gläserne Auflaufform geben. Nun das Hähnchen obendrauf legen und alles für 15–20 Minuten in den Backofen stellen, bis das Gemüse gar, aber bissfest ist.

312 Kalorien, 12 g Fett, 17 g Kohlehydrate, 34 g Protein, 9 g Zucker

FÜR 1 PORTION

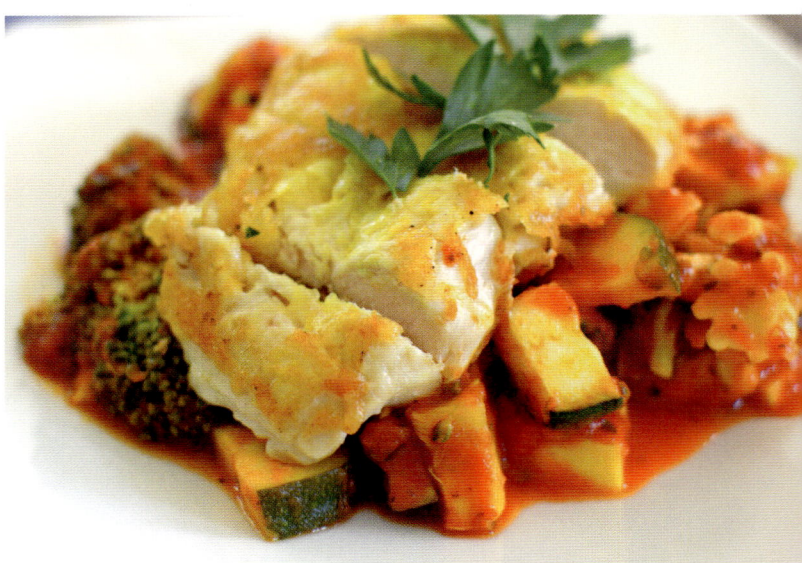

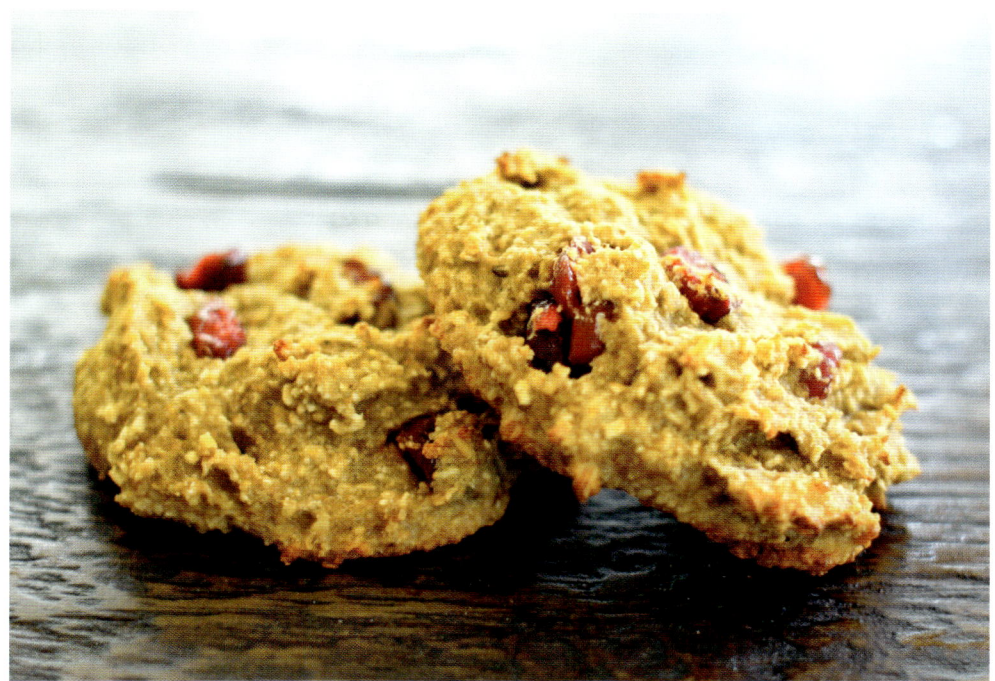

Orangen-Cranberry-Haferflocken-Kekse

ZUTATEN

Sonnenblumenöl

40 g kernige
    Haferflocken

1 mittelgroße Banane

1 Teelöffel
    Orangenschale,
    gerieben

15 g Cranberrys,
    getrocknet

ZUBEREITUNG

Ofen auf 180 °C vorheizen. Ein Kuchenblech ganz leicht mit Öl einfetten.

Haferflocken, Banane und Orangenschale in einen Mixer geben und rühren, bis alles gut vermischt ist. In eine Schüssel geben und die Cranberrys vorsichtig per Hand unterrühren.

Aus dem Teig zwei Kekse formen und auf das Backblech legen. 15 Minuten backen, bis die Kekse schön hellbraun und fest sind.

Pro Keks: 273 Kalorien, 3 g Fett, 59 g Kohlehydrate, 6 g Protein, 19 g Zucker

FÜR 2 KEKSE

Frühlingsshake

ZUTATEN

1 gefrorene Banane

200 g frischer Spinat, grob gehackt

½ Esslöffel Agavendicksaft

⅛ Teelöffel Pfefferminzextrakt

80 ml Wasser oder Kokoswasser

60 g Eis, zerhackt

1 Esslöffel dunkle Schokolade, geraspelt (optional)

ZUBEREITUNG

Gib die Banane, Spinat, Agavendicksaft, Minze, Wasser und Eis in einen Küchenmixer und püriere, bis alles glatt ist.

Schütte deinen Drink in ein großes Glas. Wenn du magst, kannst du Schokoladenraspel darüberstreuen.

182 Kalorien, 4 g Fett, 40 g Kohlehydrate, 3 g Protein, 26 g Zucker

FÜR 1 PORTION

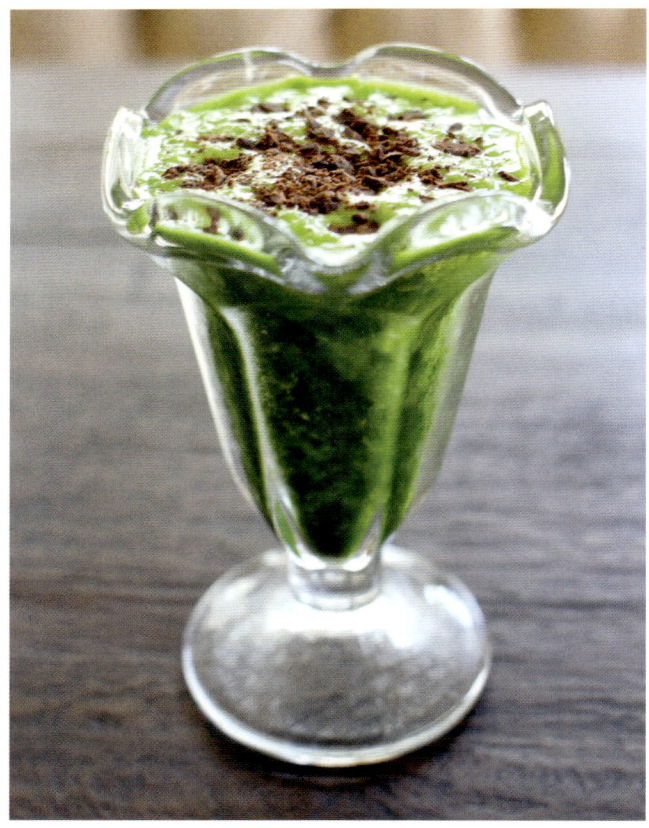

Piña-Colada-Protein-Smoothie

ZUTATEN

140 g gewürfelte, gefrorene Ananas

220 ml Kokoswasser

½ gefrorene Banane

1 Esslöffel Proteinpulver

120 g Eis, zerhackt

ZUBEREITUNG

Alle Zutaten im Küchenmixer zu einem cremigen Smoothie pürieren. In ein großes Glas gießen – Prost!

172 Kalorien, 0,8 g Fett, 38 g Kohlehydrate, 6 g Protein, 31 g Zucker

FÜR 1 PORTION

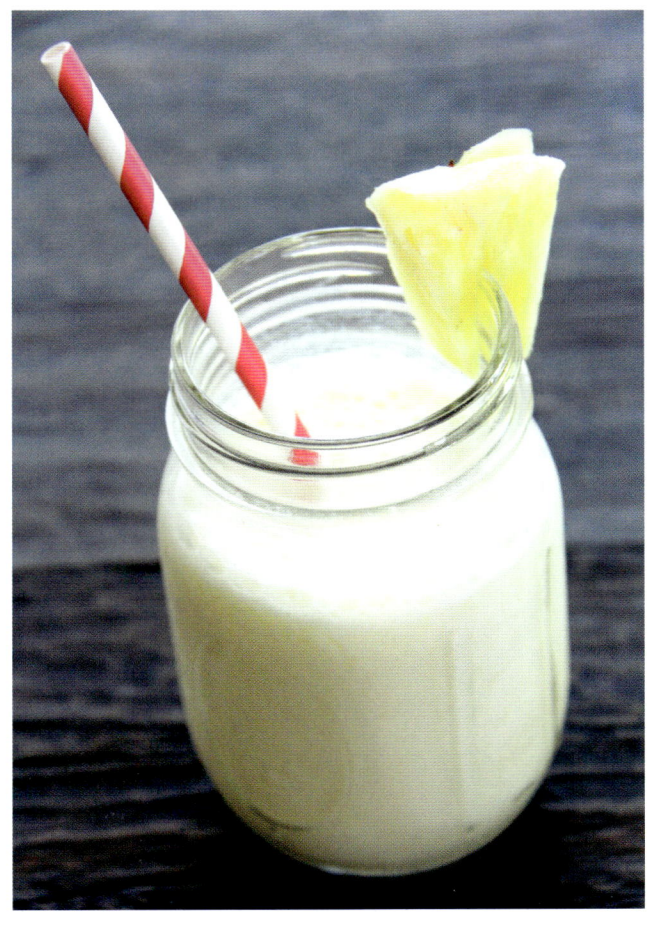

Dein Essensplan für den Frühling

MONTAG	DIENSTAG	MITTWOCH	DONNERSTAG
Morgens 1 Scheibe Vollkorntoast, darauf ¼ Avocado als Aufstrich sowie Rührei aus 4 Eiweiß	**Morgens** Sriracha-Frittata (Seite 81)	**Morgens** Haferflocken mit Beeren: 80 g gekochte Haferflocken mit 100 g in Scheiben geschnittenen Erdbeeren verrühren, dazu 1 Teelöffel Agavendicksaft	**Morgens** Zitronen-Kirsch-Quinoa (Seite 82)
Snack Frische Tacos (Seite 29)	**Snack** 1 reifer Pfirsich, 10 Mandeln		**Snack** 150 g Ananaswürfel, 8 Cashewnüsse
Mittags Pute-Hummus-Wrap: Wickele 120 g Putengeschnetzeltes, 2 Tomatenscheiben und 100 g gemischten Salat in eine Vollkornweizentortilla, auf die du vorher 1 großen Löffel Hummus streichst.	**Mittags** Bohnensalat im Glas mit Mango-Avocado-Salsa (Seite 83)	**Snack** Frühlingsshake (Seite 88)	**Mittags** Gemüse-Burger (Seite 84)
	Snack Fettarmer Naturjoghurt (1,5 %)	**Mittags** Hähnchensalat: etwa 400 g gemischtes Gemüse oder Blattsalate (Tomatenwürfel, Gurke, Brokkoli, Paprika) mit 120 g gegarten Hähnchenbruststückchen mischen, dazu eine Vinaigrette aus 1 Esslöffel Balsamico, 1 Esslöffel Olivenöl sowie ½ Esslöffel Zitronensaft anrühren.	**Snack** Frische Tacos (Seite 29)
Snack 2 frische Aprikosen, 10 Mandeln	**Abends** Fajitas: 120 g Hähnchenbrust, gewürfelt, mit ½ gelben und ½ roten Paprika in Streifen, Zwiebelringen, 1 gewürfelten Tomate, 1 fein gehackten Knoblauchzehe sowie einer Prise Chili und Kreuzkümmel anbraten und auf einer Vollkorntortilla servieren.		**Abends** Tofu-Pfanne (Seite 85)
Abends Tofu-Pfanne (Seite 85)		**Snack** 2 Mini-Salatgurken in Scheiben geschnitten mit 2 Esslöffel Hummus	
		Abends Parmesan-Hähnchen (Seite 86)	

Für manche Rezepte schlage bitte auf der angegebenen Seite nach, die anderen Gerichte kannst du blitzschnell selbst zubereiten!

FREITAG	SAMSTAG	SONNTAG
Morgens Fettarmer Naturjoghurt (1,5 %) mit 150 g gemischten Beeren	**Morgens** Rührei mit Spinat: Rührei aus 4 Eiweiß mit 100 g frischem Spinat und 1 Esslöffel geriebenem Parmesan. Dazu 1 Scheibe Vollkorntoast.	**Morgens** 80 g gekochte Haferflocken, 1 Apfel
Snack 1 großes hartgekochtes Ei, ¼ Avocado	**Snack** Orangen-Cranberry-Haferflocken-Kekse (Seite 87)	**Snack** Fettarmer Naturjoghurt (1,5 %)
Mittags Hähnchensalat: etwa 400 g gemischtes Gemüse oder Blattsalate (Tomatenwürfel, Gurke, Brokkoli, Paprika) mit 120 g zuvor gegarter Hähnchenbrust in Würfeln mischen, dazu eine Vinaigrette aus 1 Esslöffel Balsamico, 1 Esslöffel Olivenöl sowie ½ Esslöffel Zitronensaft anrühren.	**Mittags** Bohnensalat im Glas mit Mango-Avocado-Salsa (Seite 83)	**Mittags** Mexi-Quinoa-Salat: 100 g gekochte Quinoa, 60 g schwarze Bohnen aus der Dose, 200 g Spinat, grob gehackt, 120 g Pico de Gallo (Tomaten-Zwiebel-Chili-Sauce)
Snack Pina-Colada-Protein-Smoothie (Seite 89)	**Snack** 1 Apfel, 1 Esslöffel Mandelmus	**Snack** 10 Karottensticks, 30 g Hummus
Abends Fajitas: 120 g Hähnchenbrust, gewürfelt, mit ½ gelben und ½ roten Paprika in Streifen, Zwiebelringen, 1 gewürfelten Tomate, 1 fein gehackten Knoblauchzehe sowie einer Prise Chili und Kreuzkümmel anbraten und auf einer Vollkorntortilla servieren.	**Abends** Proteinteller: 120 g Geflügel (Pute oder Hähnchen), mit 6 Stangen grünem Spargel, 200 g zerkleinertem Spinat, 90 g Brokkoliröschen und 1 Esslöffel Balsamico anbraten.	**Abends** Allergrünstes Hähnchen: 1 gegrillte Hähnchenbrust (120 g), dazu 1 gehackte reife Tomate, 4 Stangen gedünsteter grüner Spargel und 50 g gedünstete Zucchinistückchen. Das Ganze mit 1 Esslöffel frischem gehacktem Basilikum und 2 Teelöffeln Balsamico sowie ¼ gewürfelte Avocado mischen.

Post von Cassey

Wie du dich motivieren kannst

Manchmal fühlt man sich einfach nicht danach. Dann ist es schwer, sich aus dem Bett oder vom Stuhl aufzuraffen, weil man denkt »**Wozu eigentlich die Mühe?**«

Es ist schwierig, wieder in die Gänge zu kommen, vor allem, wenn man eine Weile pausiert hat – zumindest fühle ich mich dann immer sehr unmotiviert. Es ist nicht so, dass ich zu müde wäre – ich fühle mich einfach schlapp und eingerostet.

In so einer Situation ist es sehr schwer, sich zu motivieren. Aber manchmal muss man einfach gegen diese Unlust ankämpfen und danach fühlt man sich besser. Man muss da einfach durch, jammern hilft nichts.

Schnapp dir dein Sportzeug, eine Flasche Wasser und **leg los**. Sobald du wieder drin bist, wirst du die Euphorie spüren, die dich beim Sport überkommt, wirst merken, wie deine Muskeln wieder an Kraft gewinnen, und wirst dich über die sichtbaren Ergebnisse freuen. Mich persönlich motivieren die Ergebnisse am meisten. Sie sind das Resultat von harter Arbeit und Durchsetzungswillen. Leicht ist das nicht, aber das ist doch meist so bei Dingen, für die es sich zu kämpfen lohnt, nicht wahr?

Wenn du dich schlapp fühlst, gib also nicht klein bei. Geh los und fange an zu trainieren. Dein Körper braucht das, also tu es. Denk nicht darüber nach. Ich meine es ernst: geh – **jetzt!**

Was dir heute wehtut, macht dich morgen stark!

♡ Deine
Cassey

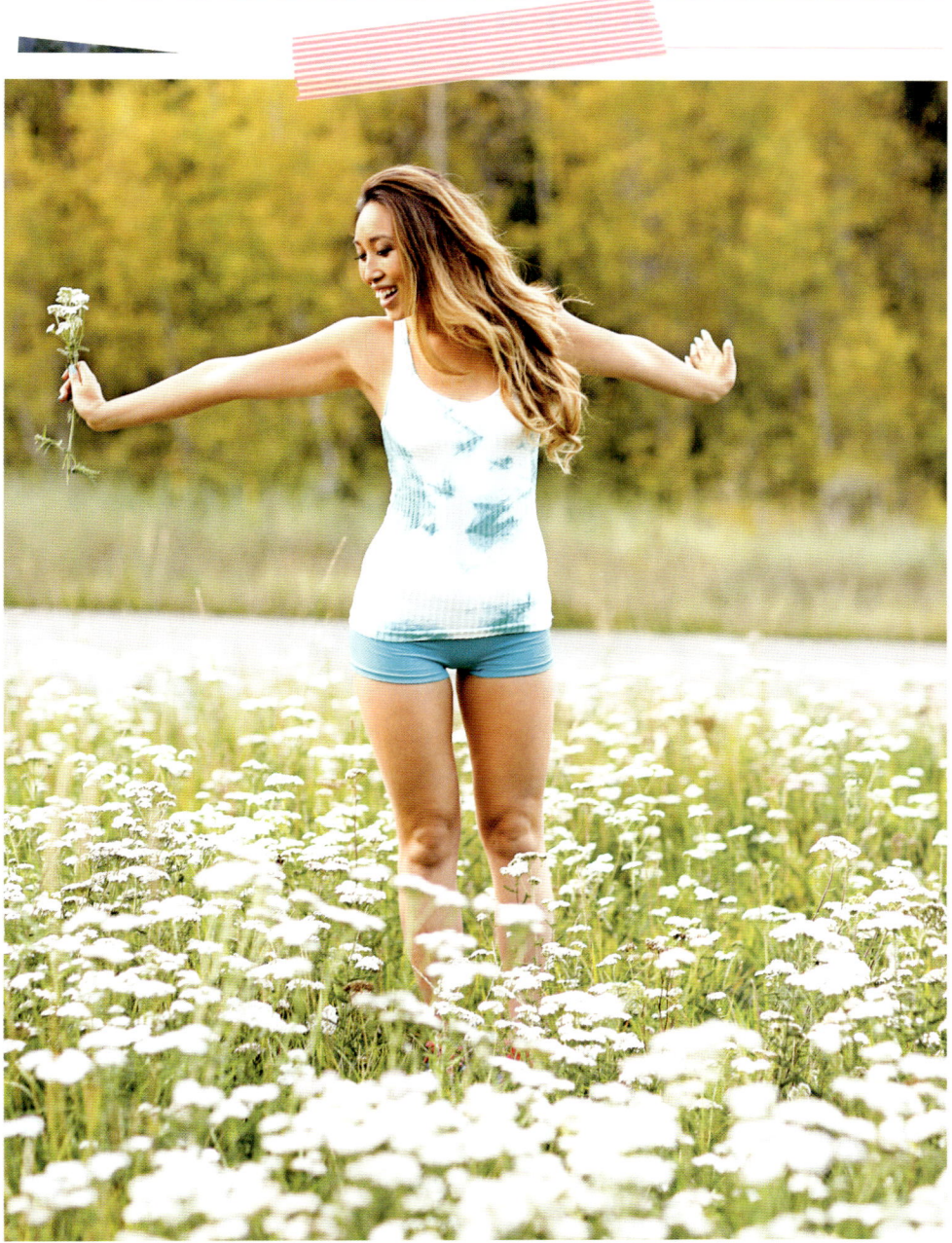

SOMMER

Sommer

In den aktiven Monaten gesund bleiben

Sommer – das ist die Zeit von Haut, Sonne, Bikinis und Beeren! Ich mag den Sommer am liebsten, denn die Tage sind lang und hell und man kann mehr Zeit draußen verbringen. Andererseits: Je weniger Lagen an Kleidung man trägt, desto mehr Gedanken macht man sich über seinen Körper. Doch obwohl es wichtig ist, sich in seinem Körper wohlzufühlen, darf man nicht vergessen, dass wahre Schönheit von innen heraus strahlt – das geht nur, wenn wir mit unserem Körper im Reinen sind.

Das Tolle am Sommer ist, dass man so viele Sachen machen kann, bei denen man sich bewegt: schwimmen, klettern, Fahrrad fahren mit dem warmen Wind im Haar, picknicken – vor allem mit einem Korb voller Salate frisch vom Markt! In den Ferien, im Urlaub oder wenn du die Arbeitszeit etwas verkürzen kannst, kannst du dich richtig auf die freien Tage freuen und schöne Pläne schmieden. Triff dich mit Freunden, die auch gern ins Schwitzen kommen. Dann könnt ihr am Strand oder im Park gemeinsame Workouts machen.

SOMMER-MOVES

Denk daran: Davon abgesehen, dass man vom Training straffe Bauchmuskeln oder feste Beine bekommt, ist Sport generell toll, denn er motiviert uns, noch mehr an uns zu arbeiten. Wäre doch super, wenn du jetzt 30 Sekunden länger im schiefen Brett bleiben könntest als noch vor zwei Wochen! Oder wenn du mehr Crunches schaffst als dein Freund! Wenn du dich einfach stark fühlst, energiegeladen, UNAUFHALTBAR!

In diesen Workouts geht es darum, deinen Körper fit für den Badeanzug zu machen – das betrifft vor allem die Körperzonen, über die man sich Sorgen macht, bevor man am Strand sein Kleid auszieht, zumal, wenn der lange Winter noch nicht so lange her ist. Aber: Niemand ist makellos. Sieh dich nur mal um, dann weißt du es. Was fällt dir noch auf? Die Männer und Frauen um dich herum haben Spaß, trotz der Dellen am Po. Ich möchte dir helfen, einen gesunden Körper zu haben – und das kannst du schaffen, wenn du in jedem Workout 110 Prozent gibst.

Zudem möchte ich aber, dass du diesen Sommer an etwas arbeitest, das nichts mit Äußerlichkeiten zu tun hat. Es wird Tage geben, an denen du nach wochenlangem Training in den Spiegel schaust und sich immer noch keine Bauchmuskeln abzeichnen. Dann bist du vielleicht kurz davor aufzugeben. Aber sei nicht zu hart mit dir selbst. Du bist nicht gescheitert, nein. In diesen Momenten musst du daran denken, dass du dich noch aus ganz anderen Gründen all den Strapazen aussetzt: Du hast jetzt viel mehr Kraft als am ersten Tag, und das kann dir keiner nehmen. Bleib dran und alles wird sich fügen: ein schöner Körper und ansteckendes Selbstbewusstsein.

SOMMER, HIER BIN ICH!

WORKOUT NR. 1: BIKINI-BAUCH-ATTACKE

Nach diesem unglaublich anstrengenden Workout kannst du getrost jede Menge Bikini-Selfies von dir machen. Bei der Earthquake-Übung wird dein ganzer Körper zittern wie bei einem Erdbeben, aber bleib stark – danach wirst du vor Selbstbewusstsein nur so strahlen, und deine Schönheit wird von innen heraus glühen!

Wie man sofort schlanker und größer aussieht:

Wenn du gehst, zieh die Schultern runter und halte deinen Brustkorb stolz und gerade. Dadurch sieht der Hals ganz lang und elegant aus. Zieh den Bauchnabel ein und wähle ein Kleid aus, das eine schmale Taille hat. Schwarz ist eine Farbe, die dich automatisch schlanker erscheinen lässt – dazu ein Paar High Heels, so sehen deine Waden straff und sexy aus. Mit so einem Outfit siehst du fantastisch aus und – was noch viel wichtiger ist – fühlst dich super selbstbewusst!

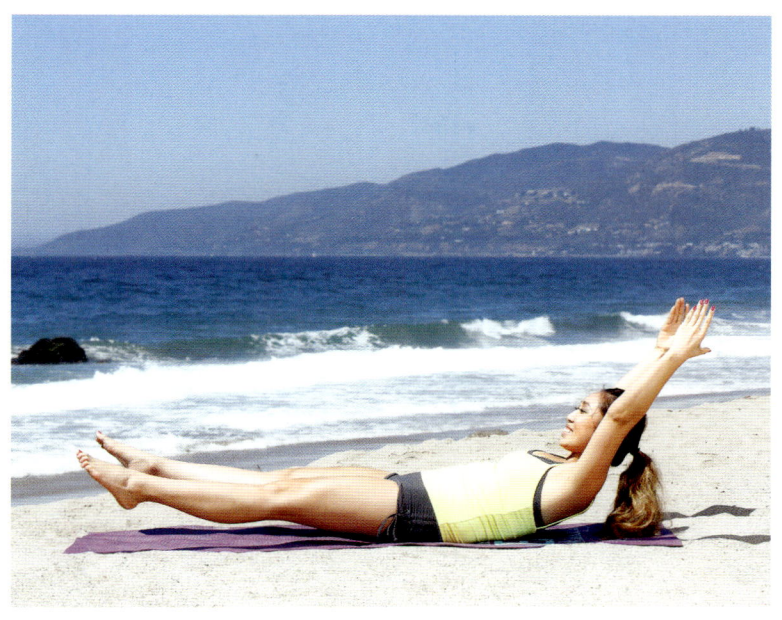

STAR ABS 15 X
ZIEL: BAUCHMUSKELN

A Rückenlage, Arme weit nach hinten ausgestreckt, Beine gerade nach vorn. Heb dich in die Pilateshaltung: Bauchmuskeln anspannen, Kopf, Nacken und Schultern von der Matte lösen, Augen nach vorne.

B Komme jetzt in einer einzigen Bewegung hoch, sodass du auf den Sitzhöckern sitzt und die Knie umarmst. Dann wieder auf die Matte runter, aber den Kopf nicht ablegen. Falls du Pilatesanfänger bist, kannst du auf dem Rücken liegen bleiben und die Knie zur Brust ziehen.

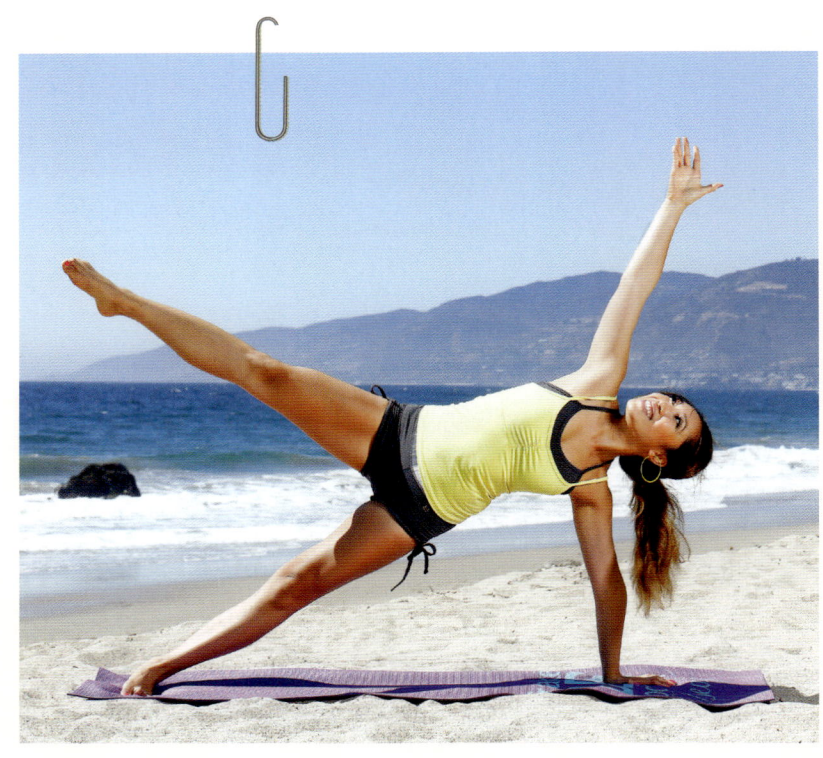

STARFISH SIDE PLANK 30 SEKUNDEN, 2X PRO SEITE
ZIEL: SCHRÄGE BAUCHMUSKELN, SCHULTERN, BEINE

A Leg dich seitlich auf die Matte, die untere Hand direkt unter der Schulter flach auf dem Boden, die Beine lang ausgestreckt, das obere Bein ruht auf dem unteren. Nun drück dich hoch in das seitliche schiefe Brett. Falls du Pilatesanfänger bist, kannst du dich noch auf die Knie stützen statt auf die Füße, du kannst dich auch erst auf den Ellbogen stützen statt auf die Handfläche.

B Vom seitlichen schiefen Brett aus hebst du jetzt das obere Bein, so hoch du kannst. Strecken, 30 Sekunden halten! Wiederhole diese Bewegung 2-mal je Seite.

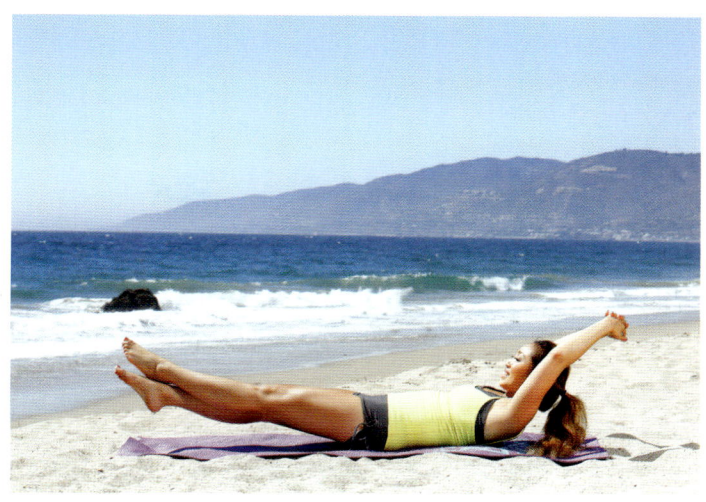

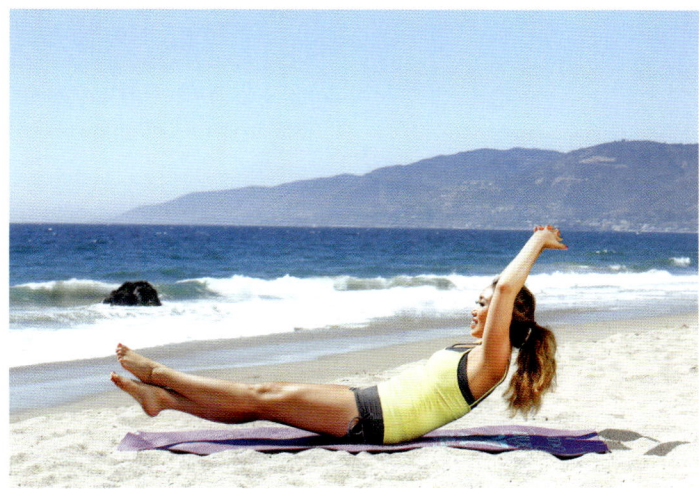

HOLLOW ROCK 30 SEKUNDEN LANG, 2 X
ZIEL: KÖRPERMITTE

A Geh in die Rückenlage, strecke die Arme über den Kopf aus wie eine Ballerina, die Knöchel werden überkreuzt, die Beine bleiben gestreckt.

B Press sowohl Oberkörper und Arme als auch Beine hoch, sodass du die Form eines Bootes annimmst. Nur Sitzhöcker und unterer Rücken berühren die Matte. Und jetzt fang an, vor- und zurück zu schaukeln!

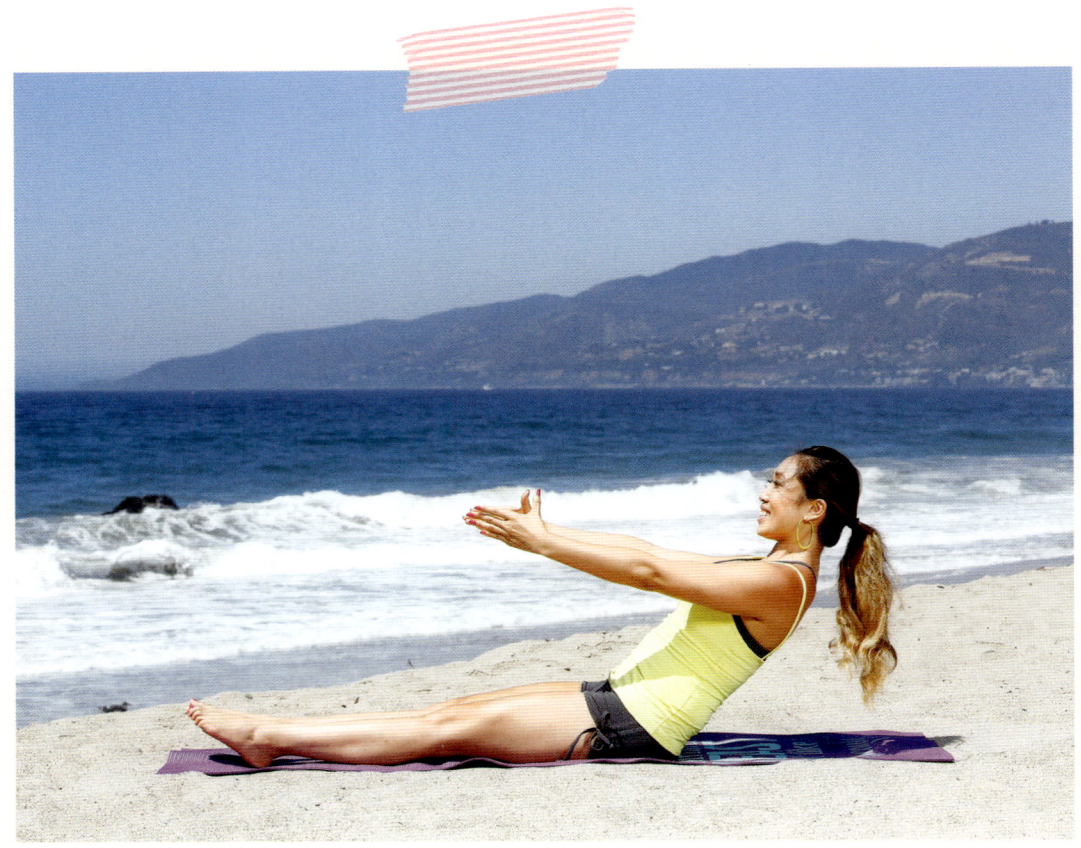

EARTHQUAKE: 15 SEKUNDEN, 20 SEKUNDEN, 30 SEKUNDEN
ZIEL: KÖRPERMITTE

A Sitz gerade auf der Matte, deine Beine sind nebeneinander vor dir ausgestreckt und berühren sich. Strecke die Arme parallel zu den Beinen vor dem Körper aus. Am Anfang kannst du die Knie leicht beugen und den unteren Rücken in der Pilates-C-Kurve halten (Bauchnabel einziehen, Beckenboden anspannen).

B Nun lehne den Oberkörper so weit zurück, bis du denkst, du kippst gleich, und halte ihn ganz fest, mit der Kraft deiner Körpermitte. Halten, auch wenn du jetzt zu zittern anfängst. Deswegen heißt die Übung Earthquake – Erdbeben. Fortgeschrittene können jetzt noch die Arme in die Diagonale heben oder sogar über dem Kopf ausstrecken.

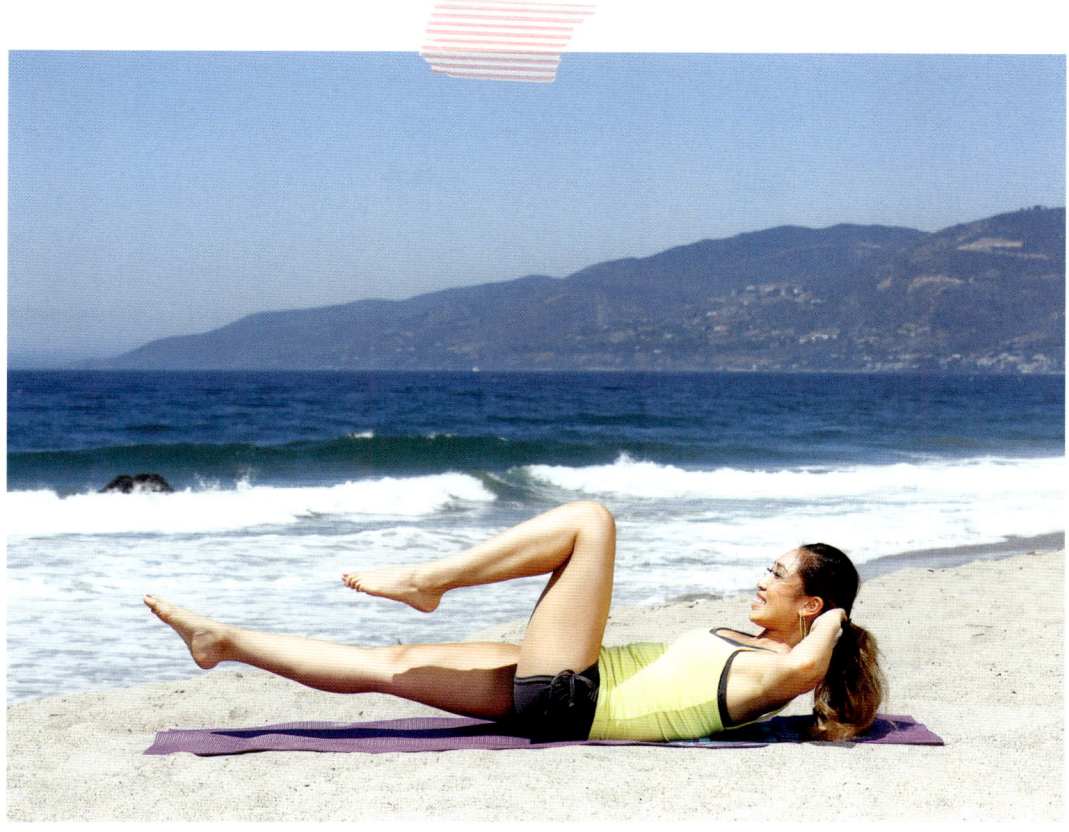

1-2-3 PULSE 20 X
ZIEL: UNTERE UND OBERE BAUCHMUSKELN

A Geh in die Tabletop-Position, also Rückenlage, Beine im 90-Grad-Winkel beugen, Waden parallel zum Boden, Kopf, Hals und Schultern in die Pilateshaltung heben, Augen schauen nach vorne. Die Arme sind neben dem Körper nach vorne ausgestreckt.

B Das rechte Bein nach vorne ausstrecken (1), dann zurückholen und das linke Bein ausstrecken (2), dann wieder das rechte (3). Bei 3 halten, die Hände in den Nacken führen und einen Mini-Crunch machen, d. h. den Oberkörper noch ein bisschen hochpressen. Die Beine berühren die Matte nicht.

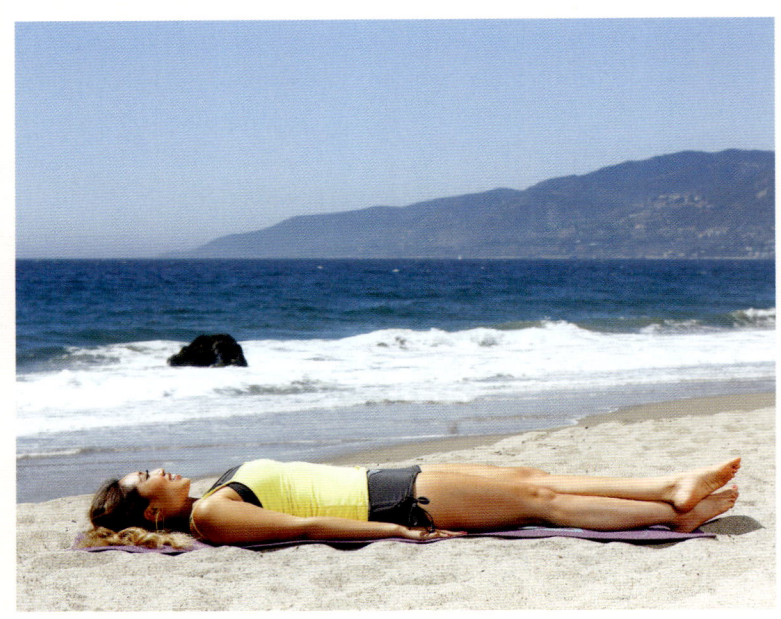

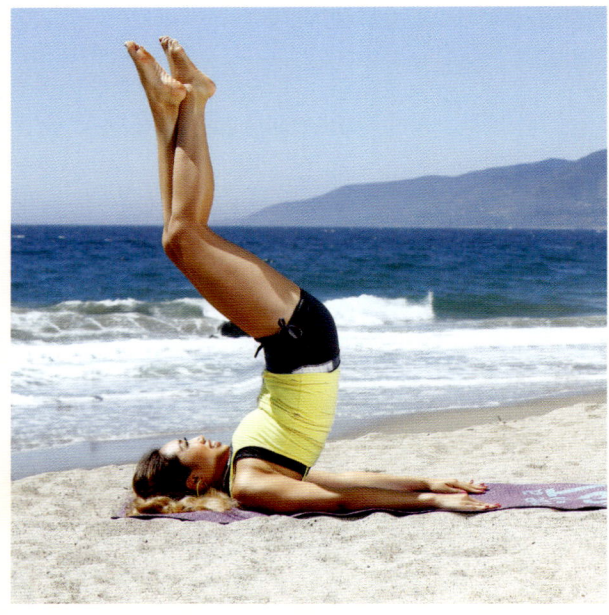

REVERSE CRUNCH
15 X
ZIEL: UNTERE
BAUCHMUSKELN

A Geh in die Rückenlage, die Arme sind neben dem Körper ausgestreckt, Hände pressen in die Matte, der Kopf ruht auf der Matte. Kreuze die Knöchel und hebe die Beine in die Tabletop-Position, also Knie im 90-Grad-Winkel gebeugt, Waden parallel zum Boden.

B Jetzt die unteren Bauchmuskeln anspannen und das Steißbein anheben, Zehen bis in den Himmel strecken!

Wie man auf Reisen aktiv bleibt

GEPÄCK: Packe immer Turnschuhe, Socken und ein Fitnessoutfit ein. Das ermuntert dich, zu trainieren, und du hast keine Ausrede.

IM FLUGZEUG: Versuche, am Gang zu sitzen. So kannst du besser ein bisschen hin und her laufen, wenn du dich eingeengt fühlst. Du kannst auch auf die Zehenspitzen gehen, um die Beine wieder aufzuwecken: 12–15-mal anheben, Pause, das Ganze 3 mal.

IM HOTEL: Frage gleich an der Rezeption, wo der Fitnessbereich ist. Dann weißt du gleich, welche Angebote es im Hotel gibt. Wenn es keinen gibt, kannst du einfach in der Stadt joggen gehen. Ich liebe es, so eine neue Gegend kennenzulernen – du machst Fitness und gleichzeitig eine kleine Tour durch die Umgebung! Falls es regnet oder du nicht rauskannst: Kein Zimmer ist so klein, dass man darin nicht POP-Pilates machen könnte!

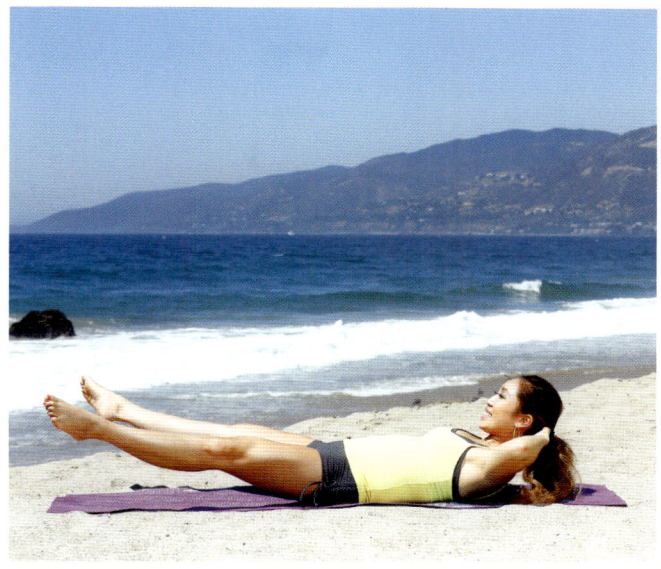

FLUTTERS 20 X
ZIEL: UNTERE UND OBERE BAUCHMUSKELN

A Geh in die Rückenlage, Hände im Nacken, Ellbogen zeigen zur Seite. Pilateshaltung: Kopf, Hals, Schultern anheben, Augen nach vorn. Die Beine gerade nach vorn ausstrecken und leicht von der Matte heben.

B Beine jetzt hüftweit spreizen und dann wieder zusammenbringen, sodass die Fersen sich berühren.

WORKOUT NR. 2: KNACKIGER BIKINI-PO

Jetzt geht es um deinen Po. Er wird gestrafft und angehoben – damit bist du fit für den Strand. Diverse Variationen der Clamshell-Übung machen dein Gesäß glatt wie eine Perle. Dreh die Musik auf und weck die Tänzerin in dir: Im Dancer's Sweep wirst du dir so graziös wie eine Ballerina vorkommen.

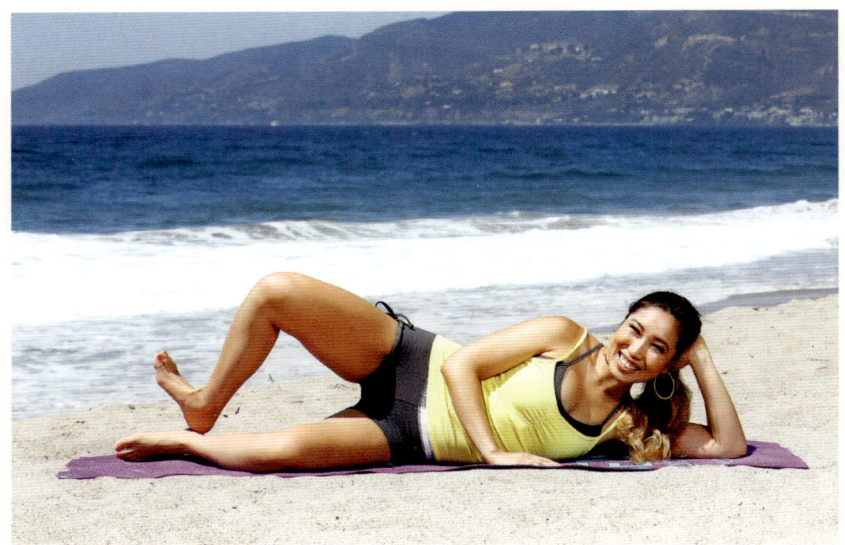

CLAMSHELL 20 X PRO SEITE
ZIEL: POMUSKELN

A Geh in die Seitenlage, der Kopf ist in die untere Hand gestützt. Die obere Hand liegt vor dir und stützt deinen Oberkörper. Die Knie wie in Embryonalhaltung etwa im 90-Grad-Winkel gebeugt, das obere Bein liegt auf dem unteren.

B Ausatmen, das obere Knie weit öffnen wie eine Muschel, dabei bleiben die Fersen zusammen, der Oberkörper bleibt fest. Beim Einatmen das Knie wieder senken.

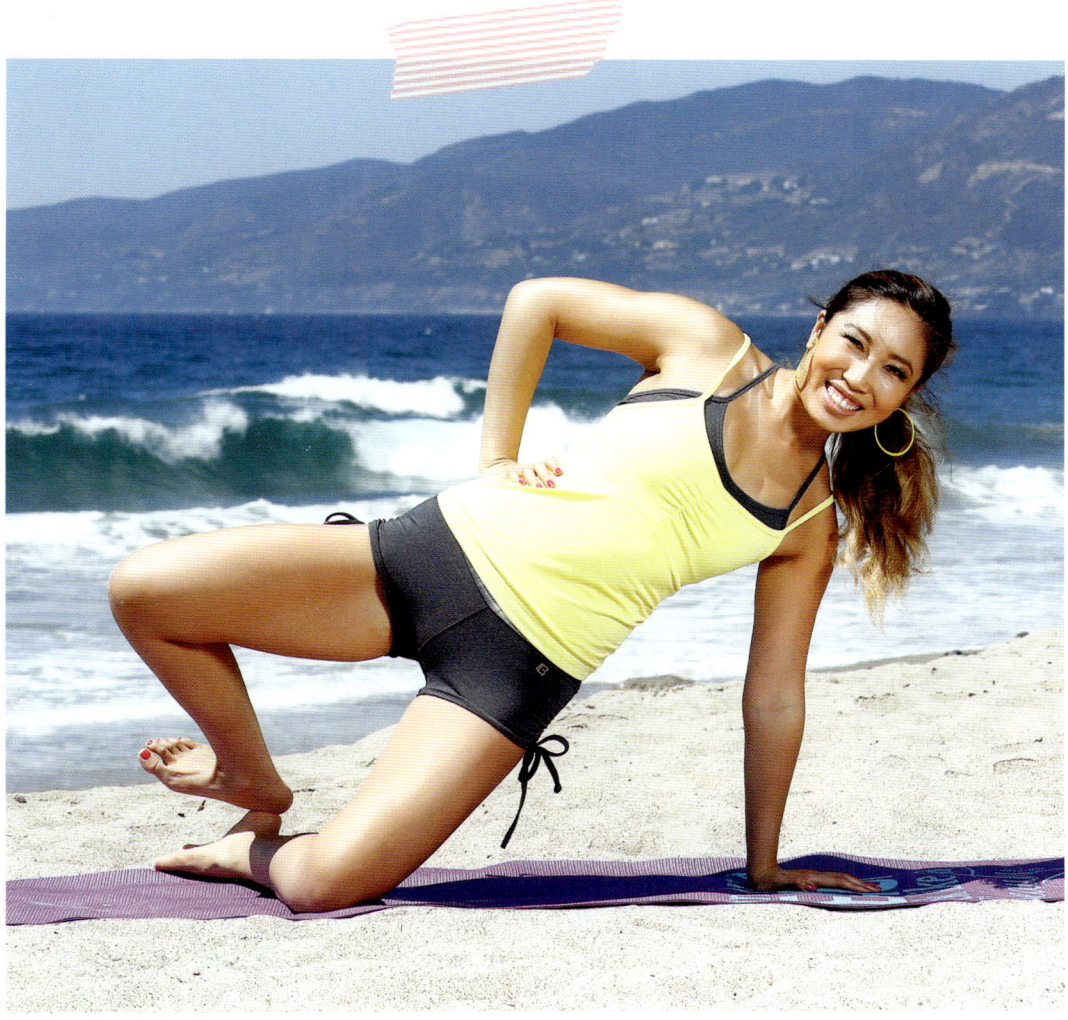

ELEVATED CLAMSHELL 20 X PRO SEITE
ZIEL: POMUSKELN, ÄUSSERE OBERSCHENKEL

A Knie in der Embryonalhaltung, den Oberkörper auf den gestreckten unteren Arm stützen. Die obere Hand ruht auf der Hüfte.

B Beim Ausatmen das Knie weit öffnen, Fersen bleiben zusammen. Beim Einatmen Knie senken.

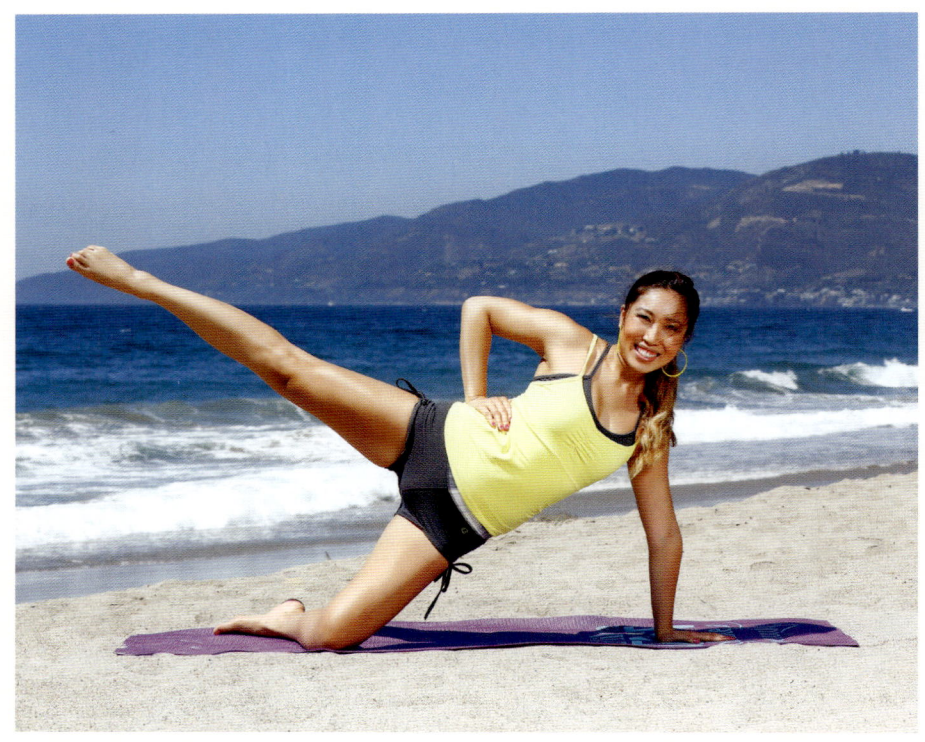

ELEVATED CLAMSHELL LEG LIFTS 20 X PRO SEITE
ZIEL: POMUSKELN, OBERSCHENKEL

A Seitlich auf den unteren, ausgestreckten Arm stützen, die obere Hand ruht auf der Hüfte. Das untere Knie bleibt auf der Matte, der Unterschenkel zeigt nach hinten, das obere Bein ist gerade ausgestreckt.

B Das obere Bein heben (dabei ausatmen) und senken (einatmen).

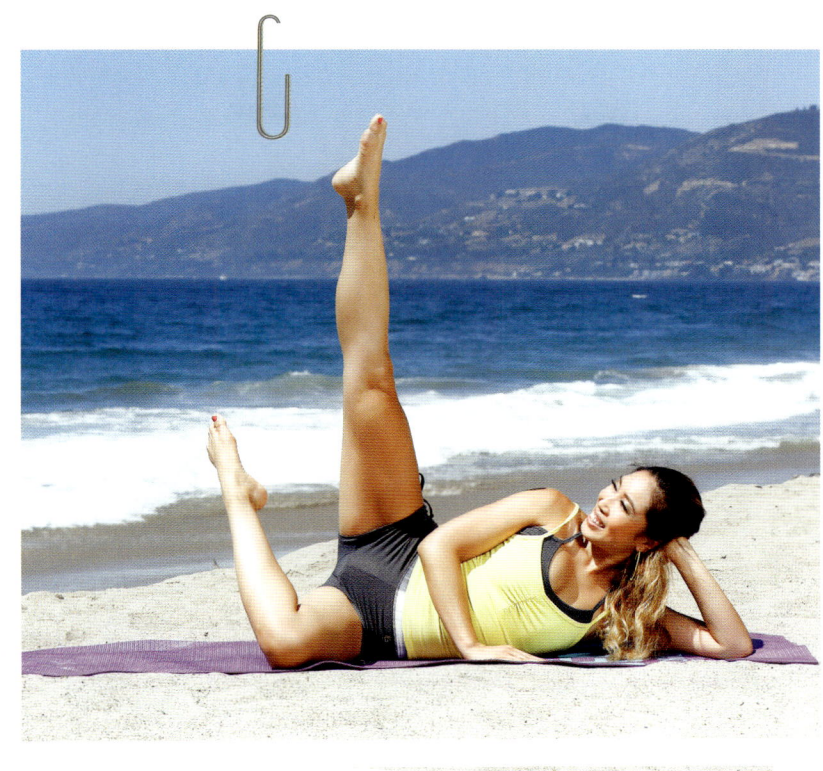

HALF CLAM CIRCLES 10 X VORWÄRTS, 10 X RÜCKWÄRTS
ZIEL: POMUSKELN, OBERSCHENKEL

A Geh in die Seitenlage, Kopf in die untere Hand stützen, der obere Arm liegt vorne, um den Oberkörper abzustützen. Beide Beine sind zunächst in der Embryonalhaltung. Dann das obere Bein so weit nach oben ausstrecken wie möglich. Das untere Knie bleibt auf der Matte und zeigt nach vorne, aber die Zehen zeigen ebenfalls nach oben.

B Mit dem oberen Bein kleine Kreise in die Luft zeichnen – 10 vorwärts und 10 rückwärts. Danach die Seite wechseln.

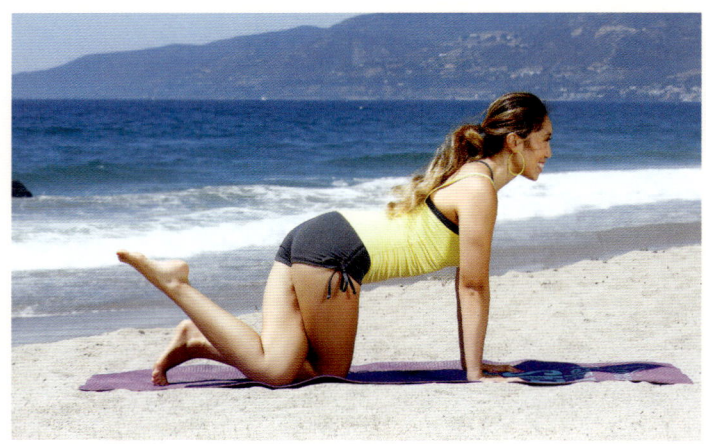

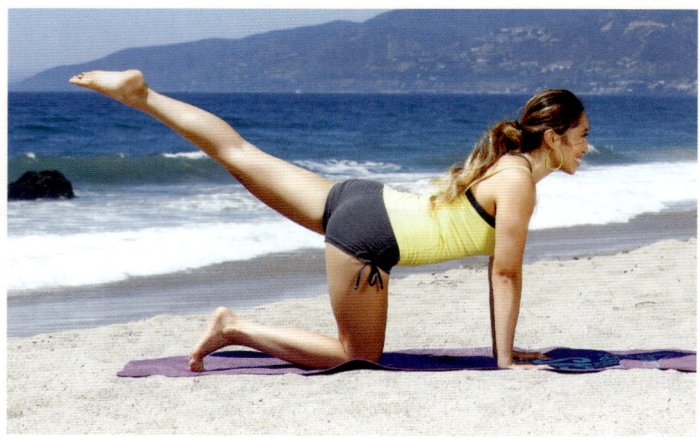

CROSS BUTT LIFT AND TAP 20 X PRO SEITE
ZIEL: POMUSKELN, OBERSCHENKEL

A Geh in den Vierfüßlerstand, Hände unterhalb der Schultern, auf die Handflächen stützen, die Knie hüftweit auseinander. Das linke Knie über das rechte heben und dort auf die Matte tippen.

B Das linke Bein gerade nach hinten ausstrecken.

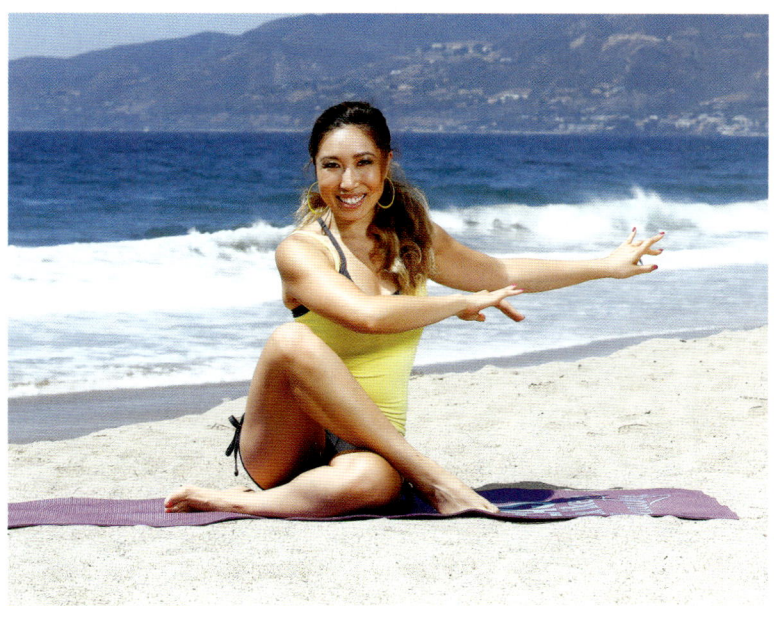

DANCER'S SWEEP 20 X PRO SEITE
ZIEL: POMUSKELN, UNTERER RÜCKEN, OBERSCHENKEL

A Kreuze die Beine vor dir, hebe das rechte Bein so seitlich über das linke, dass die Zehen die Matte berühren. Das fühlt sich ziemlich verdreht an – jetzt noch die Arme weit nach links ausstrecken.

B Ausatmen, das rechte Bein nach vorne ausstrecken, dann in einem weiten Bogen nach hinten bringen, dabei den Oberkörper gerade vorbeugen – das ist die Attitüde-Position. Die Arme gehen mit der Bewegung des Beins nach rechts. Einatmen und in die Ausgangsposition zurückkommen.

WORKOUT NR. 3: SCHLANKE SCHENKEL

Oberschenkel wie ein Superstar? Hol schon mal alle Miniröcke und Hotpants aus dem Schrank! Denn in diesem Workout geht es um Form und Präzision. Wenn du die Übungen erst einmal raus hast, kannst du deinen eigenen Rekord in der Elevated-Hot-Potato-Haltung schlagen – nimm den Schmerz als Teil der Herausforderung an!

FROGGERS 15 X
ZIEL: INNERE OBERSCHENKEL

A Geh in die Rückenlage, Hände im Nacken, Ellbogen zeigen nach außen, Kopf, Hals und Schultern sind angehoben (Pilateshaltung), die Augen blicken nach vorn. Füße geflext, die Fersen zusammenbringen, Knie hüfthoch anheben und ganz weit ausdrehen. Falls du Pilatesanfänger bist, kannst du den Kopf noch abgelegt lassen und die Hände, Finger zu einem Dreieck geformt, unter das Steißbein legen, um den Rücken zu stützen.

B Ausatmen und dabei die Fersen nach vorne drücken, als wolltest du eine ganz schwere Tür aufstemmen. Beine strecken, Knie gerade, dabei die Fersen die ganze Zeit fest zusammenpressen! Beim Einatmen zurück in die Ausgangsposition kommen.

Du glaubst nicht an dich?

Das solltest du aber, denn ich tue es. Deine Selbstsicherheit ist dein größtes Plus und du solltest alles tun, um sie zu unterstützen. Lass dir nie von einem Kleingeist einreden, deine Träume seien eine Nummer zu groß für dich.

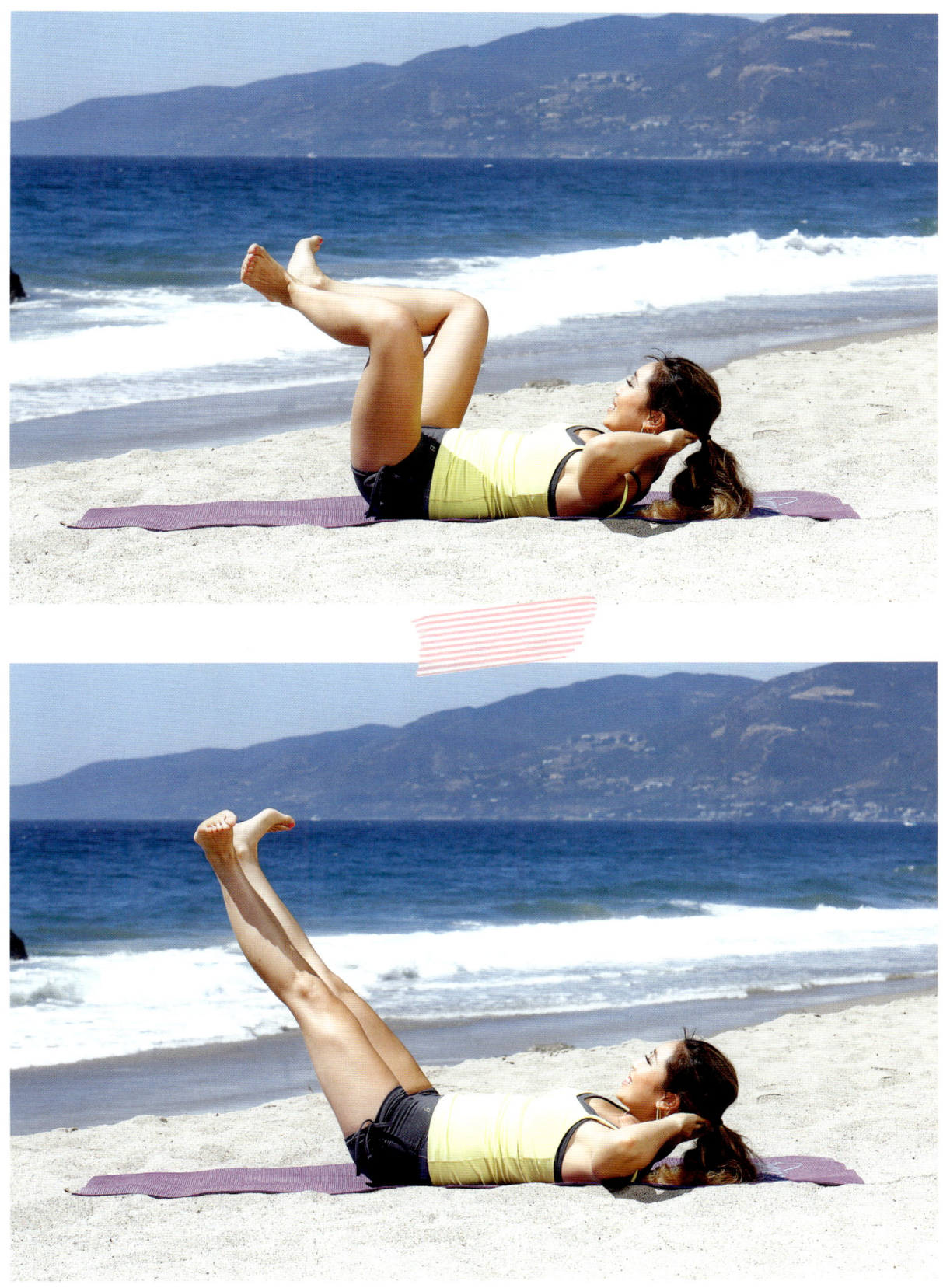

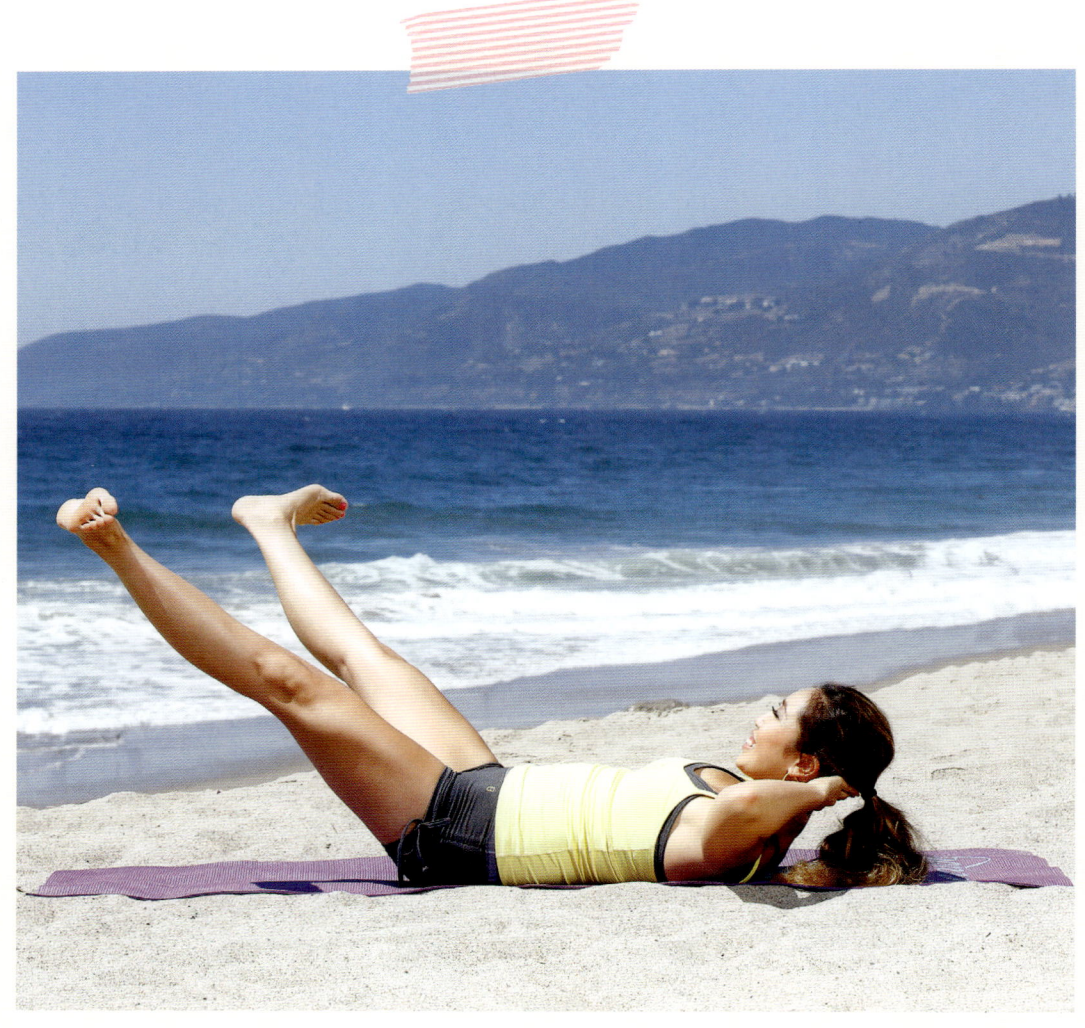

FROGGY HEEL CLICKS 20 X
ZIEL: INNERE OBERSCHENKEL, BEINSTRECKER, UNTERE BAUCHMUSKELN

A Geh in die Rückenlage, die Hände sind im Nacken, Ellbogen zeigen nach außen, Kopf, Hals und Schultern sind angehoben (Pilateshaltung), die Augen blicken nach vorn. Die gestreckten Beine anheben, sodass sie zum Boden einen 45-Grad-Winkel bilden. Füße flexen.

B Die ausgedrehten, gestreckten Beine öffnen und so schließen, dass die Fersen sich berühren – auf und zu.

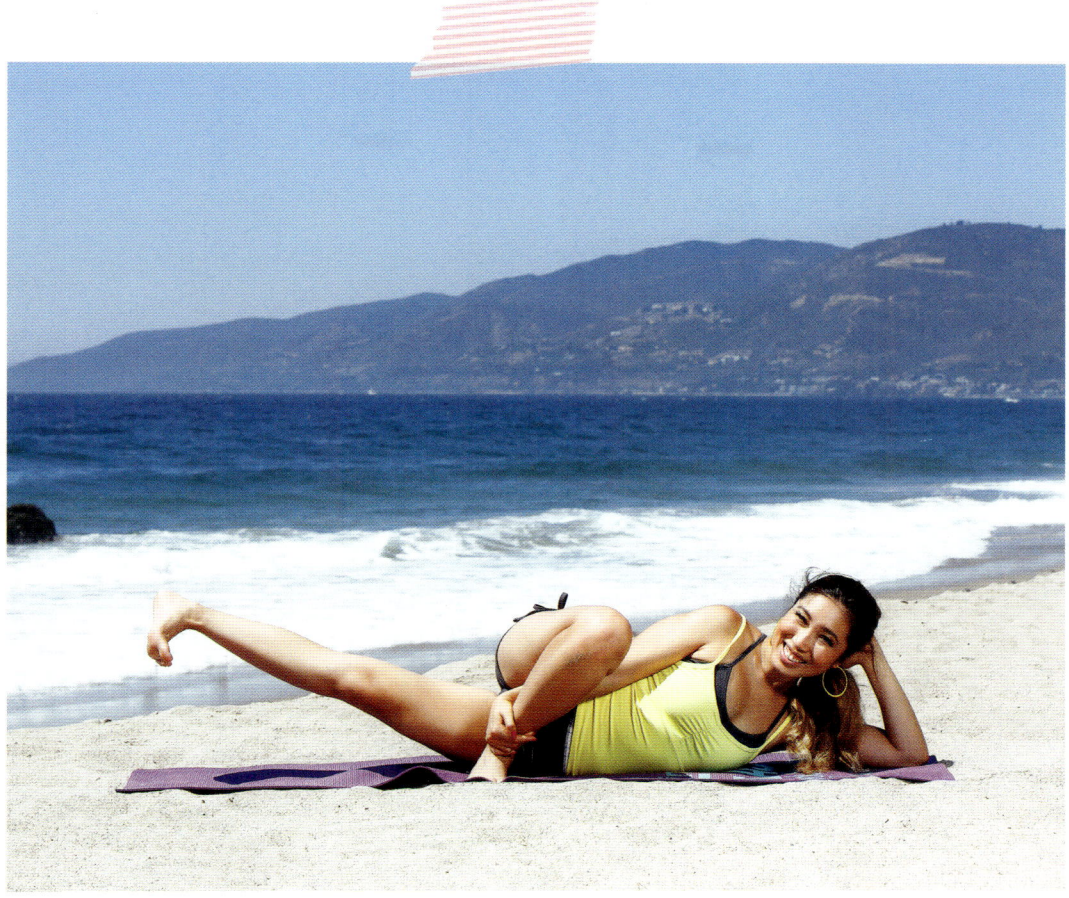

INNER THIGH LIFT 20 X PRO SEITE
ZIEL: INNERE OBERSCHENKEL

A Geh in die Seitenlage, Kopf in die Hand gestützt. Bring den Fuß des oberen Beines vor dir auf die Matte und halte mit der oberen Hand den Knöchel fest. Das untere Bein leicht anheben, strecken, die Ferse heben, Zehen zeigen zum Boden. Das fühlt sich merkwürdig an, aber so geht die Übung gezielter an die inneren Oberschenkelmuskeln.

B Das untere Bein schön gerade halten, Fuß geflext, Zehenspitzen zeigen nach unten. Bein heben und senken.

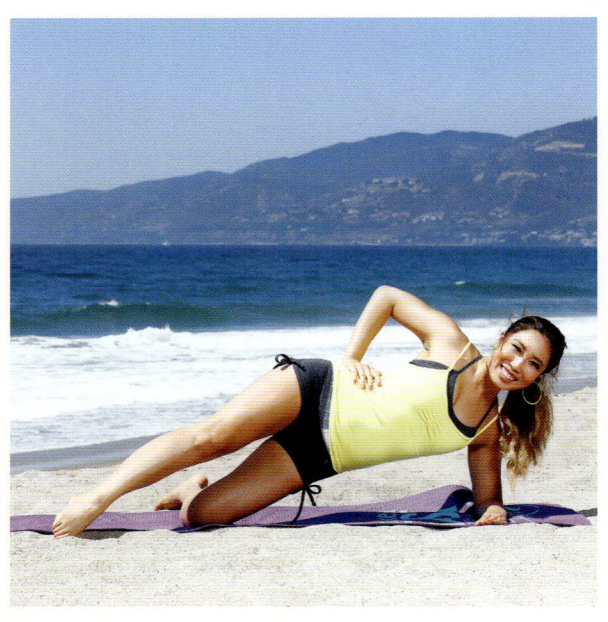

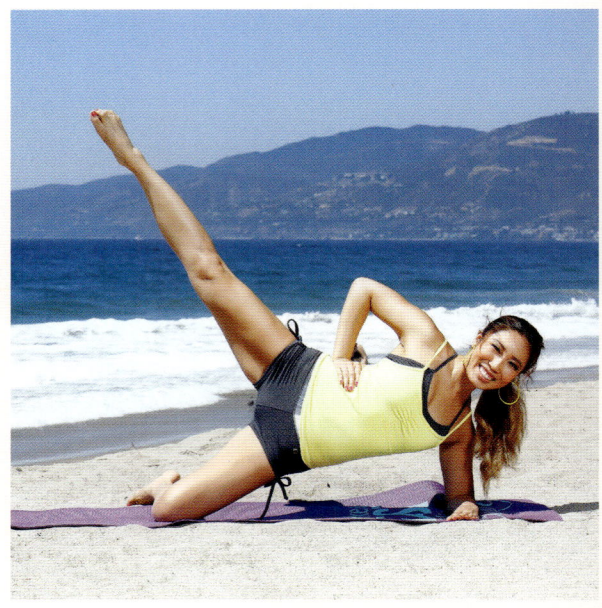

ELEVATED HOT POTATO
12 X PRO BEIN

ZIEL: ÄUSSERE OBERSCHENKEL,
POMUSKELN

A Geh in das seitliche schiefe Brett:
Oberkörper ist auf den Unterarm
gestützt, das untere Knie angewinkelt,
das obere Bein liegt auf dem unteren, ist
aber ausgestreckt. Obere Hand ruht auf
der Hüfte.

B Das obere Bein ausgestreckt nach
vorne bringen, 2-mal kurz auf den
Boden tippen, dann das Bein ganz weit
nach oben heben und nach hinten führen,
2-mal auftippen. Auf Bodenhöhe zurück
nach vorne – als wolltest du ein riesiges
Dreieck in die Luft zeichnen. Wenn
das Bein nach oben zeigt, hast du eine
Bewegung vollzogen.

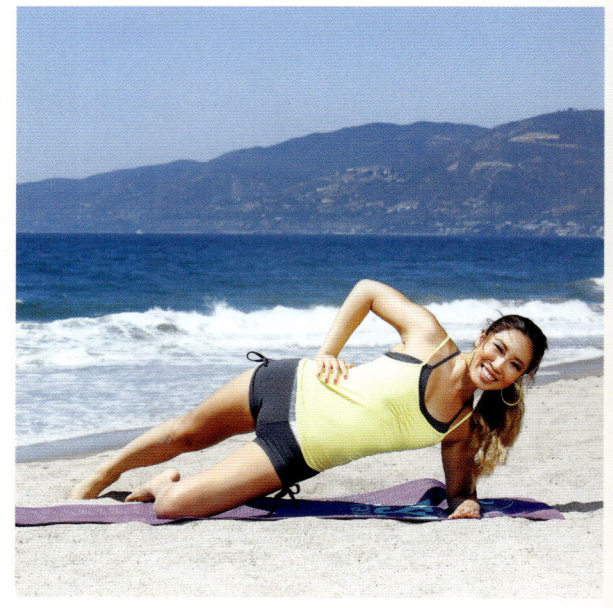

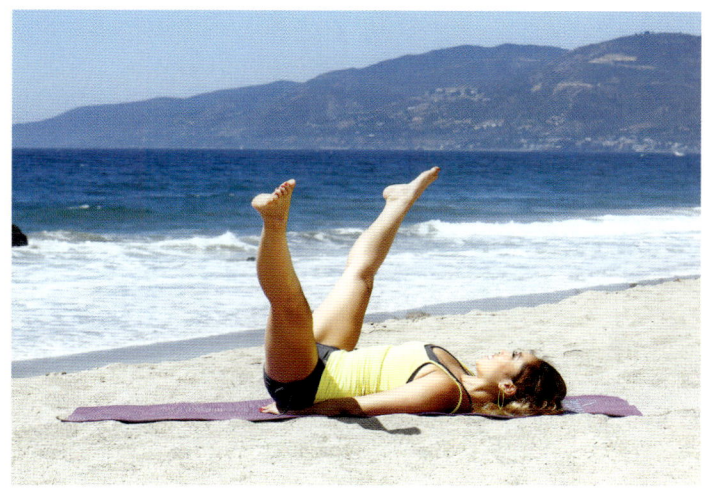

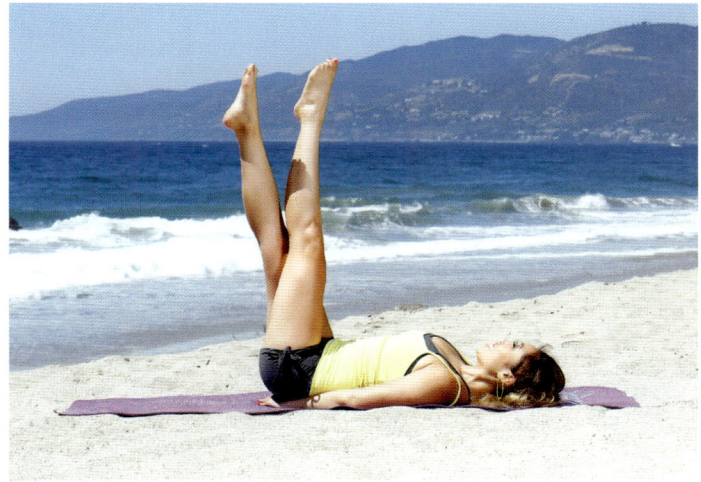

SIDEWAYS SCISSORS 20 X
ZIEL: INNERE UND ÄUSSERE OBERSCHENKEL, UNTERE BAUCHMUSKELN

A Geh in die Rückenlage, forme mit den Daumen und Zeigefingern ein Dreieck und platziere die Finger so unter deinem Steißbein, dass dein unterer Rücken gestützt ist. Der Kopf ruht auf der Matte. Füße sind gestreckt, Beine nach oben anheben.

B Einatmen und die Beine seitlich weit öffnen. Beim Ausatmen Beine wieder anheben, kreuzen.

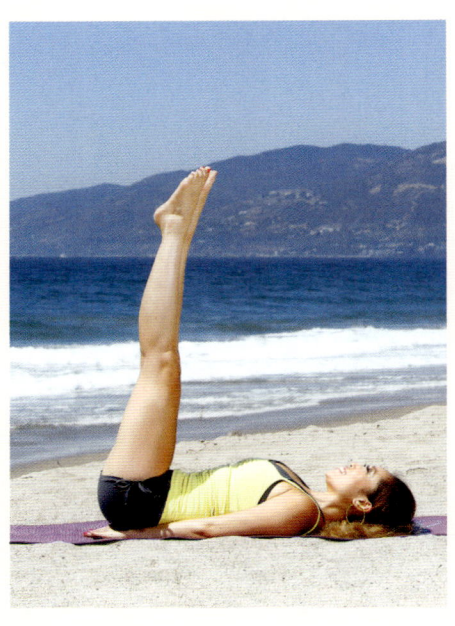
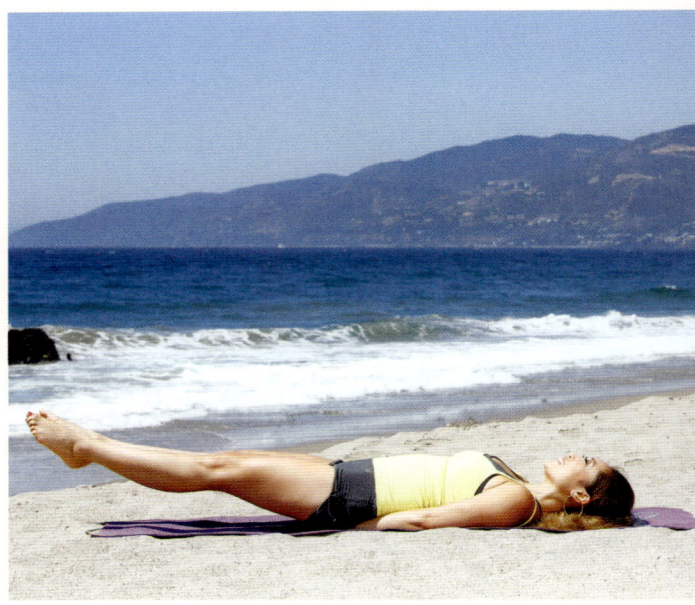

DOUBLE DS 12 X

ZIEL: UNTERE BAUCHMUSKELN, OBERSCHENKEL, BEINSTRECKER, BEWEGLICHE HÜFTE

A Geh in die Rückenlage, forme mit den Daumen und Zeigefingern ein Dreieck und platziere die Finger so unter deinem Steißbein, dass dein unterer Rücken gestützt ist. Der Kopf ruht auf der Matte. Beine gerade nach oben ausstrecken, Füße sind gestreckt. Der untere Rücken muss ganz fest und flach auf der Matte liegen.

B Einatmen, Beine senken, Füße bleiben zusammen. Beine nicht ablegen. Unten ausatmen, dabei die Beine im Kreis über rechts und links außen wieder nach oben heben – als würdest du zwei große Ds in die Luft zeichnen.

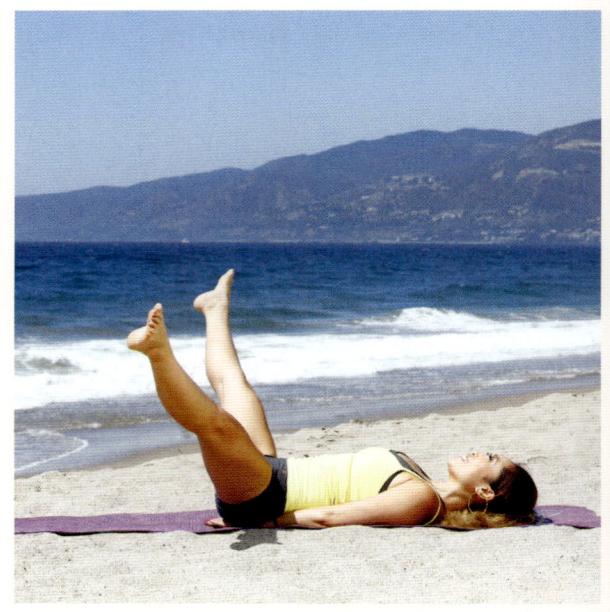

WORKOUT NR. 4: SEXY DEKOLLETÉ UND ANMUTIGE ARME

Jetzt wird's exotisch, ja sogar tropisch: Mit The Gecko bringst du dein inneres Reptil zum Vorschein und formst wunderschöne Arme und Oberkörper. Pray 'n' Pulse wiederum sorgt für die perfekte Bikinifigur – eine trügerische Übung, die ganz unschuldig aussieht.

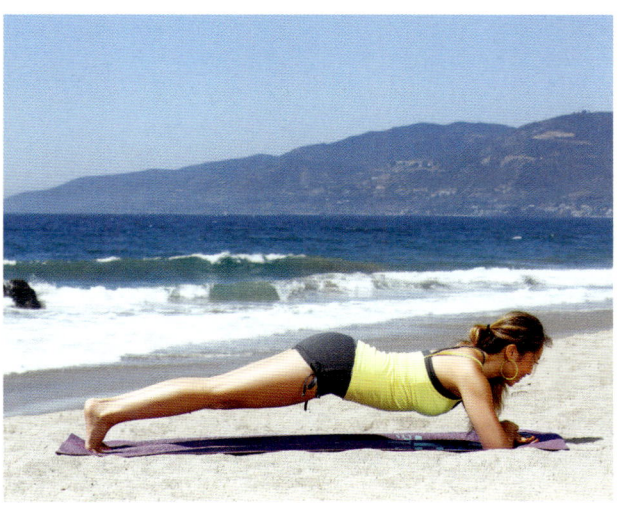

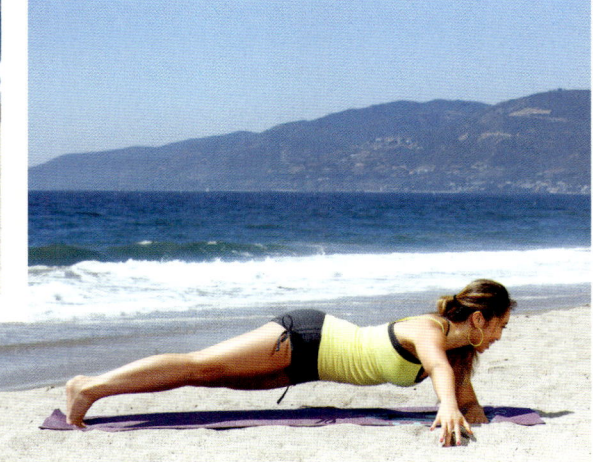

THE GECKO 20 X TIPPEN
ZIEL: SCHULTERN, BRUSTKORB, KÖRPERMITTE

A Beginne im schiefen Brett, auf die Ellbogen gestützt, Unterarme verschränkt, Po und Rücken gerade und in einer Linie mit dem gesamten Körper.

B Den rechten Arm nach rechts ausstrecken, auf den Boden tippen. Dann den Arm zurückführen und den linken Arm nach links ausstrecken.

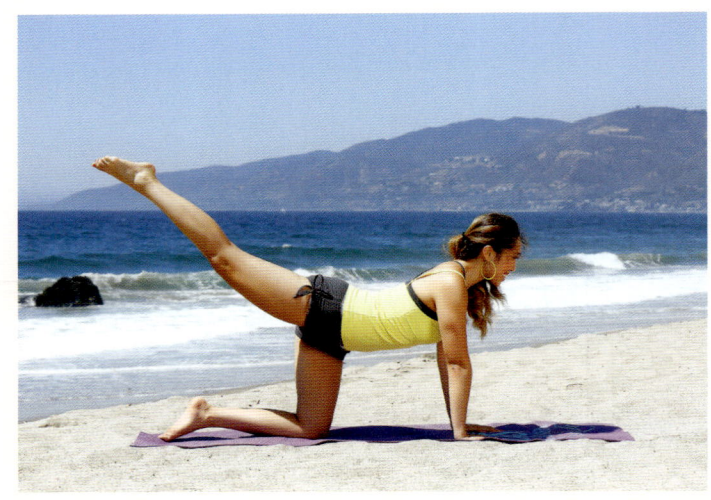

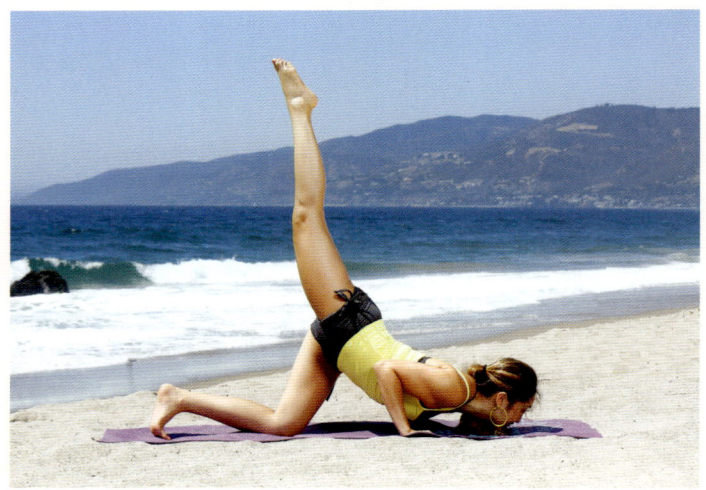

OIL RIGGER 15 X PRO BEIN
ZIEL: TRIZEPS, BRUSTKORB

A Geh in den Vierfüßlerstand, Handflächen unter den Schultern, Arme gestreckt, Knie hüftweit auseinander. Das rechte Bein nach hinten ausstrecken und so hoch heben, wie du kannst. Zehen gestreckt.

B Die Ellbogen bleiben dicht an den Rippen, jetzt einatmen, Trizeps anspannen und einen Liegestütz machen, bis das Kinn den Boden berührt. Ausatmen und anheben.

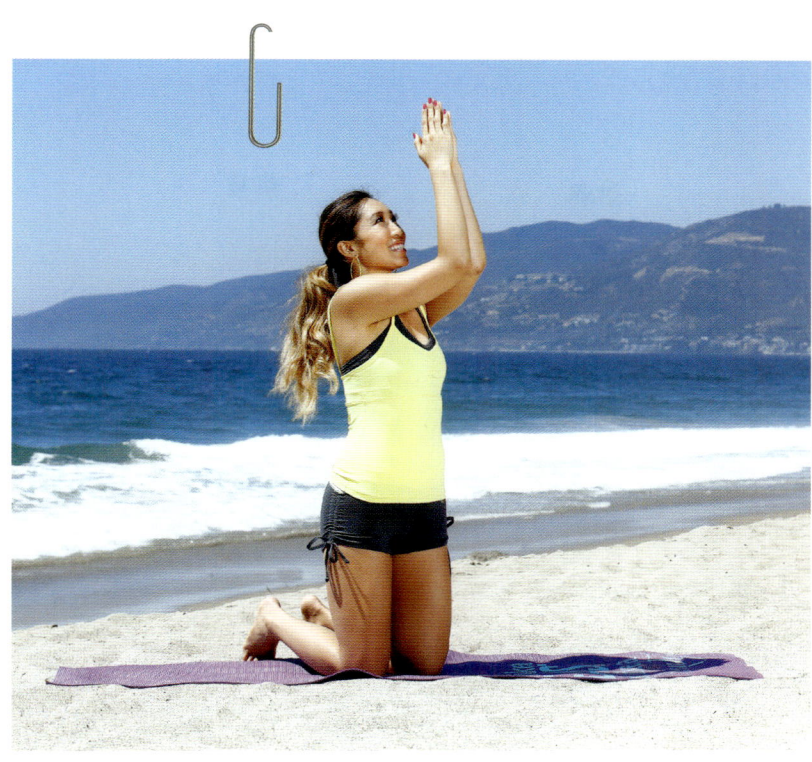

PRAY 'N' PULSE 2 RUNDEN 25 X

ZIEL: BRUSTMUSKELN, BIZEPS

A Setze dich hin, sodass du dich wohlfühlst und der Rücken ganz gerade ist. Richte dich auf. Jetzt Handflächen und Ellbogen in einer Art Gebetshaltung zusammenlegen.

B Die Ellbogen von Schulterhöhe auf Nasenhöhe anheben, dabei schön zusammenpressen. 25-mal auf und ab federn.

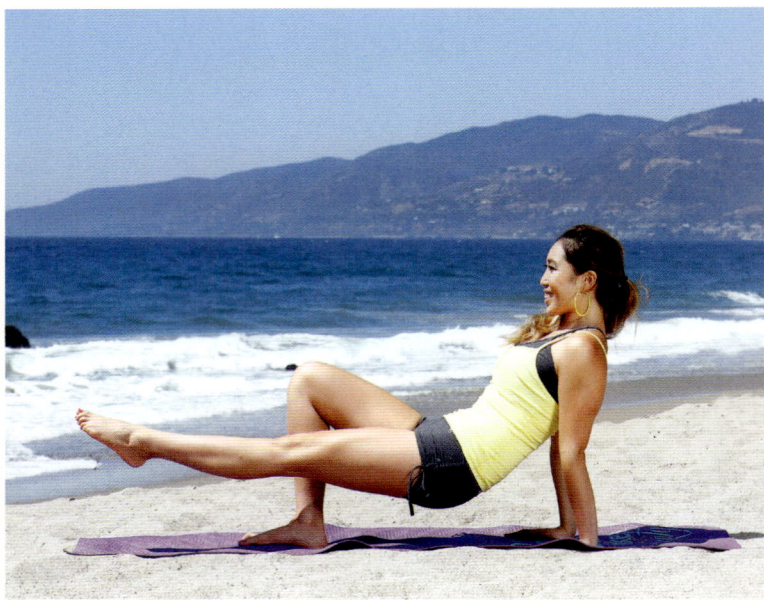

TRICEPS KNICK 'N' DIP 15 X PRO BEIN
ZIEL: TRIZEPS

A Stütze dich mit dem Blick nach oben auf Fußsohlen und Handflächen auf, Fingerspitzen zeigen zu den Füßen. Das linke Bein so ausstrecken, dass es parallel zum Boden ist.

B Einatmen, dabei Ellbogen beugen, Körper mithilfe des Trizeps etwas absenken und gleichzeitig das linke Bein hoch in die Luft kicken. Ausatmen, Körper wieder anheben, Bein senken bis es parallel zum Boden ist. Den Po nicht auf der Matte ablegen.

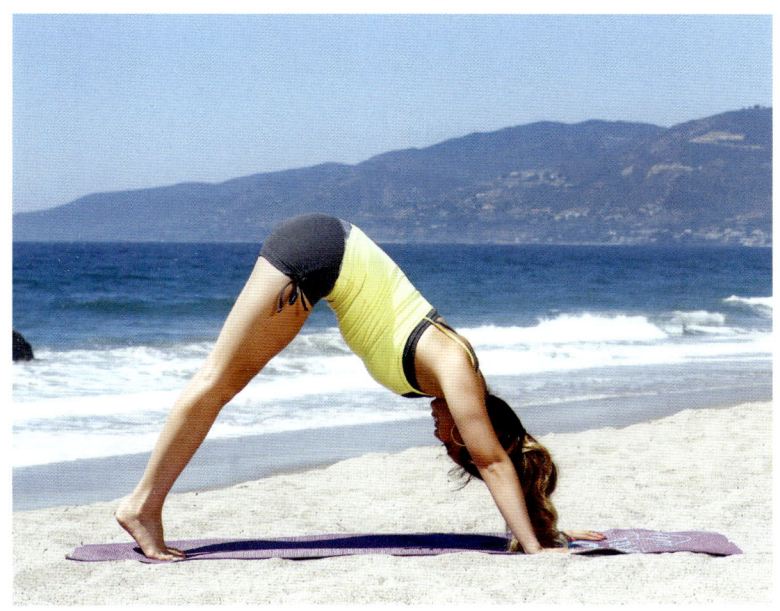

SHOULDER PUSH-UP 12 X
ZIEL: SCHULTERN

A Starte im schiefen Brett, dann hebe den Po zur Decke und krabbele mit den Händen in Richtung Füße, bis du in der Position nach unten schauender Hund bist.

B Mit Blick auf die Zehen atmest du jetzt ein und beugst die Ellbogen, bis der Kopf die Matte berührt. Ausatmen und Arme strecken.

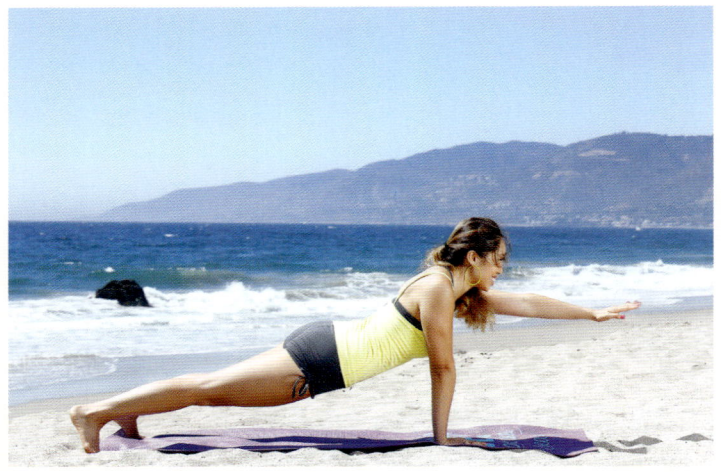

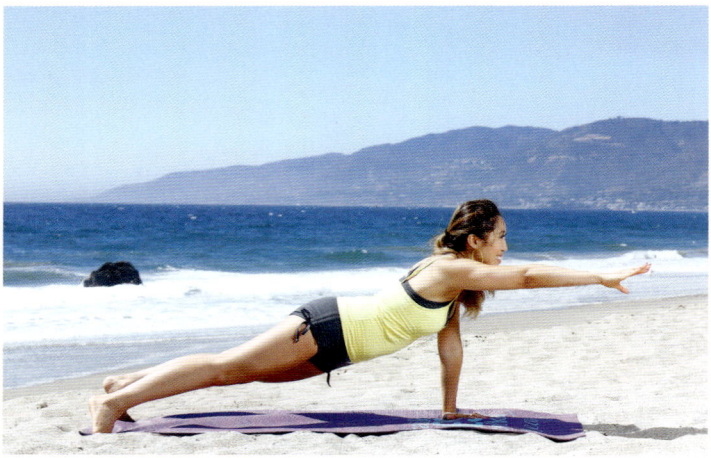

BEACH REACHES 20 X
ZIEL: KÖRPERMITTE, BRUSTKORB, SCHULTERN

A Beginne im schiefen Brett: Hände unter den Schultern, Arme gestreckt, Füße hüftbreit auseinander. Falls du Pilatesanfänger bist, kannst du dich auf die Knie stützen.

B Hebe nun abwechselnd den linken und den rechten Arm gerade nach vorn, etwa 1 Sekunde halten. Die Hüften bleiben ruhig, parallel zum Boden.

Wie Freunde motivieren können ...

Manchmal ist es so, dass unsere Freunde keinen Sport mögen und sich auch nicht für gesunde Ernährung interessieren. Oft liegt das an tief sitzenden Verunsicherungen. Da nutzt es nichts, deiner Freundin ein schlechtes Gewissen zu machen. Besser, ihr Schritt für Schritt deine Welt zu zeigen, damit sie merkt, wie viel Spaß das machen kann, fit und gesund zu sein. Lade sie bei dir zum Essen ein und koch gemeinsam mit ihr ein Clean-Eating-Gericht. Nach dem Essen macht ihr einen Spaziergang und quatscht dabei – das hilft, die Kalorien zu verbrennen. Wenn du mit ihr Shoppen gehst – stöbert doch mal durch die herrlich bunten Fitness-Outfits, da kann sie sicher nicht widerstehen! Beim nächsten Mal lädst du sie zu dir nach Hause ein – vielleicht hat sie ja Lust, mit dir ein Workout zu machen. Es geht darum, den Menschen, die dir etwas bedeuten, zu zeigen, wie viel Freude man hat, wenn man sich sportlich betätigt. Wenn sie das erst gemerkt hat, wird sie mehr davon wollen.

WORKOUT NR. 5: DAS ULTIMATIVE BIKINIFIGUR-TRAINING

Dieses Workout kurbelt den Kreislauf an und sorgt für eine unwiderstehliche Figur. Der Scorpion Push-up aktiviert jeden einzelnen Muskel in deinem Körper – du drehst und wendest dich so, dass dein ganzer Körper auf Badeschönheit getrimmt wird.

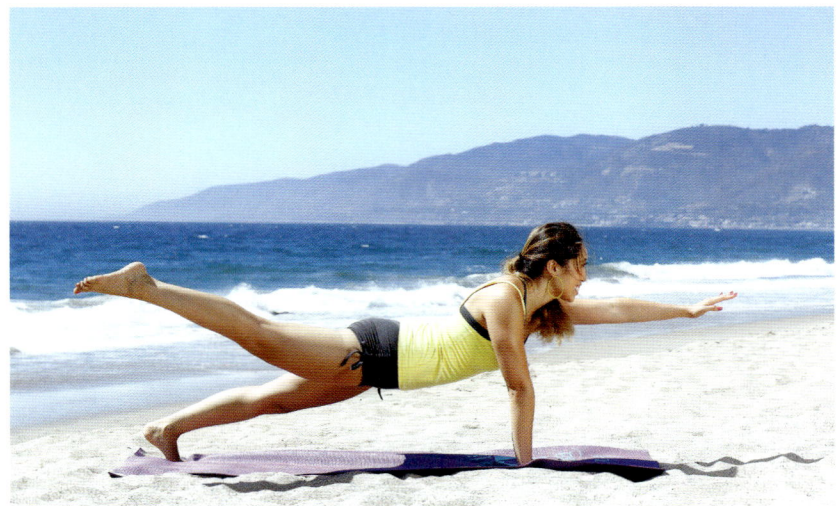

ADVANCED PLANK 10 SEKUNDEN PRO SEITE, 6 X
ZIEL: KÖRPERMITTE

A Geh in das schiefe Brett, die Hände unter den Schultern, Arme ausgestreckt, Füße etwas mehr als hüftweit auseinander.

B Nun hebe gleichzeitig den rechten Arm und das linke Bein, halte die Hüfte dabei ganz gerade, sie bleibt parallel zur Matte. Halten. Diese Übung ist etwas für Fortgeschrittene. Falls du Pilatesanfänger bist, kannst du auch in den Vierfüßlerstand gehen und dann jeweils einen Arm und das andere Bein heben.

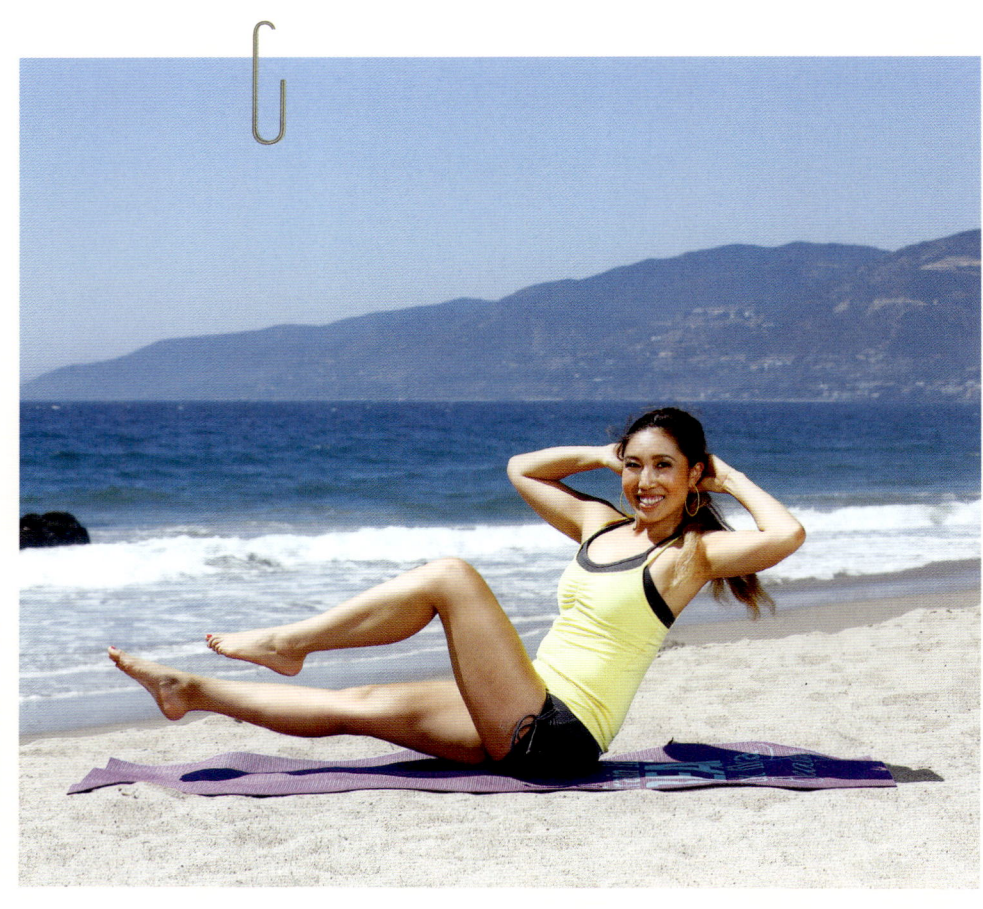

SEATED CRISSCROSS 20 X
ZIEL: SCHRÄGE BAUCHMUSKELN, BEINSTRECKER

A Setz dich gerade hin, auf den Sitzhöckern balancierend, die Knie angezogen, Füße gestreckt, Hände im Nacken.

B Jetzt das rechte Bein auf Bodenhöhe ausstrecken, dabei die rechte Schulter zum linken (gebeugten) Knie bringen. Seite wechseln.

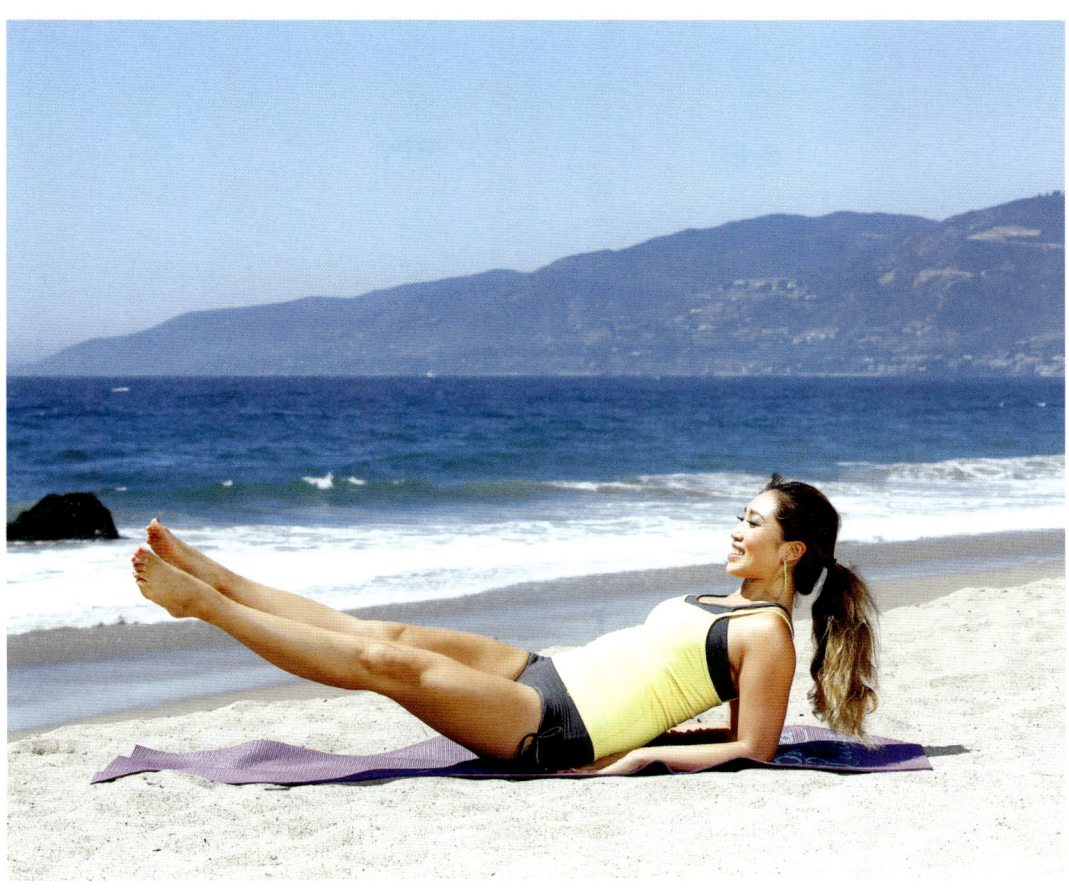

CLOCK ABS 8 X IM UHRZEIGERSINN, 8 X DAGEGEN
ZIEL: UNTERE BAUCHMUSKELN, BEINSTRECKER

A Lege dich hin, als würdest du sonnenbaden: auf die Ellbogen gestützt, Hände zeigen zu den Füßen, Brustkorb geöffnet. Dann die gestreckten Beine um etwa 45 Grad heben, die Fersen pressen zusammen, Füße sind gestreckt. Am Anfang kannst du die Knie beugen.

B Jetzt im Uhrzeigersinn mit den Zehenspitzen einen Kreis zeichnen. Oben angekommen, machst du den Kreis in die andere Richtung. Anfänger machen dieselbe Bewegung mit den Knien.

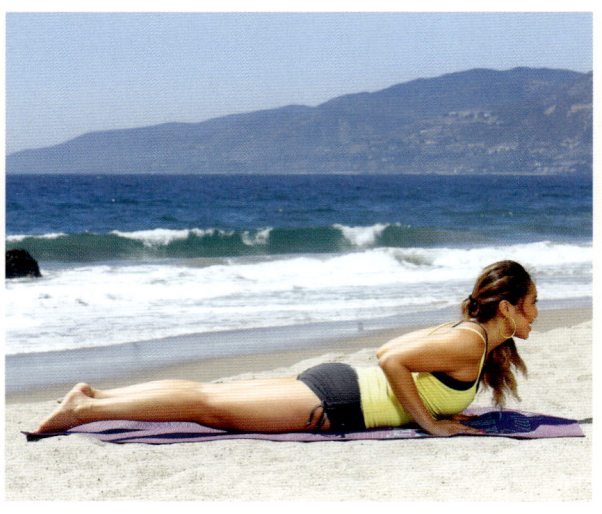

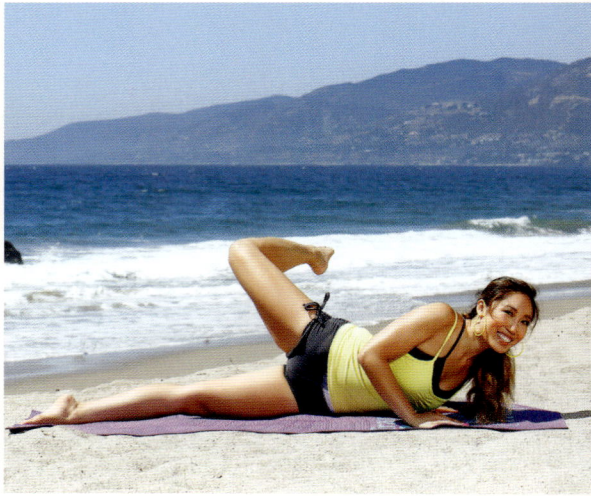

SCORPION PUSH-UP 20 X
ZIEL: TRIZEPS, BRUSTKORB,
UNTERER RÜCKEN

A Geh in die Bauchlage, Handflächen drücken gleich neben den
Schultern in die Matte.

B Halte die Ellbogen immer nah
an den Rippen, dann öffne die
rechte Hüfte nach oben, führe das Knie
über das linke Bein und tippe mit dem
rechten Zeh links auf den Boden. Dabei
dreht sich der untere Rücken auf. Mit
den Armen machst du während dieser
Drehung einen Trizeps-Liegestütz. Jetzt
das Ganze in die andere Richtung.
Einmal rechts und links zählt als ein
Durchgang.

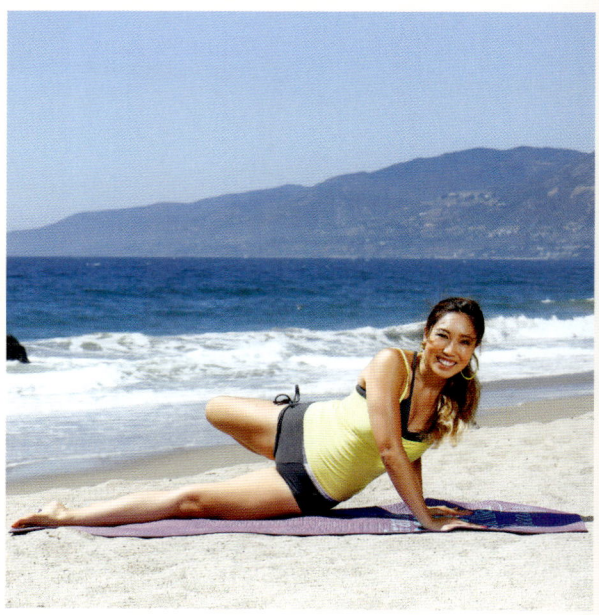

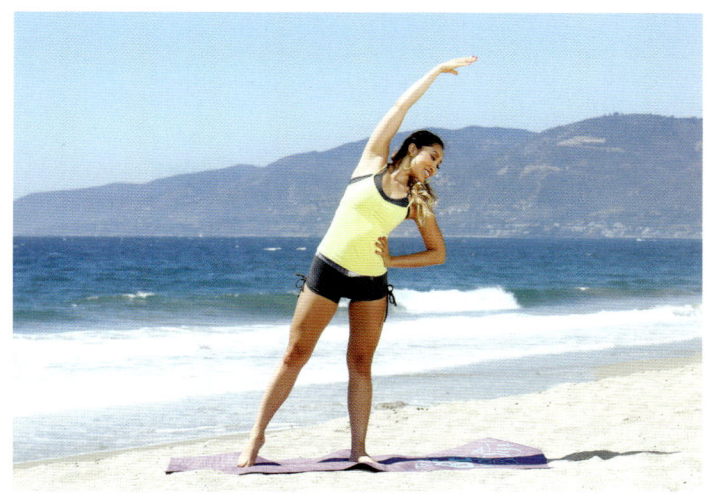

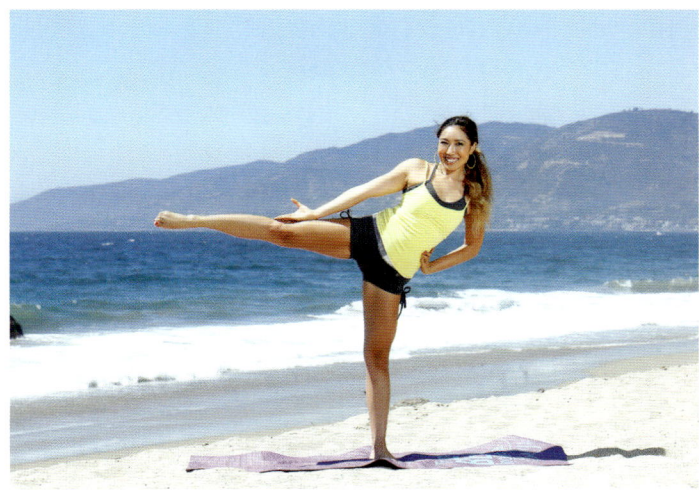

STANDING SIDE SQUEEZE 15 X PRO SEITE
ZIEL: SCHRÄGE BAUCHMUSKELN, GLEICHGEWICHT

A Steh auf der Matte, die linke Hand in die Hüfte gestützt, das rechte Bein seitlich ausgestreckt, der rechte Arm hoch über dem Kopf gehalten wie eine Ballerina.

B Ausatmen, dabei rechten Arm und rechtes Bein zusammenführen, in der Hüfte schön gerade ausgerichtet bleiben – jetzt arbeiten die schrägen Bauchmuskeln. Beim Einatmen zurück in die Ausgangsposition.

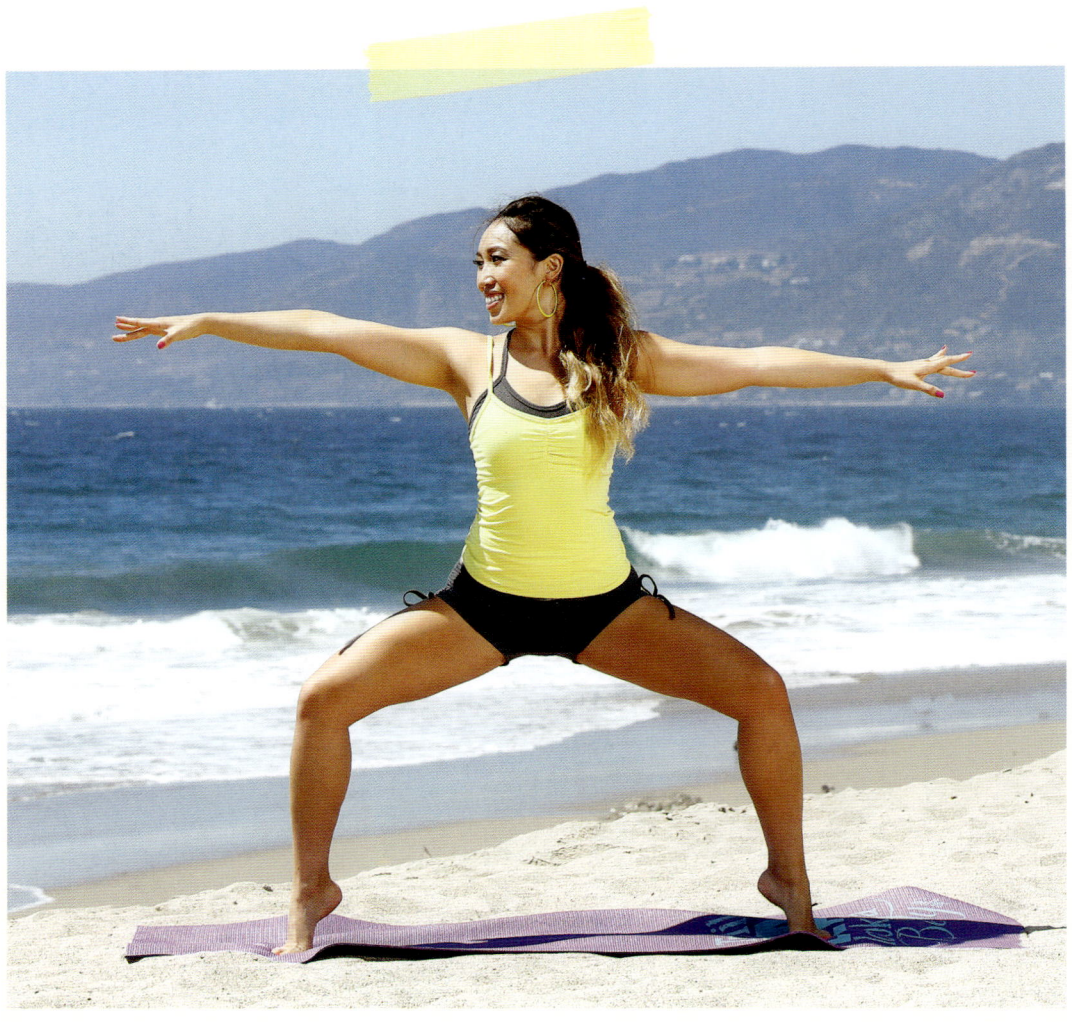

PLIÉ HEEL LIFTS 25 X

ZIEL: WADEN, BEINSTRECKER, INNERE OBERSCHENKEL, POMUSKELN

A Mache einen großen Seitwärtsschritt – weiter als die Schultern. Versuche, die Füße möglichst parallel zur Matte zu halten. Am Anfang kannst du die Füße noch schräg stellen. Arme auf Schulterhöhe zur Seite ausstrecken, die Finger bleiben locker. Pomuskeln anspannen und ein Plié machen: Knie beugen, halten.

B Tief im Plié bleiben, dabei die Fersen heben und senken.

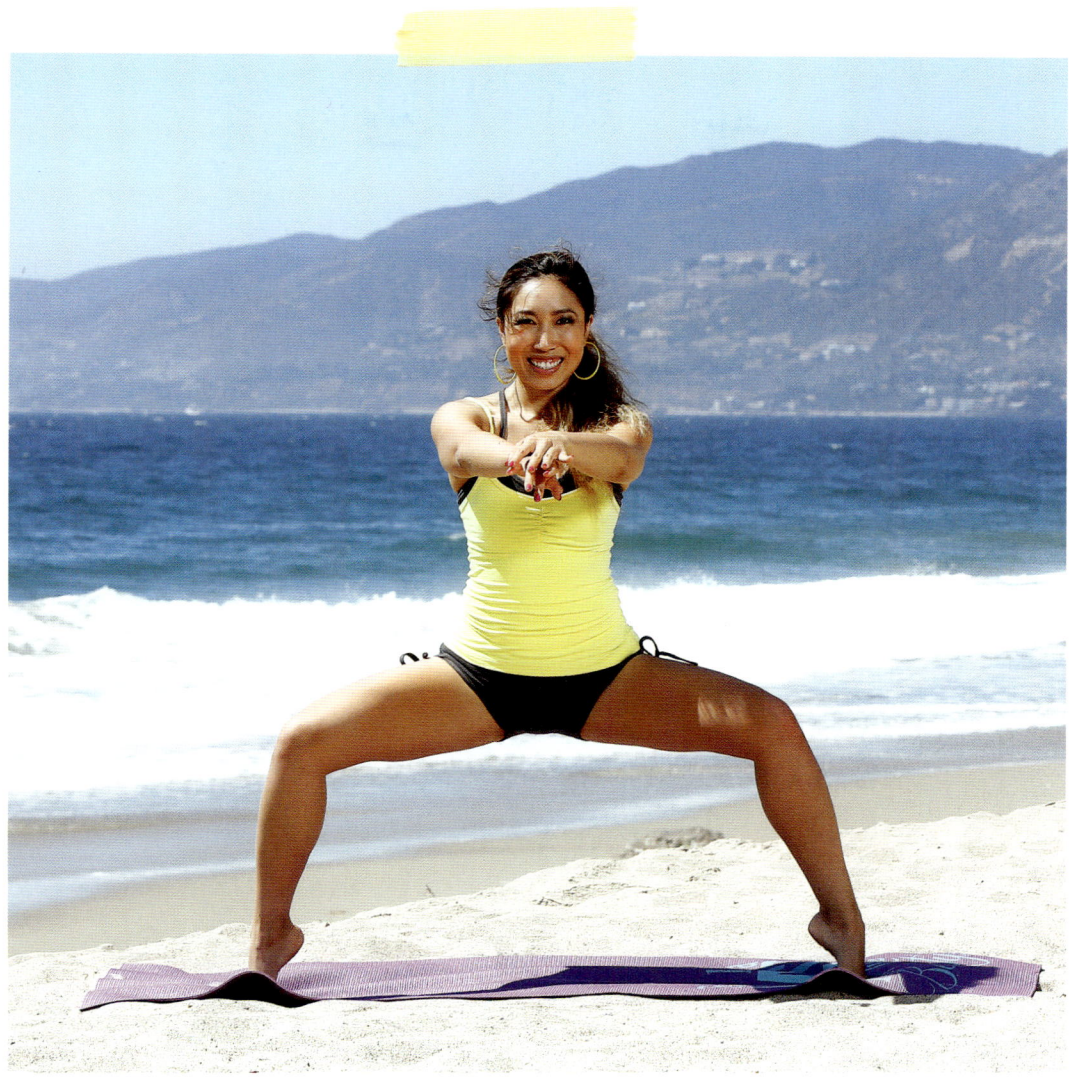

PLIÉ PULSES 25 X

ZIEL: POMUSKELN, BEINSTRECKER, INNERE OBERSCHENKEL, WADEN

A Bleib in dem tiefen Plié von eben, zieh die Fersen hoch, die Arme vor dir ausstrecken und Hände verschränken.

B Jetzt mit dem Po auf und ab federn, die Beine dabei schön gebeugt halten.

Post von Cassey

Glück ist keine Zahl

Wie viel du abnimmst, das ist nur eine Art, deinen Erfolg zu messen. Und doch lassen wir unser Wohlgefühl ganz oft davon bestimmen, welche Zahl beim Wiegen zwischen unseren Füßen steht. Und das ist noch nicht alles. Wir bemessen unser Selbstwertgefühl damit, wie viel Geld wir verdienen und wie viele Zimmer unsere Wohnung hat. In Zeitschriften, im TV und im Kino macht man uns vor, dass Erfolg bedeutet, ein schönes Model zu sein, mit einem reichen Geschäftsmann verheiratet zu sein, in einem tollen Haus zu wohnen oder ein schickes Auto zu fahren – doch das stimmt nicht. Erfolg ist ein Zustand. Der Zustand des Glücklichseins.

Ich sage ja nicht, dass du nichts mehr tun sollst – natürlich hat man Ziele wie abnehmen oder eine Beförderung durchkriegen. Was ich meine ist Es gibt einen wichtigen Unterschied zwischen Erfolg und Selbstwertgefühl.

Als Mensch möchte ich nur an dich appellieren, deine persönliche Leidenschaft zu entdecken und dein eigenes Potenzial voll auszuleben.

Dein Potenzial – das ist hier das Zauberwort. Es geht nicht darum, was andere von dir erwarten. Es geht nicht darum, mit anderen zu rivalisieren oder dir Sorgen zu machen, dass deine Freundinnen berühmt, reich oder dünn werden. Ist das wichtig? Was hat das denn mit dir zu tun?

Du bist unvergleichlich – bemühe dich einfach nur immer darum, die bestmögliche Version deiner selbst zu sein – jeden Tag!

Konzentriere dich auf deine Talente, bring sie zum Glänzen, teile

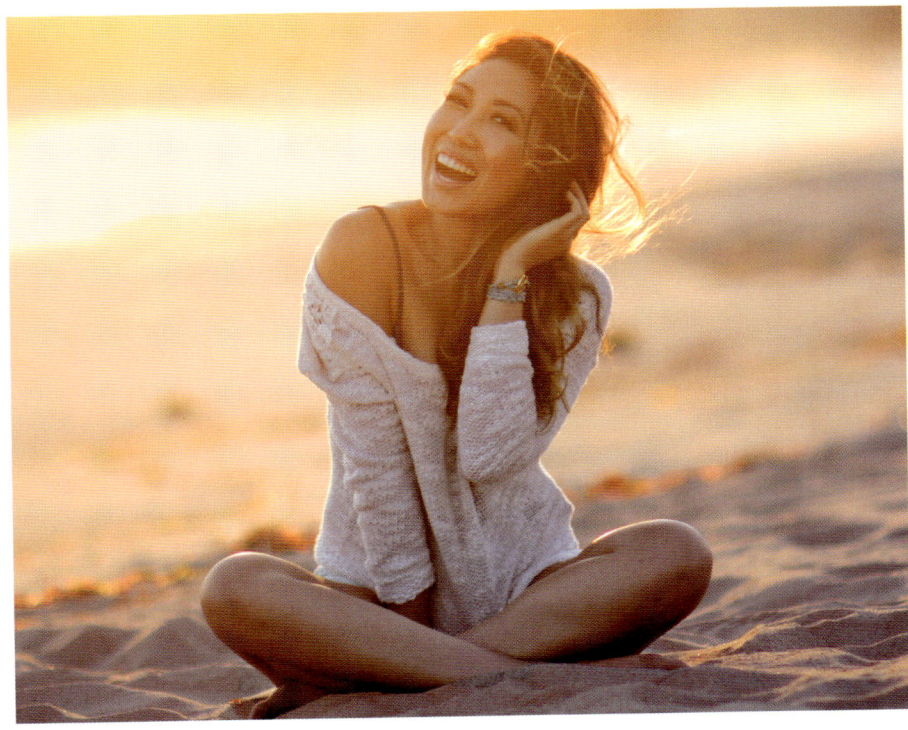

deine Fähigkeiten, um dein Leben und das deiner Umwelt zu inspirieren und besser zu machen. Erfolg ist kein Ziel – es ist eine Art erleuchteter Zustand, der damit anfängt, dass du dich selbst wertschätzt.

Das lege ich dir ans Herz: Lebe dein Leben, wie es deinen Fähigkeiten entspricht. Lebe leidenschaftlich und sinnvoll. Sei keine Nummer. Sei mehr, als die Leute von dir erwarten.

Lerne, deinen eigenen Wert zu schätzen. Wenn du das tust, wird dir alles gelingen, was du dir je vorgenommen hast. Ich kann es in deiner Zukunft sehen!

♡ Deine
Cassey

SOMMERGERICHTE

Willkommen in der Jahreszeit der Salate! Jetzt gibt es überall Gemüse und Obst, so viel, dass du den Teller mit Clean-Eating-Rezepten füllen kannst. Für die Pfannkuchen mit Beeren-Apfel-Sauce (Seite 133) habe ich die schönsten Himbeeren ausgesucht – eine so knallige Sauce sieht man nicht alle Tage auf Pfannkuchen. Natürlich kannst du auch Heidelbeeren, Erdbeeren oder Brombeeren nehmen – oder einen Mix aus allen Beerensorten. Hauptsache, es ist frisch und bereitet dir Freude. So bist du bestens motiviert, um deinen Körper jeden Tag mit allen wichtigen Nährstoffen, die diese frischen Nahrungsmittel bieten, zu versorgen. Für den Sommer habe ich viele Salatrezepte ausgesucht, denn sie sind einfach zuzubereiten und großartig. Es gibt so viele Leckereien frisch zu kaufen oder sogar selbst zu pflücken, da kannst du dich richtig austoben. Mit dem Sommersalat mit Avocado-Dressing (Seite 137) oder dem Aubergine-Enchilada-Turm mit Zucchini-Salsa-Verde (Seite 138) zauberst du dir einen regelrechten Garten auf den Teller.

DIE EINKAUFSLISTE FÜR DEN SOMMER

Gemüse
Aubergine
Brokkoli
Chilischoten
Endivie
grüne Bohnen
Gurke
Kopfsalat
Mangold
Okra
Radieschen
Rote Beete
Roter Blattsalat
Rucola

Sommerkürbis
Tomaten
Zucchini
Zuckerschoten

Obst
Ananas
Aprikosen
Asiatische
  Birnen
Boysenbeeren
Brombeeren
Cantaloupe-Melone
Erdbeeren

Feigen
Heidelbeeren
Himbeeren
Holunderbeeren
Honigmelone
Kirschen
Limetten
Maracuja
Nektarinen
Pfirsiche
Pflaumen
Trauben
Wassermelone

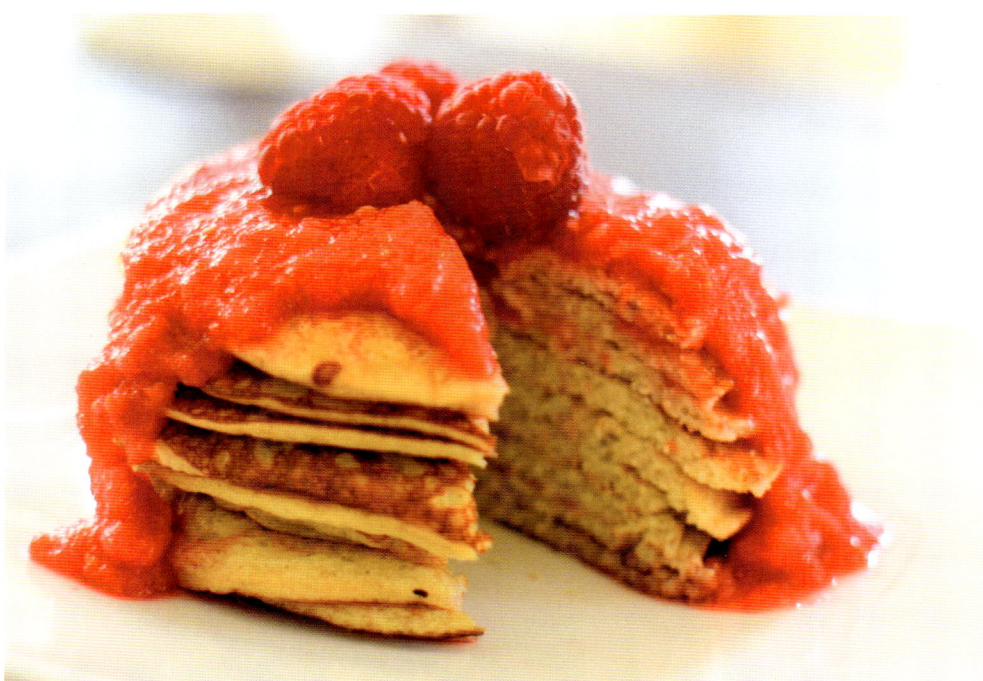

Pfannkuchen mit Beeren-Apfel-Sauce

ZUTATEN

BEEREN-APFEL-SAUCE:

½ Apfel, ungeschält, entkernt und in Würfel geschnitten

30 ml Wasser

40 g Himbeeren (oder Erdbeeren, Heidelbeeren, Brombeeren oder gemischte Beeren)

PFANNKUCHENTEIG:

2 große Eier

2 reife Bananen

etwas Fett

ZUBEREITUNG

Für die Apfelsauce die Apfelstücke mit dem Wasser in einem kleinen Topf 6–8 Minuten köcheln lassen, bis der Apfel sich mit einer Gabel zerdrücken lässt. Vom Herd nehmen, die Beeren unterrühren, abkühlen lassen. Im Mixer pürieren, in eine Schüssel geben.

Spüle den Mixer kurz aus, dann püriere die Eier mit den Bananen.

Eine kleine Pfanne leicht einfetten und den Teig auf mittlerer Hitze etwa 2–3 Minuten pro Seite backen. Den Pfannkuchen mit der Beeren-Apfel-Sauce servieren.

375 Kalorien, 10 g Fett, 60 g Kohlehydrate, 15 g Protein, 32 g Zucker

FÜR 1 PORTION

Vegane Arme Ritter

ZUTATEN

20 ml ungesüßte
   Mandelmilch

1 Teelöffel Zimt,
   gemahlen

60 ml frisch
   gepresster
   Orangensaft

1 Teelöffel
   Vanilleextrakt

2 Scheiben
   Vollkorntoast

Fett

Für obendrauf:
   Agavendicksaft,
   Ahornsirup, frische
   Beeren

ZUBEREITUNG

Verquirle in einer mittelgroßen Schüssel die Mandelmilch, Zimt, Orangensaft und Vanille und tunke dann die Toastscheiben hinein, bis alle Flüssigkeit aufgesogen ist.

Eine Pfanne leicht einfetten und auf mittlerer Hitze erhitzen, dann die Toastscheiben 2–3 Minuten auf jeder Seite anbraten, bis sie goldbraun sind. Nach Lust und Laune mit Sirup oder frischem Obst servieren.

227 Kalorien, 2 g Fett, 41 g Kohlehydrate, 9 g Protein, 9 g Zucker

FÜR 1 PORTION

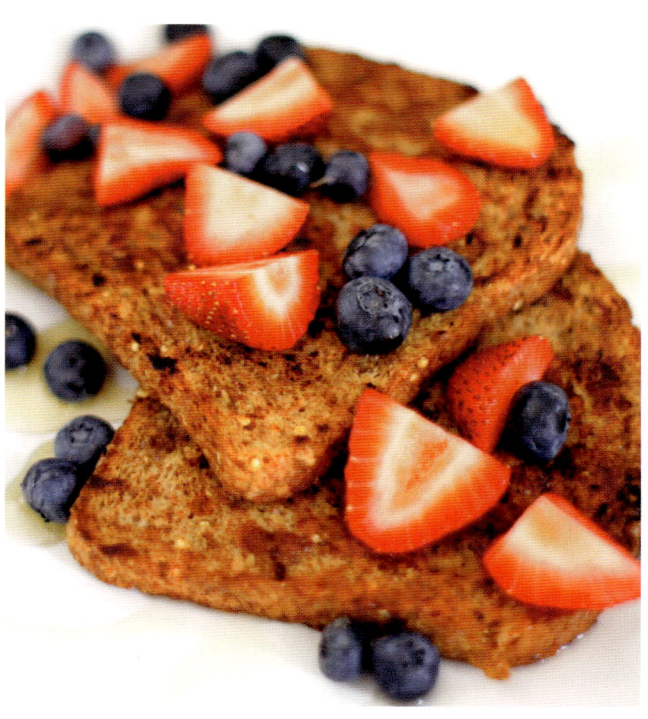

Pizza ohne Mehl mit Feigen und Rosmarin

ZUTATEN

TEIG:

180 g Blumenkohlröschen

60 g kleine Mozzarellawürfel

1 großes Ei

1 Teelöffel Oregano, getrocknet

½ Teelöffel Knoblauch, gepresst

Fett

BELAG:

80 g fettarmer Hüttenkäse

1 Esslöffel Balsamico

3 frische Feigen, in Scheiben

1 Teelöffel gehackter Rosmarin, frisch oder getrocknet

50 g Rucola, klein geschnitten

ZUBEREITUNG

Ofen auf 180 °C vorheizen.

Für den Teig den Blumenkohl 8 Minuten auf der höchsten Stufe der Mikrowelle kochen, bis er ganz weich ist. Den Käse einrühren, dann das Ei darüberschlagen, alles gut mit dem Oregano und Knoblauch verrühren.

Ein Pizzablech leicht einfetten und dann den Blumenkohlteig darauf verteilen wie einen Pizzateig. 10–15 Minuten backen, bis der Teig knusprig und goldbraun ist. Teig aus dem Ofen nehmen, den Ofen aber noch an lassen.

Für den Belag: Hüttenkäse im Küchenmixer pürieren, bis er ganz glatt ist. Mit dem Essig auf dem Pizzateig verteilen. Jetzt die Feigen und den Rosmarin darauflegen und alles noch mal für 10 Minuten in den Ofen stellen.

Den Rucola auf der Pizza verteilen und servieren.

547 Kalorien, 24 g Fett, 40 g Kohlehydrate, 45 g Protein, 27 g Zucker

FÜR 2 PORTIONEN

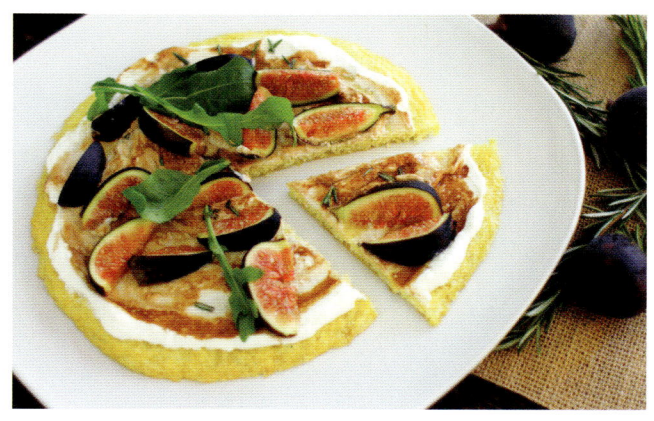

Sandwich mit Tofusalat

ZUTATEN

100 g weicher Tofu,
  gewürfelt

2 Esslöffel vegane
  Mayonnaise

2 Teelöffel Dijon-Senf

1 Esslöffel glatte
  Petersilie, gehackt

1 Esslöffel Schnittlauch,
  gehackt

Salz und Pfeffer

2 Scheiben
  Vollkorntoast

50 g gemischter
  Pflücksalat

ZUBEREITUNG

Den Tofu in einer Schüssel mit einer Gabel zerdrücken. Mit Mayonnaise, Senf, Petersilie, Schnittlauch, Salz und Pfeffer vermischen und abschmecken. Etwa 30 Minuten kühl stellen.

Die Toastscheiben mit der Tofucreme beschmieren und mit dem Pflücksalat garnieren.

358 Kalorien, 13 g Fett, 39 g Kohlehydrate, 21 g Protein, 3 g Zucker

FÜR 1 PORTION

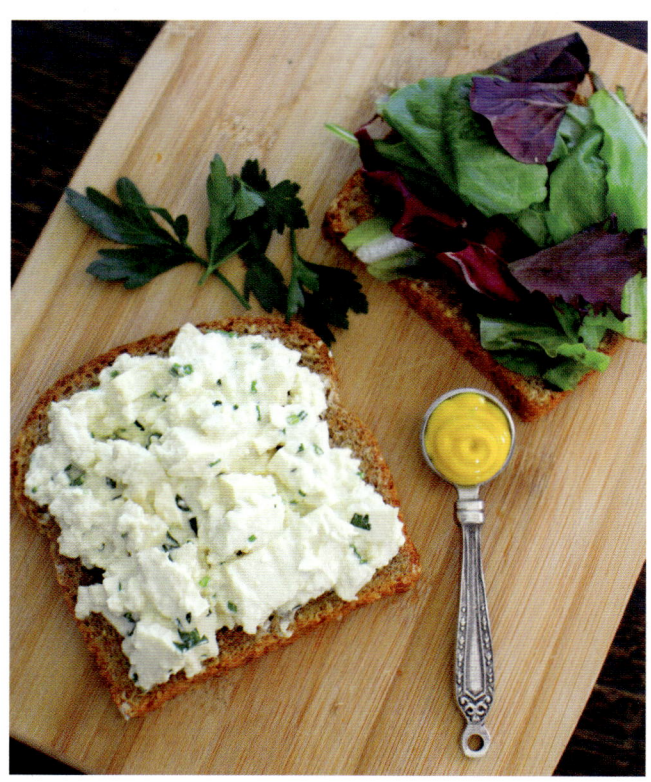

Sommersalat mit Avocado-Dressing

ZUTATEN

SALAT:

120 g gare Hähnchen-
brust, gewürfelt

100 g Rucola, klein
geschnitten

100 g frischer Spinat,
klein geschnitten

1 Radieschen, in feine
Scheiben geschnit-
ten

½ rote Paprika, ent-
kernt und in Streifen
geschnitten

90 g Brokkoliröschen,
gehackt

1 Prise schwarze
Pfefferkörner, grob
gemahlen

AVOCADO-DRESSING:

¼ reife Avocado

2 Esslöffel frischer Koriander, klein gezupft

½ Knoblauchzehe,
gepresst

1 Esslöffel Limettensaft

1 Prise Salz

1–2 Esslöffel Wasser, je
nach Bedarf

ZUBEREITUNG

Für den Salat alle Zutaten in eine Schüssel geben und
vorsichtig vermischen.

Für das Dressing die Zutaten im Mixer pürieren. Benutze
dafür so viel Wasser wie nötig, um die gewünschte
Konsistenz zu erhalten.

Das Dressing über den Salat geben.

238 Kalorien, 11 g Fett, 11 g Kohlehydrate, 29 g Protein,
3 g Zucker

FÜR 1 PORTION

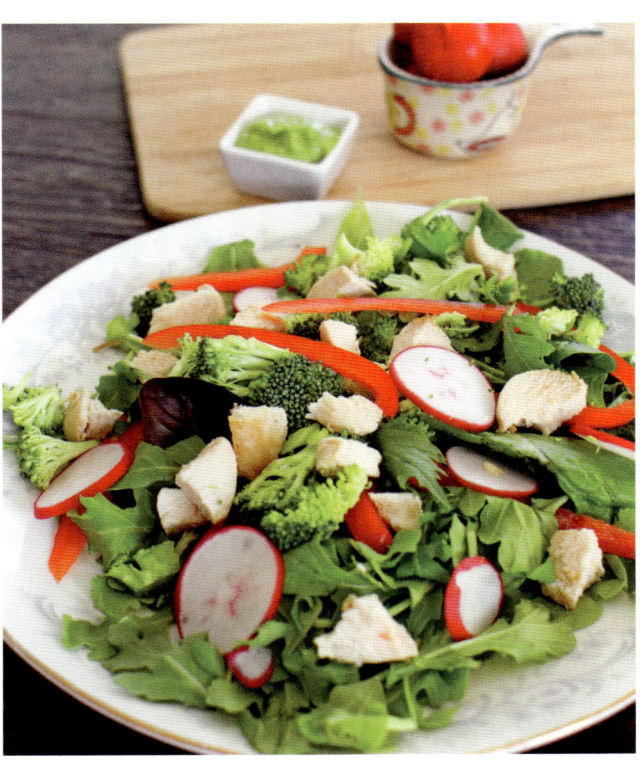

Aubergine-Enchilada-Turm mit Zucchini-Salsa-Verde

ZUTATEN

SALSA:

2 Teelöffel Kokosnussöl

3 Scheiben Aubergine, etwa ½ cm dick

½ mittelgroße Zucchini, gewürfelt

1 Esslöffel frisch gepresster Limettensaft

½ kleine Jalapeño oder Peperoni, entkernt und gehackt

½ Knoblauchzehe

$\frac{1}{8}$ Teelöffel Kreuzkümmel

1 Teelöffel Agavendicksaft

120 g Hähnchenbrust, gar, abgekühlt und in kleinen Stücken

2 Esslöffel fettarmer Naturjoghurt 1,5 %

ZUBEREITUNG

Ofen auf 180 °C vorheizen.

Für die Salsa das Kokosöl in einem mittelgroßen Topf erhitzen (mittlere Hitze), dann die Auberginenscheiben auf jeder Seite 4 Minuten anbraten, bis sie leicht braun werden.

Im Mixer Zucchini, Limettensaft, Peperoni, Knoblauch, Kreuzkümmel und Agavendicksaft pürieren.

Die Salsa auf das Hähnchenfleisch geben, sodass alle Teile bedeckt sind.

Ein Backblech leicht einfetten, dann abwechselnd Aubergine und Fleisch aufeinanderstapeln, die Seiten festklopfen, damit der Turm stehen bleibt.

15 Minuten im Ofen backen, bis alles schön warm ist. Mit Joghurt servieren.

225 Kalorien, 4 g Fett, 19 g Kohlehydrate, 30 g Protein, 9 g Zucker

FÜR 1 PORTION

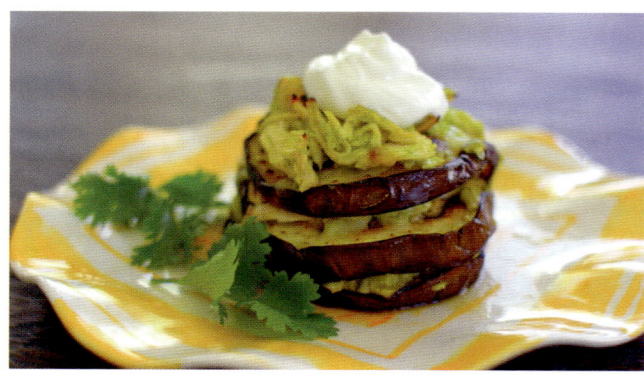

Cheesecake mit Balsamico-Beeren

ZUTATEN

BALSAMICO-BEEREN-BELAG:

300 g frische Beeren nach Wahl

60 ml Balsamico

1 Teelöffel Zitronenschale

2 Teelöffel Stevia

TEIG:

200 g Walnüsse

90 g Datteln, entkernt

FÜLLUNG:

400 g Cashewnüsse (über Nacht oder mindestens mehrere Stunden lang eingeweicht)

120 ml Agavendicksaft

60 ml Zitronensaft

1 Teelöffel Vanilleextrakt

180 ml Kokosöl, geschmolzen (dafür das Öl einfach in eine warme Schüssel geben. Verzichte darauf, das Öl zu erhitzen, wenn du den Kuchen ganz roh haben willst)

ZUBEREITUNG

Für den Beeren-Belag die Beeren mit Balsamico-Essig, Zitronenschale und Stevia vorsichtig verrühren, mit Folie abdecken und im Kühlschrank ziehen lassen.

Für den Teig Walnüsse und Datteln im Mixer pürieren, bis eine glatte Masse entsteht, dann in eine Kuchenform (Durchmesser 20 cm) geben.

Für die Füllung alles in die Küchenmaschine geben und zu einer glatten Masse verrühren. Die Füllung auf den Teig geben und 3 Stunden ins Gefrierfach legen.

Den Käsekuchen in 8 Stücke zerteilen und mit dem Beeren-Belag servieren.

Pro Stück: 225 Kalorien, 4 g Fett, 19 g Kohlehydrate, 30 g Protein, 9 g Zucker

FÜR 8 PORTIONEN

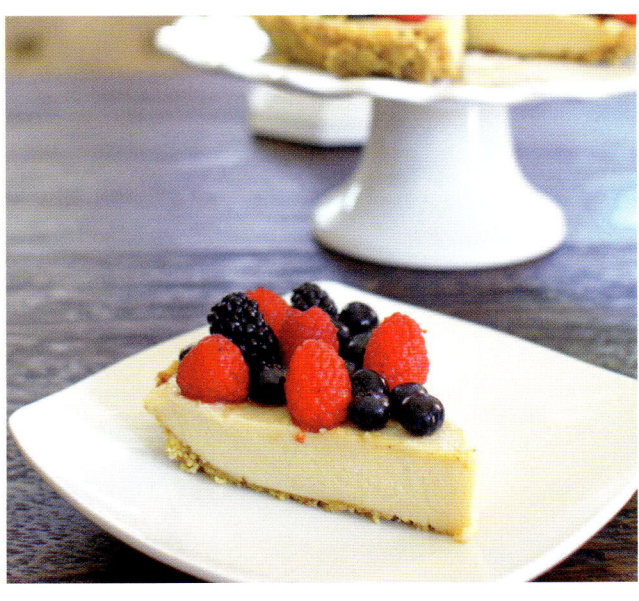

Pfirsich-Sahne am Stiel

ZUTATEN

225 g frische
   Pfirsiche, in Würfel
   geschnitten

350 g fettarmer
   Vanillejoghurt 1,5 %

ZUBEREITUNG

Die Pfirsiche im Mixer pürieren. Die Flüssigkeit in eine Schüssel geben und vorsichtig den Joghurt unterrühren.

Die Mischung in Eis-Förmchen gießen und über Nacht gefrieren.

Pro Eis: 67 Kalorien, 0,7 g Fett, 10 g Kohlehydrate, 8 g Protein, 9 g Zucker

FÜR 8 PORTIONEN

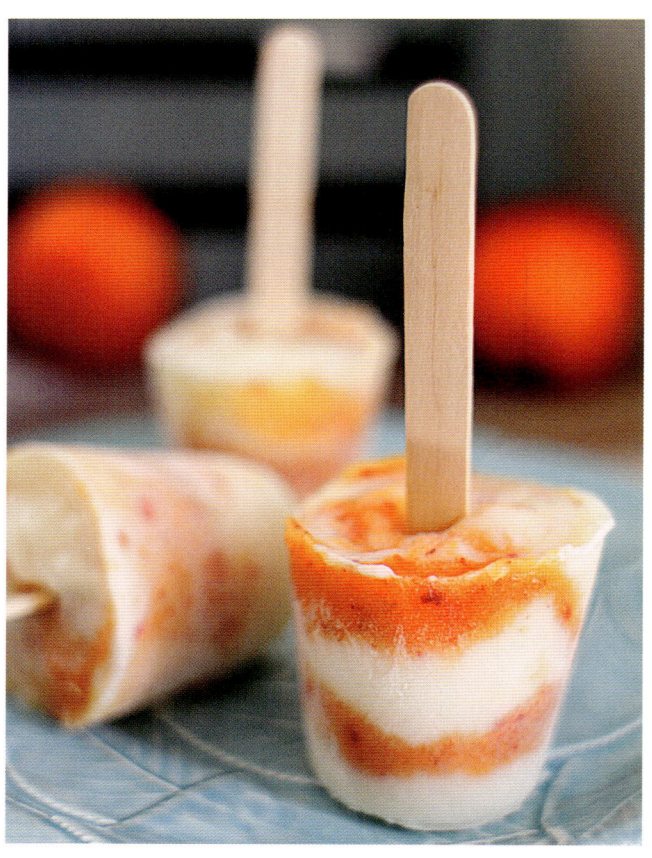

Pita-Chips mit Obst-Salsa

ZUTATEN

SALSA:

5 reife Erdbeeren, in Würfel geschnitten

1 Mango, in Würfel geschnitten

1 Mini-Salatgurke, in Würfel geschnitten

1 kleine Jalapeño oder Peperoni, entkernt und gehackt

1 Esslöffel frisch gepresster Limettensaft

1 Esslöffel frische Pfefferminze, gehackt

CHIPS:

2 Vollkorntortillas, in Achtel geschnitten

Olivenöl

ZUBEREITUNG

Für die Salsa alle Zutaten vermengen und kühl stellen.

Für die Chips den Ofen auf 180 °C vorheizen, die Tortillas auf beiden Seiten ganz leicht mit Olivenöl benetzen (evtl. Olivenölspray nehmen), auf ein Backblech mit Backpapier legen und 7 Minuten backen, dann umdrehen und weitere 7 Minuten backen. Wenn die Tortillas goldbraun und knusprig sind, sind sie fertig. Noch etwas abkühlen lassen und dann mit der Salsa servieren.

Für die Salsa: 89 Kalorien, 0,6 g Fett, 26 g Kohlehydrate, 1 g Protein, 17 g Zucker

Für 8 Chips: 150 Kalorien, 4 g Fett, 24 g Kohlehydrate, 6 g Protein, 0 g Zucker

FÜR 2 PORTIONEN

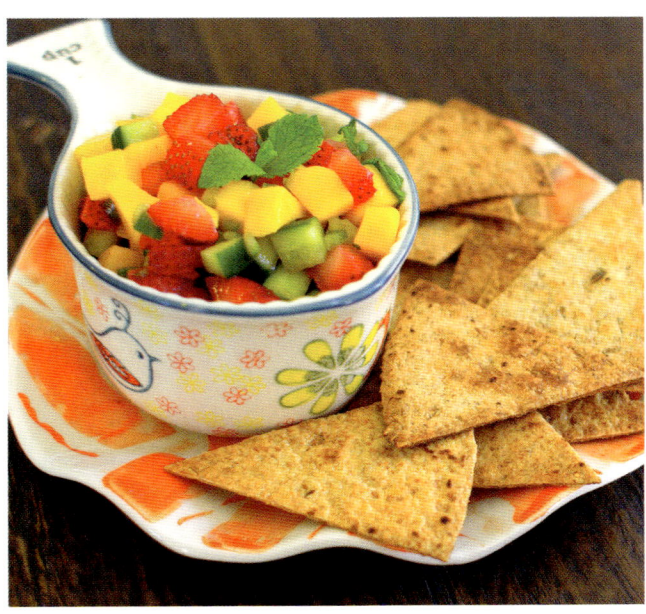

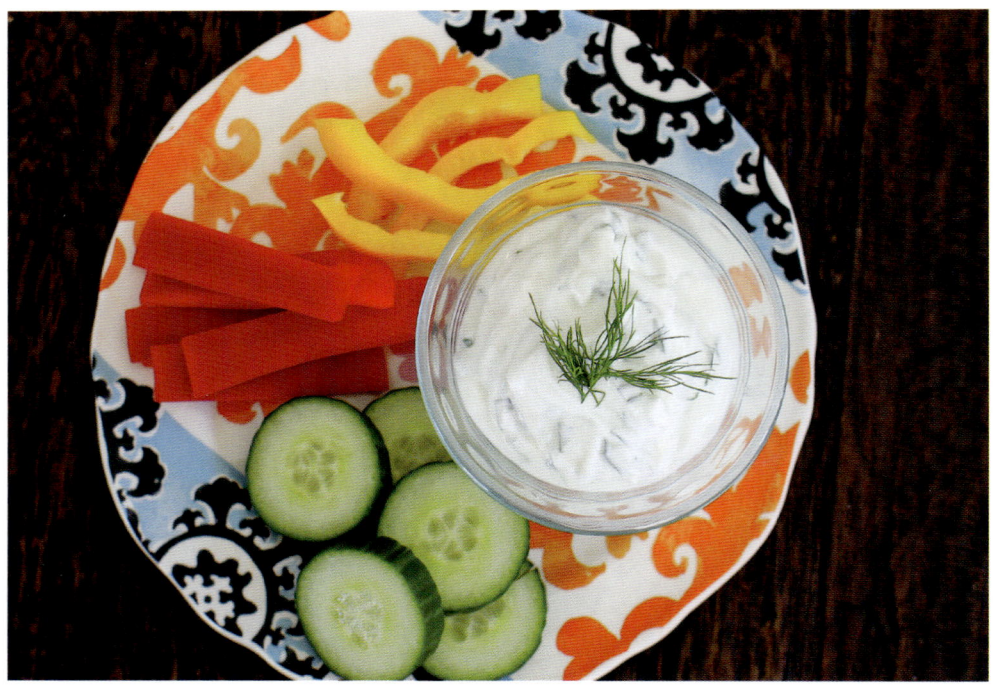

Rohkost mit Ranch-Dip

ZUTATEN

DIP:

120 g fettarmer Natur-
joghurt 1,5 %

1 Esslöffel fein gehack-
te frische Petersilie

2 Teelöffel fein gehack-
ter Schnittlauch

1 Teelöffel fein gehack-
ter frischer Dill

½ Knoblauchzehe,
gepresst

120 g rohes Gemüse
nach Wunsch,
mundgerecht
geschnitten

ZUBEREITUNG

Für den Dip alle Zutaten verrühren, dazu deine
Lieblingssommerrohkost servieren.

Für den Dip: 80 Kalorien, 1,8 g Fett, 6 g Kohlehydrate, 15 g
Protein, 6 g Zucker

FÜR 1 PORTION

Post von Cassey

Warum Selbstbewusstsein das Aufregendste ist, das eine Frau tragen kann

Über äußere Schönheit lässt sich nicht objektiv urteilen. Bei Wettbewerben kommt es so gut wie nie vor, dass alle Mitglieder der Jury dieselbe Person zur attraktivsten wählen. Aber weißt du, was nicht zu leugnen ist? **Wahre Schönheit strahlt von innen heraus**, und sie entsteht durch Selbstbewusstsein, Güte und Gesundheit. Man erkennt eine schöne Frau daran, dass ihr Lächeln bewirkt, dass man sich selbst gut fühlt. Du brauchst keine perfekten Kurven oder hohen Wangenknochen, um umwerfend auszusehen. Viel wichtiger ist, zu wissen, dass es egal ist, was die anderen denken. Was zählt, ist, dass du weißt, **dass du toll aussiehst.**

Ich habe einmal auf einer Cocktailparty eine Frau gesehen, die trug ein Polo-shirt in die Khakihose gestopft und einen schönen Gürtel. Kein Make-up. Das Haar etwas wirr. Alle anderen Frauen trugen High Heels und enge Kleider. Ich war interessiert und sprach sie an und sie erzählte mir von ihrem Unternehmen – sie hatte eine umwerfende, ansteckende Energie und Kreativität, die mir fast den Atem verschlugen.

Selbstbewusstsein ist das Aufregendste, das eine Frau tragen kann, egal zu welcher Jahreszeit und völlig unabhängig von der Mode – es ist immer sexy. Also: Beweg dich auf dem Bürgersteig, als sei es ein Laufsteg! Steh zu allem, was du sagst, tust und weitergibst! Konzentriere dich auf deine Talente, lass sie zum Vorschein kommen, sei präsent, wo auch immer du bist. Du bist wunderschön und inspirierend.

♡ Deine
Cassey

Dein Essensplan für den Sommer

MONTAG	DIENSTAG	MITTWOCH	DONNERSTAG
Morgens Gemüse-Rührei aus 4 Eiweiß und 120 g gemischtem Gemüse	**Morgens** Vegane Arme Ritter (Seite 134)	**Morgens** Ballaststoffreiches Müsli mit ungesüßter Mandelmilch und 2 Esslöffeln Leinsamen, geschrotet	**Morgens** 4 Eiweiß, 2 Tomatenscheiben, 1 Scheibe Vollkorntoast
Snack 1 kleine Banane, 1 Teelöffel Mandelmus	**Snack** 15 Mandeln		**Snack** Pita-Chips mit Obst-Salsa (Seite 141)
Mittags Sommersalat mit Avocado-Dressing (Seite 137)	**Mittags** Strawberry-Fields-Salat: 240 g junger Spinat, 40 g Erdbeeren, in Scheiben, 8 Walnüsse, 1 Nektarine in Scheiben, dazu eine Sauce aus 2 Teelöffeln Apfelessig, 1 Teelöffel Olivenöl, 1 Teelöffel Honig	**Snack** Pita-Chips mit Obst-Salsa (Seite 141)	**Mittags** Quinoa-Schale: 120 g Quinoa (gekocht), 60 g schwarze Bohnen, 120 g rote Paprika, klein geschnitten, 200 g frischer Blattspinat
Snack 1 Portion fettarmer Hartkäse oder Mozzarella		**Mittags** Sandwich mit Tofusalat (Seite 136)	
		Snack 1 kleine Banane, 1 Esslöffel Mandelmus	**Snack** 1 Becher (200 ml) fettarmer Naturjoghurt 1,5 %, pur oder auf Wunsch mit 1 Teelöffel Agavendicksaft gesüßt
Abends Mediterrane Quinoa: 120 g Quinoa (gekocht) mit 1 kleinen gekochten Roten Beete, 1 Mini-Salatgurke, 40 g zerkleinertem Feta, 1 Esslöffel Basilikum und 1 Esslöffel Balsamico vermischen	**Snack** Rohkost mit Ranch-Dip (Seite 142)	**Abends** Reste der Pizza ohne Mehl mit Feigen und Rosmarin (Seite 135) von gestern	
	Abends ½ Pizza ohne Mehl mit Feigen und Rosmarin (Seite 135). (Die Reste für den nächsten Tag im Kühlschrank aufbewahren.)		**Abends** Hähnchen mit grünen Bohnen: 120 g Hähnchenbrust, gegart, 90 g grüne Bohnen, bissfest, mit 10 gehackten Mandeln bestreut

Für manche Rezepte schlage bitte auf der angegebenen Seite nach, die anderen Gerichte kannst du blitzschnell selbst zubereiten!

FREITAG	SAMSTAG	SONNTAG
Morgens Ballaststoffreiches Müsli mit ungesüßter Mandelmilch und 2 Esslöffeln Leinsamen, geschrotet	**Morgens** Rührei aus 2 Eiweiß, 60 g Putenstreifen (natriumarm), 30 g Mozzarella und 1 Vollkorn-Hefebrötchen (English Muffin)	**Morgens** Pfannkuchen mit Beeren-Apfel-Sauce (Seite 133)
Snack ½ Avocado mit 1 Teelöffel Zitronensaft	**Snack** 180 g gemischte Beeren, 10 Mandeln	**Snack** 120 g Hüttenkäse, 1 Nektarine, in Würfeln geschnitten
Mittags Hähnchensalat: 120 g Hähnchenbrust, gar, gewürfelt, 2 Esslöffel fettarmer Naturjoghurt (1,5 %), ½ Apfel, gewürfelt, und ½ Teelöffel Currypulver; das Ganze auf einer Scheibe Toast angerichtet mit ½ Avocado in Würfeln darüber gestreut.	**Mittags** Quinoa-Schale: 120 g Quinoa (gekocht), 120 g Hähnchenbrust, gegart, in Würfel geschnitten, mit 2 Handvoll gemischtem, zerkleinertem Gemüse, 60 g Mais, 1 Tomate, in Stückchen	**Mittags** Lunch-Salat: 400 g gemischter Salat oder Gemüse, 120 g Hähnchenbrust, gar, in Stücke geschnitten, Vinaigrette aus 1 Esslöffel Balsamico, 1 Teelöffel Olivenöl, ½ Teelöffel Dijon-Senf
Snack 1 Pfirsich oder 1 Nektarine	**Snack** Rohkost mit Ranch-Dip (Seite 142)	**Snack** 10 Baby-Karotten, 60 g Hummus
Abends Sommer-Tofupfanne: 200 g Tofuwürfel mit 300 g gemischtem Sommergemüse nach Wahl, 1 Esslöffel Soyasauce und 1 Teelöffel scharfer Sriracha-Sauce anbraten, dazu 60 g gekochte Quinoa	**Abends** Tacos: 90 g mageres Rinderhack, angebraten mit ½ klein gehackten Knoblauchzehe und je einer Prise Kreuzkümmel und Chilipulver; diese Mischung in ein großes Blatt Salat wickeln, dazu fettarmen Joghurt (1,5 %) und gemischtes gekochtes Gemüse	**Abends** Aubergine-Enchilada-Turm mit Zucchini-Salsa-Verde (Seite 138)

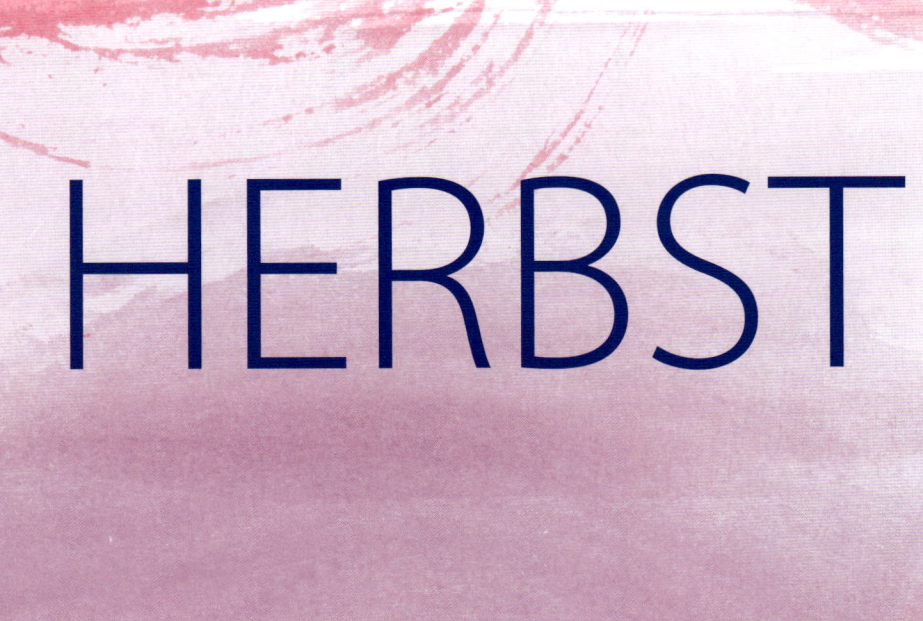

HERBST

Herbst

Sich neu orientieren und aktiv bleiben trotz des wechselhaften Wetters

Was ich am Herbst am meisten liebe, sind die sich langsam verfärbenden Blätter und der Geruch von Kürbissen und Zimt. Geht es dir nicht auch so? Man kann sich so schön einmummeln in einen gemütlichen Pullover und einen kuscheligen Schal und bei einem herbstlichen Spaziergang die vielen verschiedenen Farbtöne der Blätter bestaunen. Gleichzeitig ist man aber auch voll im Schul- oder Studienalltag, hat viel zu Hause zu tun, muss sich auf Prüfungen vorbereiten oder sich in ein ganz neues Thema einarbeiten. Wenn man dann noch versucht, sich auf gesundes Essen zu konzentrieren und regelmäßig zu trainieren, hat man das Gefühl, dass sich alles dreht und man die Kontrolle verliert.

Wenn du nicht mehr zur Schule gehst oder studierst, sondern arbeitest, stellst du vielleicht fest, dass du länger im Büro bleibst, wenn das Wetter kühler wird. Aber lass jetzt nicht locker! Noch ist kein Winter und es gibt keinen Grund, sich jetzt schon nach drinnen zurückzuziehen, egal ob im Büro oder zu Hause. Eine schnelle Runde durch das Viertel nach dem Abendessen bringt Erfrischung und hilft, nach einem anstrengenden Tag zur Ruhe zu kommen. Sich draußen bewegen macht glücklich. Warum verabredest du dich nicht zu einem regelmäßigen Abendspaziergang oder -lauf mit einer Freundin?

HERBST-MOVES

Einer der wunderbarsten Effekte von Bewegung und richtigem Essen ist der, dass dein Gehirn besser funktioniert und du dich besser konzentrieren kannst. Mit einem kurzen Workout am Morgen und einem guten Frühstück kannst du viel besser denken! Zudem wirst du den ganzen Tag über mehr Energie haben, wenn du deinen Stoffwechsel angeregt hast.

Die sonnenverwöhnten Tage sind jetzt nur noch Erinnerung, aber das muss nicht heißen, dass wir all die harte Arbeit vernachlässigen, mit der wir unsere Bikinifigur antrainiert haben! Der Wetterwechsel bringt andere Herausforderungen: Die Haut wird trocken, vielleicht fühlst du dich auch etwas deprimiert. Man nennt dieses Phänomen auch Winterdepression. Die Tage werden kürzer, und das beeinflusst unsere Stimmung, Energie und Motivation. Diese Veränderungen kannst du ruhig annehmen, aber lass sie nicht überhandnehmen! Schieb die trüben Gedanken weg. Nimm den leichten Frost draußen zur Gelegenheit, dich von innen aufzuheizen.

DIESER HERBST WIRD HEISS!

WORKOUT NR. 1: TAILLENVERSCHLANKUNG RUNDHERUM

Jetzt geht es um deine Taille. Die perfekte Übung, damit Kuchen nicht ansetzt, ist der Candlestick Dipper. Dieses Workout bringt deine Taille tipptopp in Form, danach kannst du dir ruhig den einen oder anderen Kaffee mit Sirup gönnen.

CANDLESTICK DIPPER 15 X PRO SEITE
ZIEL: SCHRÄGE BAUCHMUSKELN

A Geh auf die Knie, strecke dein linkes Bein gerade zur Seite aus, der Fuß ist flach aufgestellt, Zehen zeigen nach vorne. Bring die Hände vor dir zusammen, Arme sind gestreckt, dann hebe sie über den Kopf. Falls du Pilatesanfänger bist, kannst du auch die Arme seitlich ausstrecken.

B Einatmen, dann den Oberkörper nach rechts beugen, so weit du kannst. Dabei schön gerade bleiben, Hüfte und Brustkorb zeigen nach vorne. Atme aus, wenn du wieder hoch kommst.

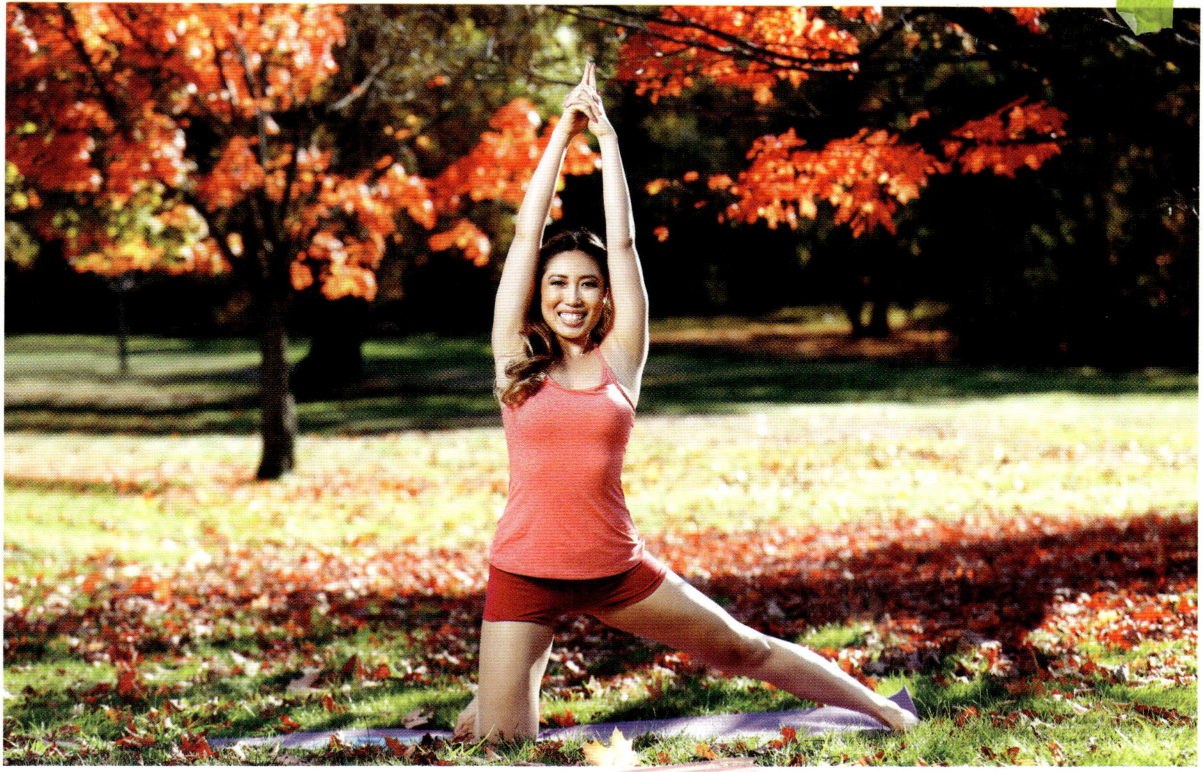

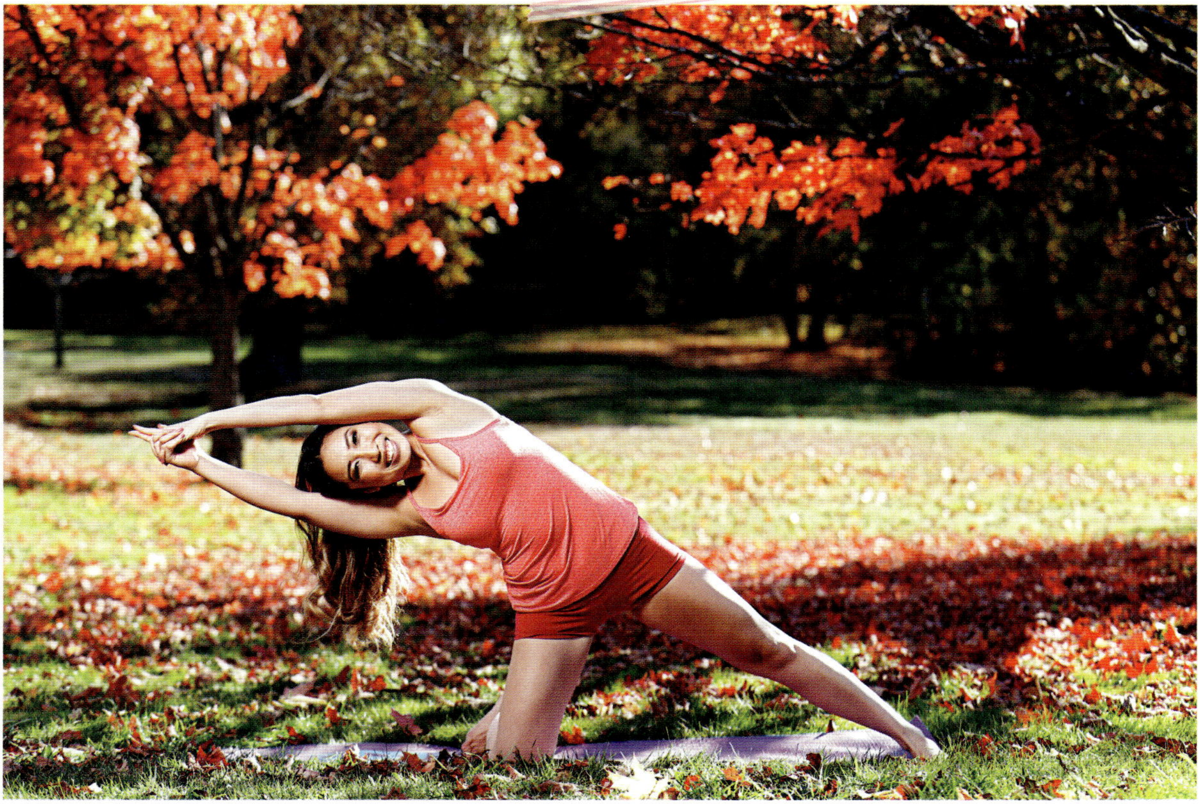

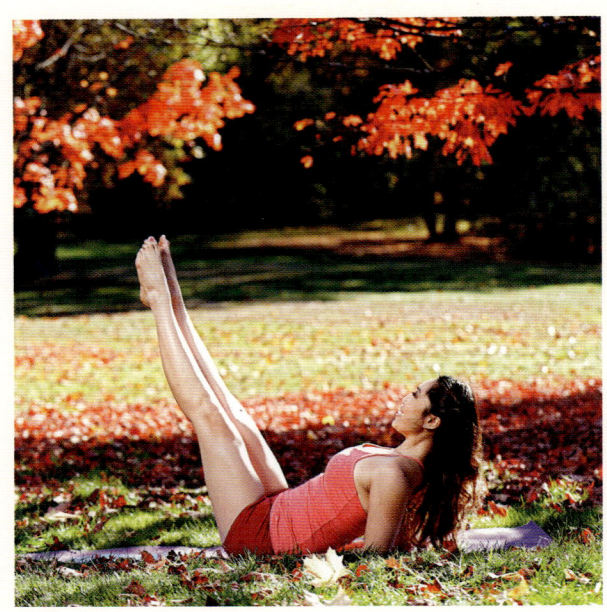

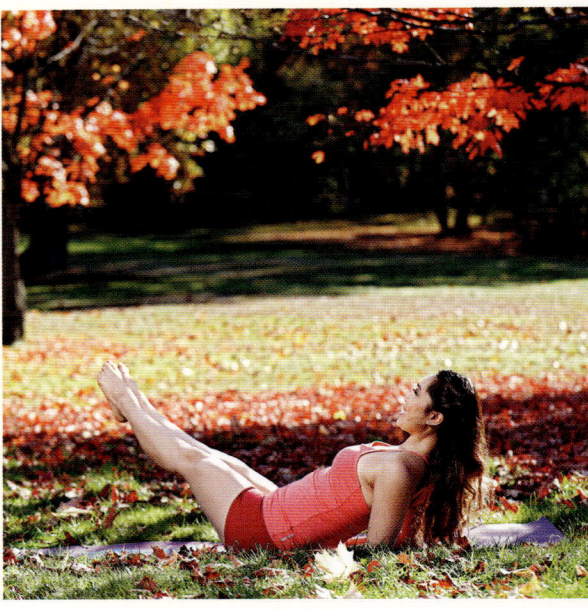

TRIANGLE CORKSCREW
6 X IM UHRZEIGERSINN,
6 X DAGEGEN
ZIEL: UNTERE BAUCHMUSKELN, BEINSTRECKER

A Setz dich auf die Matte und stütze dich hinten auf die Unterarme, als wolltest du sonnenbaden. Jetzt die gestreckten Beine schräg anheben, dabei das Gewicht auf Sitzhöcker und Ellbogen zentrieren.

B Die Beine bleiben gestreckt und zusammen, während du mit den Zehenspitzen große Dreiecke in die Luft malst (nach unten links, unten rechts und hoch bzw. umgekehrt).

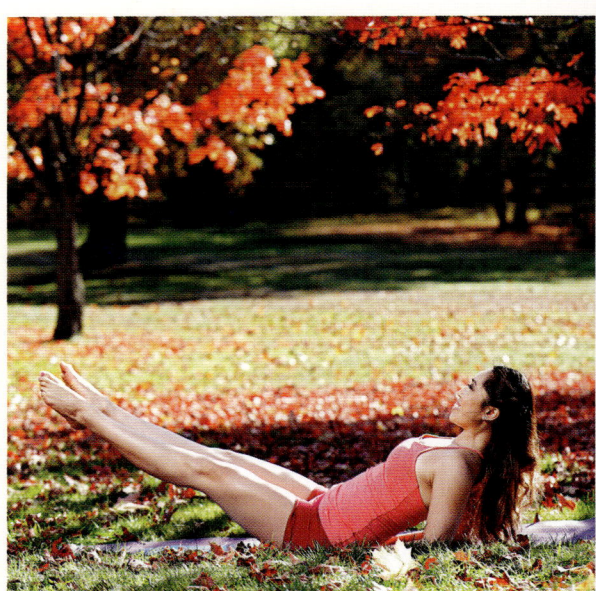

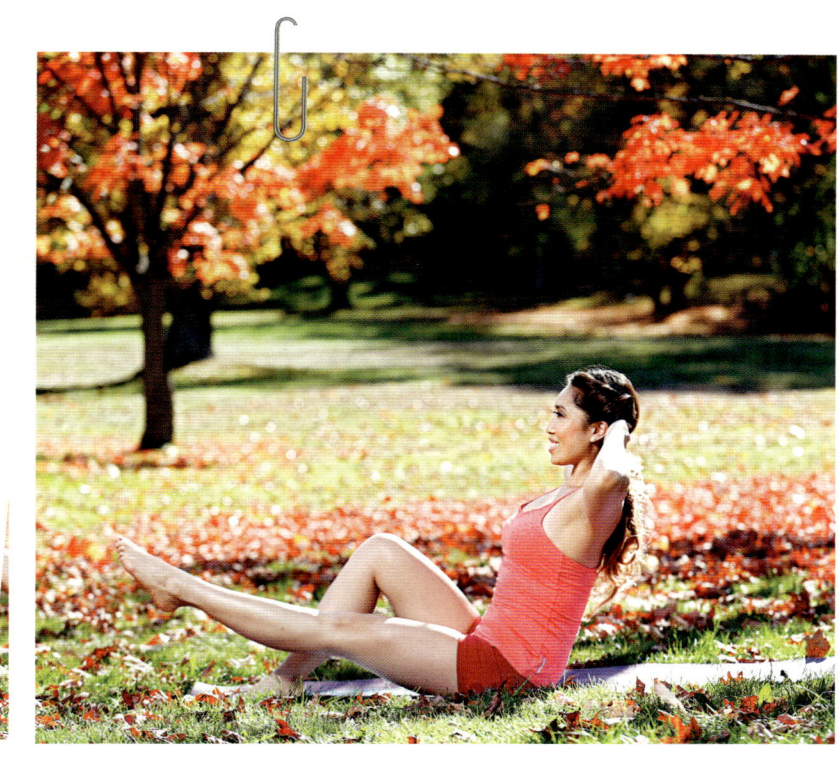

SINGLE-LEGGED SIT-UP 12 X PRO BEIN
ZIEL: BAUCHMUSKELN, BEINSTRECKER

A Geh in die Rückenlage, die Hände sind im Nacken verschränkt, Ellbogen zeigen nach außen. Heb das linke Bein etwas vom Boden ab, halte es ganz fest und gestreckt.

B Beim Ausatmen den Oberkörper hochpressen (Sit-up), dabei bleibt das linke Bein ganz stabil angehoben. Einatmen und langsam abrollen.

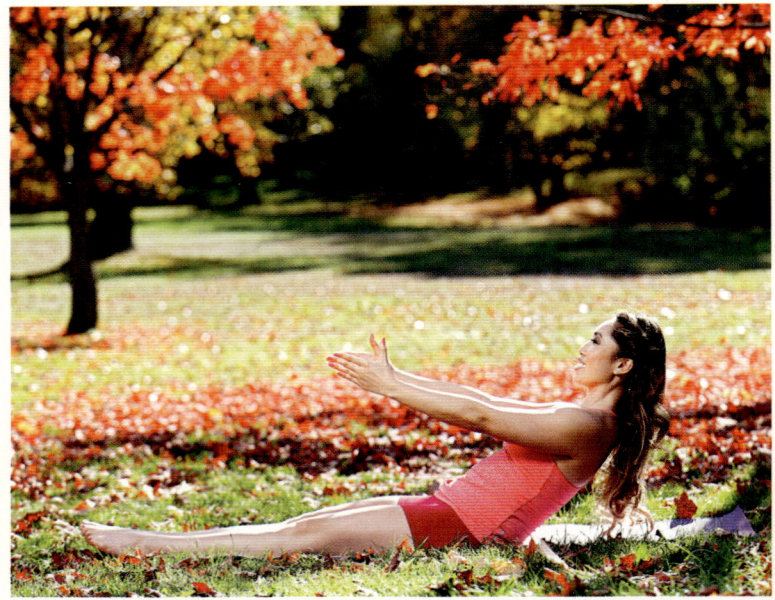

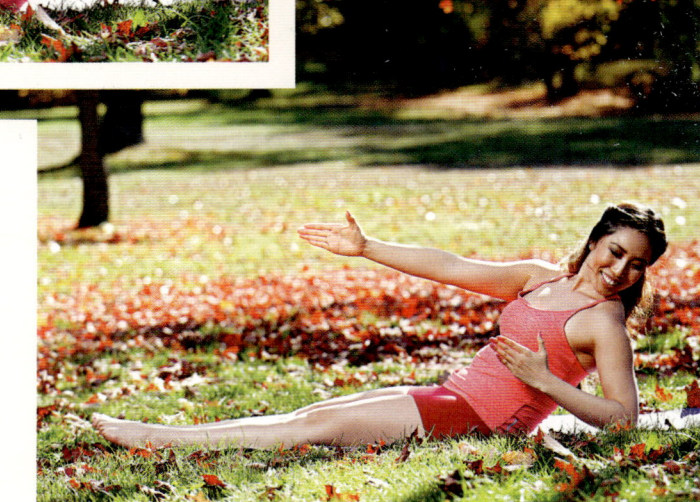

ALTERNATING EARTH-QUAKE ELBOW TAP 20 X
ZIEL: SCHRÄGE BAUCHMUSKELN, KÖRPERMITTE

A Setz dich gerade hin, die Beine ausgestreckt, Füße gestreckt. Arme nach vorne ausstrecken. Lehne dich so weit du kannst nach hinten, ohne wegzukippen – du brauchst jetzt alle Kraft deiner Körpermitte, um dich zu halten. Falls du Pilatesanfänger bist, kannst du die Knie leicht beugen und die Hüfte etwas nach vorne kippen wie in der Pilates-C-Kurve.

B Beuge dich seitlich runter, um den linken Ellbogen auf die Matte zu tippen. Komm wieder hoch, beuge dich dann zur rechten Seite.

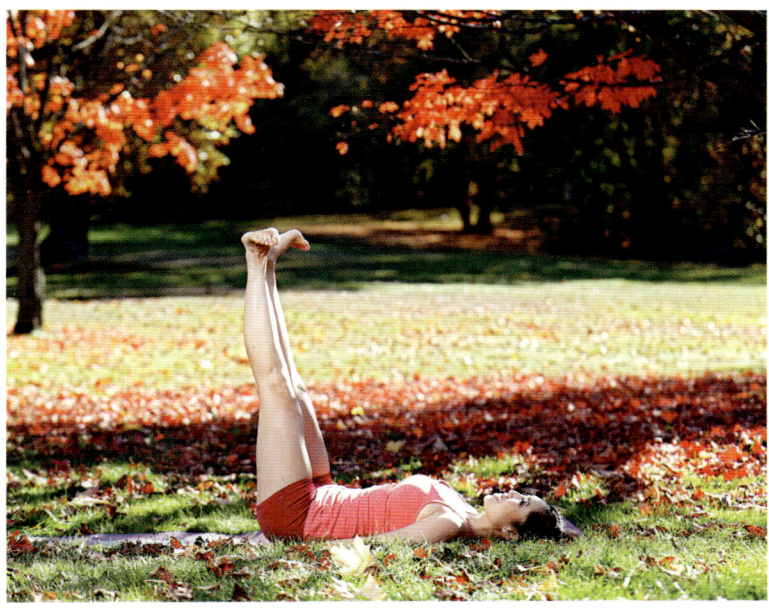

HEEL CLICK LEG LIFT 12 X
ZIEL: UNTERE BAUCHMUSKELN, INNERE OBERSCHENKEL

A Geh in die Rückenlage, Kopf ruht auf dem Boden. Forme mit den Fingern ein großes Dreieck und lege dich genau mit dem Steißbein darauf, der untere Rücken presst in die Matte. Beine gerade nach oben anheben, die Füße geflext und so ausgedreht, dass die Fersen zusammenkommen.

B Einatmen, die Beine senken, bis du fast die Matte berührst, dabei viermal Beine öffnen und schließen, sodass die Fersen zusammenstoßen. Beim Ausatmen Beine heben, wieder viermal öffnen und schließen. Das ist ein Leg Lift – mach die Übung insgesamt 12-mal.

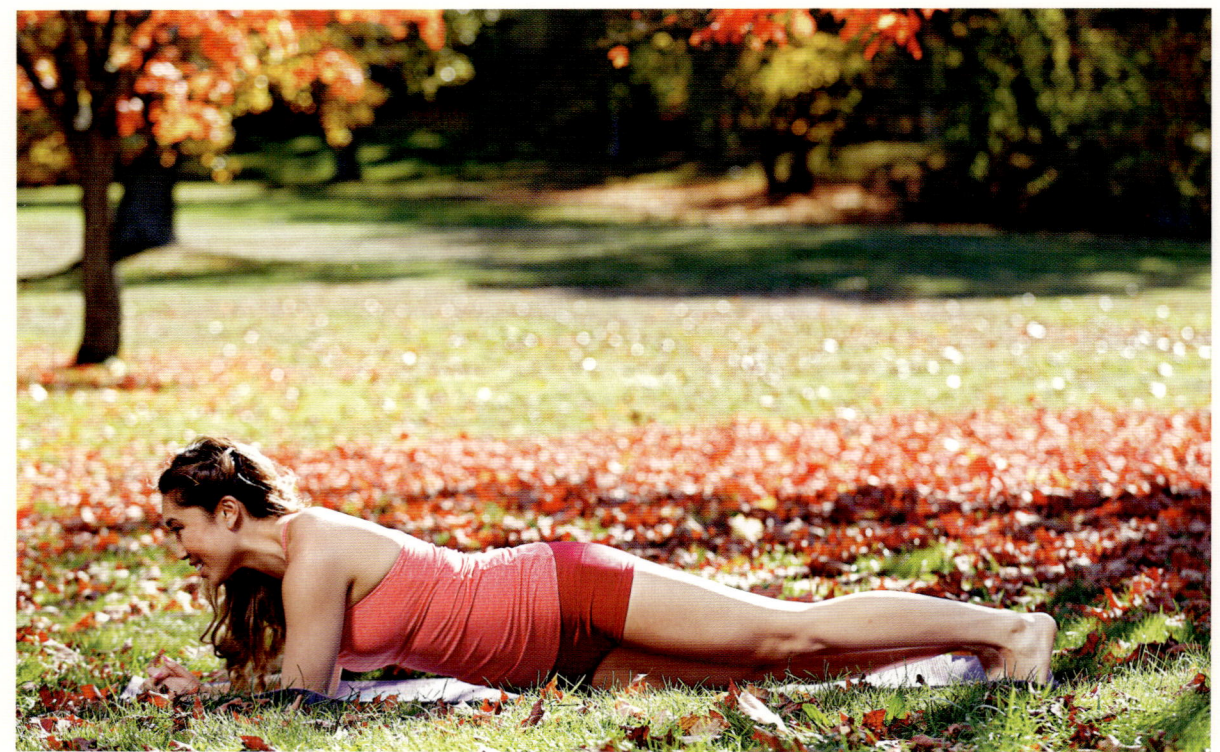

HIP TWISTING BUTT-UP 12 X
ZIEL: SCHRÄGE BAUCHMUSKELN, SCHULTERN

A Begib dich in das schiefe Brett, der Körper ist auf die Ellbogen und Zehen gestützt. Der Po ist in einer geraden Linie mit dem Rest des Körpers – lass die Hüfte nicht absinken!

B Dreh deine rechte Hüfte so, dass sie die Matte berührt, dann die linke. Dann den Rücken tief halten und den Po in den Himmel strecken, danach zurück in das schiefe Brett.

Naschsüchtig?

Wenn du das nächste Mal in die Küche schleichst, um etwas zu naschen, überlege, was du gemacht hast, bevor du hierherkamst. Oft ist es so, dass man gar nicht hungrig ist, sondern Langeweile hat oder etwas hinausschieben will, das einem keinen Spaß macht. Trink stattdessen ein Glas Wasser.

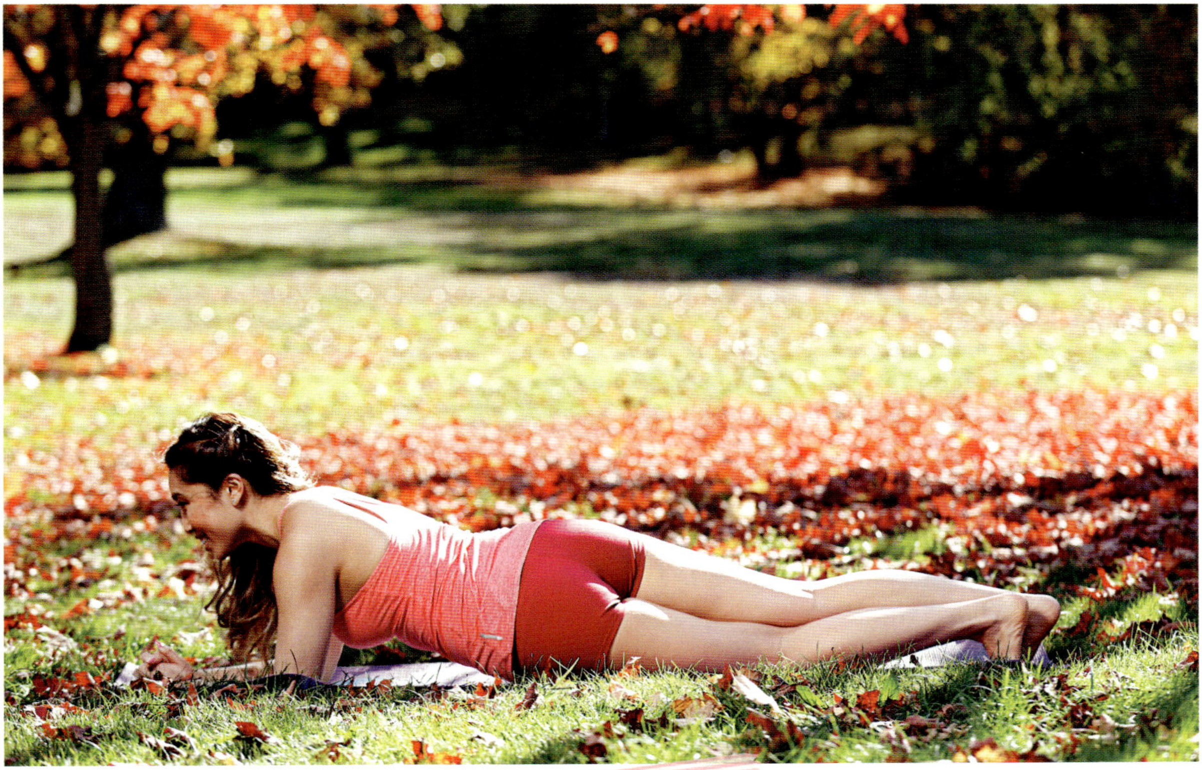

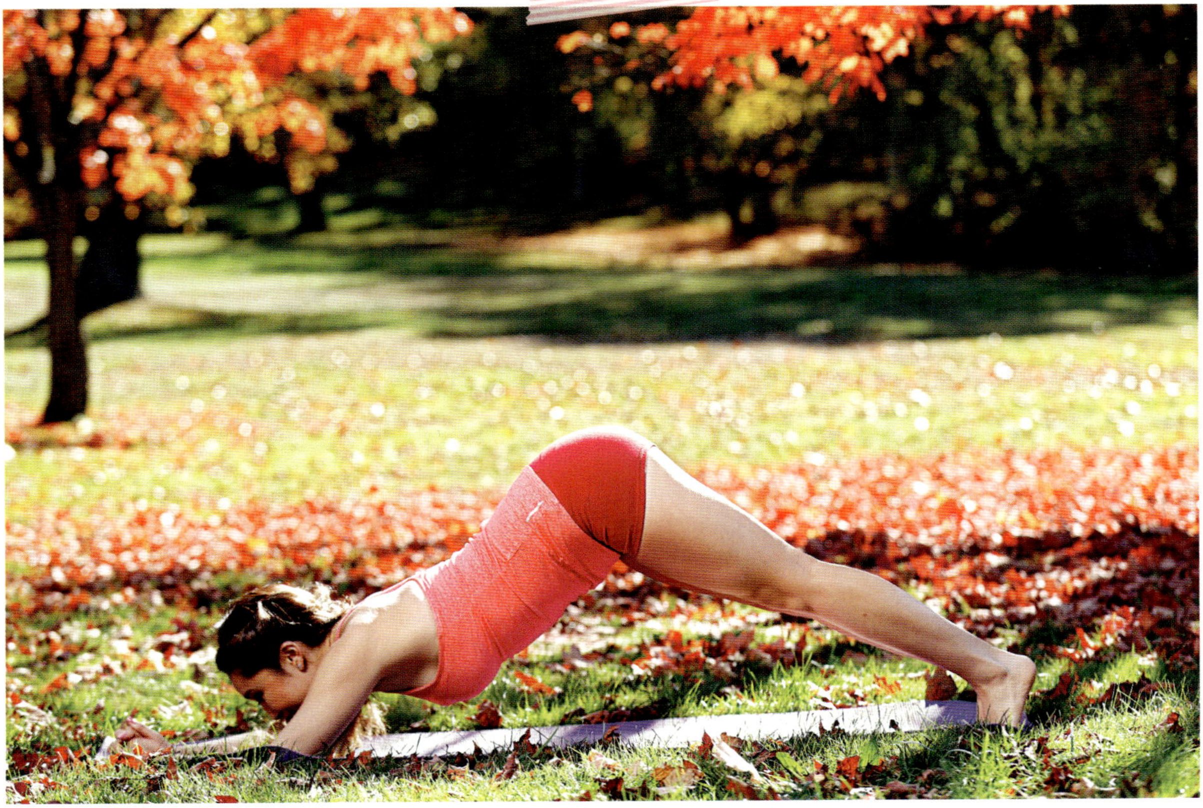

WORKOUT NR. 2: ALOHA, HERBST-PO!

Um deinen Po schön in Form zu bringen, musst du vor allem die hinteren Oberschenkelmuskeln trainieren. Dafür ist die Übung Jackhammer Extension perfekt. Versuch es: Stell
dir dabei vor, du seist auf Hawaii, entdecke die Hula-Tänzerin in dir, schwing die Hüften
und trainiere dabei Po und schräge Bauchmuskeln.

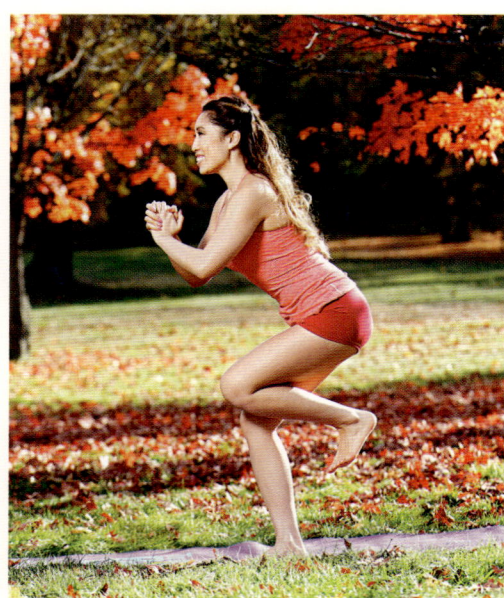 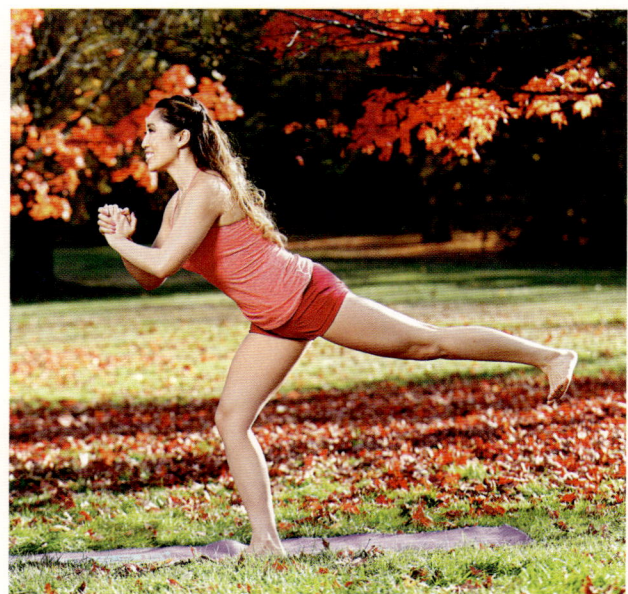

JACKHAMMER EXTENSION 12 X PRO BEIN
ZIEL: BEINSTRECKER, PO

A Das rechte Bein leicht beugen wie beim einbeinigen Squat, den linken Fuß
geflext und angehoben. Die Knie berühren sich.

B Das linke Bein schwungvoll nach hinten ausstrecken, halten, heben, dann
zurück in die Ausgangsposition. Das rechte Bein bleibt die ganze Zeit
gebeugt. Am Anfang kannst du dich an einer Stange oder an der Wand festhalten,
um das Gleichgewicht zu halten.

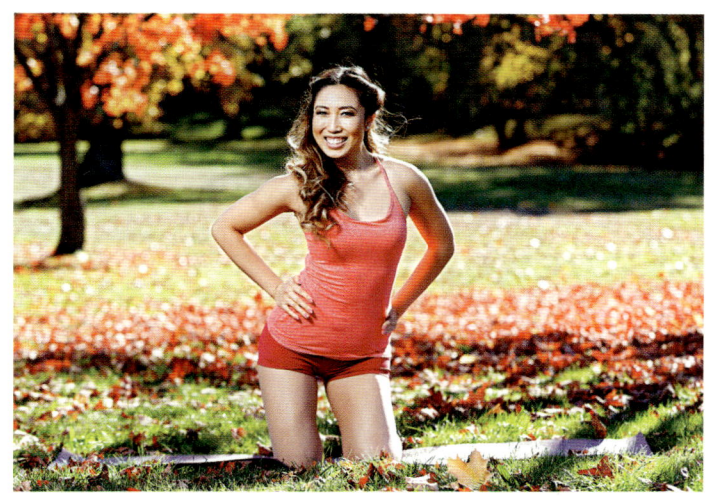

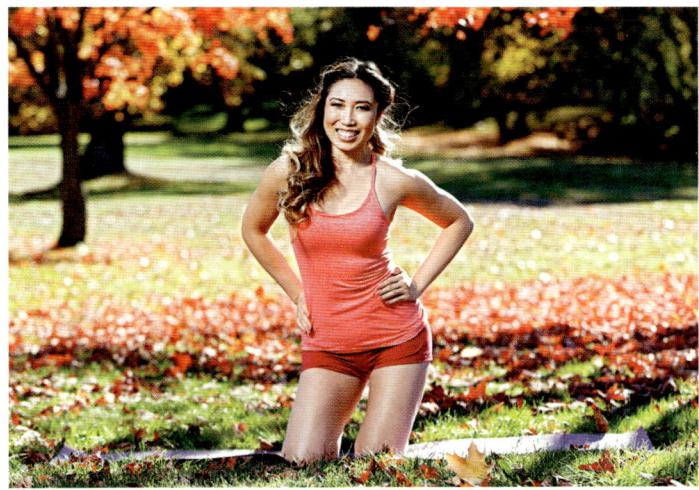

HULA DANCER 40 SCHWÜNGE
ZIEL: HÜFTEN, BEINSTRECKER

A   Geh auf die Knie, Hände an die Hüften. Den Oberkörper strecken.

B   Schwing die Hüften abwechselnd nach links und nach rechts oben.

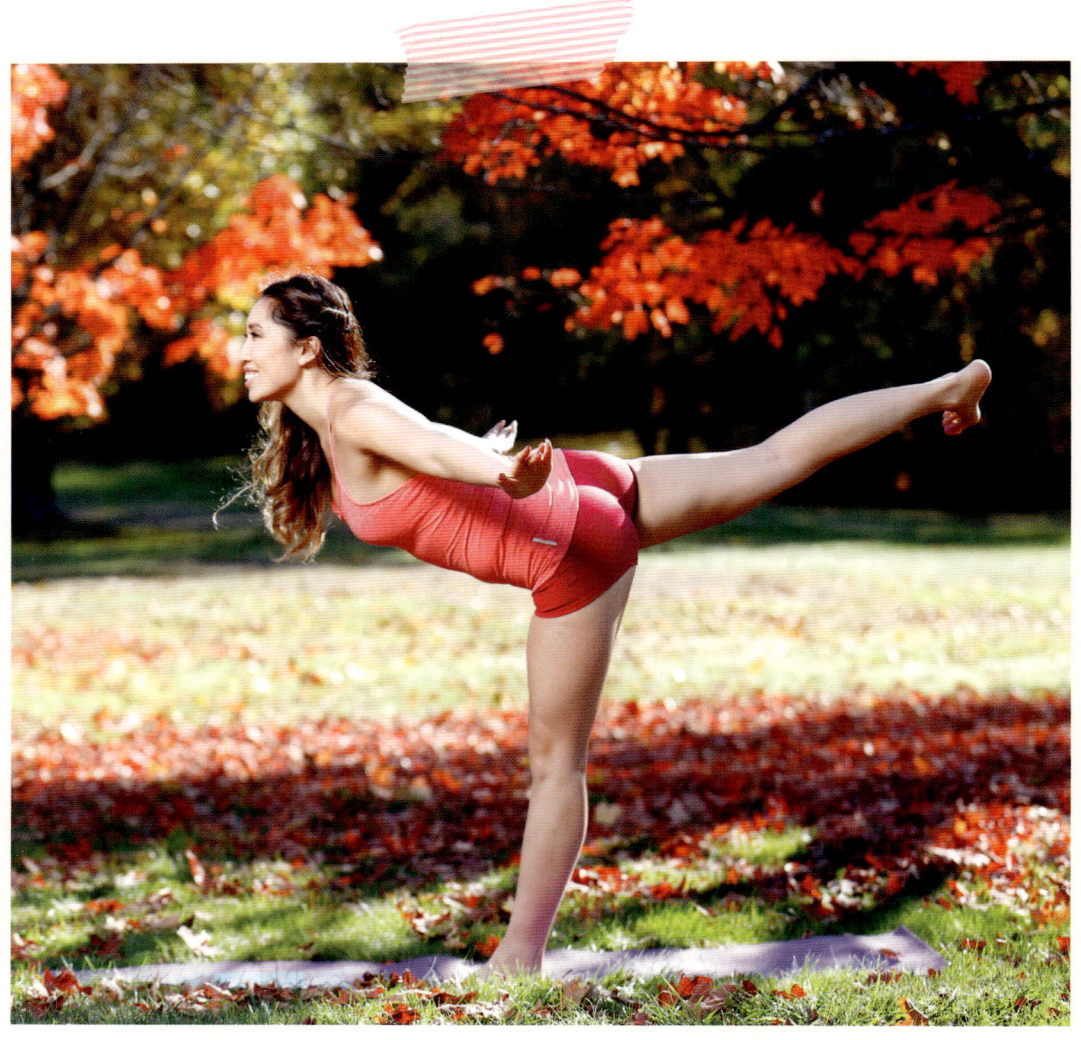

FLYING T-BUTT PULSE 15 X PRO BEIN
ZIEL: PO, BEINSTRECKER

A Balanciere auf einem Bein, die Arme zur Seite ausgestreckt, nach vorne beugen. Das hintere Bein gerade anheben, sodass du ein T formst.

B Das hintere Bein flexen und dann ganz leicht federn und für eine Sekunde halten, Pobacken anspannen. Beide Beine gestreckt halten.

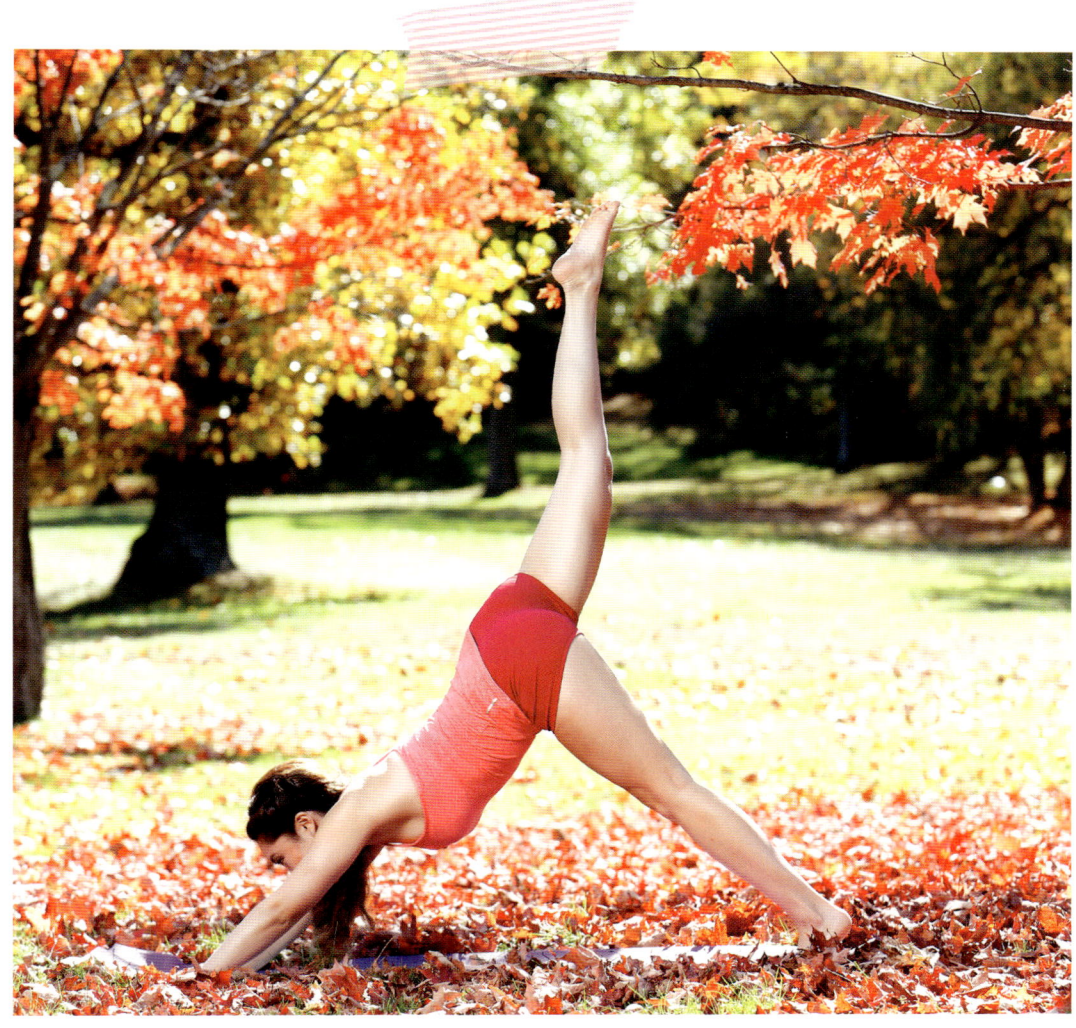

DOWN DOG LEG PULSE 15 X PRO BEIN
ZIEL: PO, HINTERE OBERSCHENKEL

A Beginne im schiefen Brett, die Hände unter den Schultern, Bauchnabel eingezogen, Steißbein nach vorne gekippt, Fersen ziehen nach unten. Die Hüften heben, bis du in der Position nach unten schauender Hund stehst.

B Das rechte Bein hoch anheben, die Hüften bleiben gerade und drehen nicht mit zur Seite auf, Fuß strecken, das Bein schnell auf und ab federn.

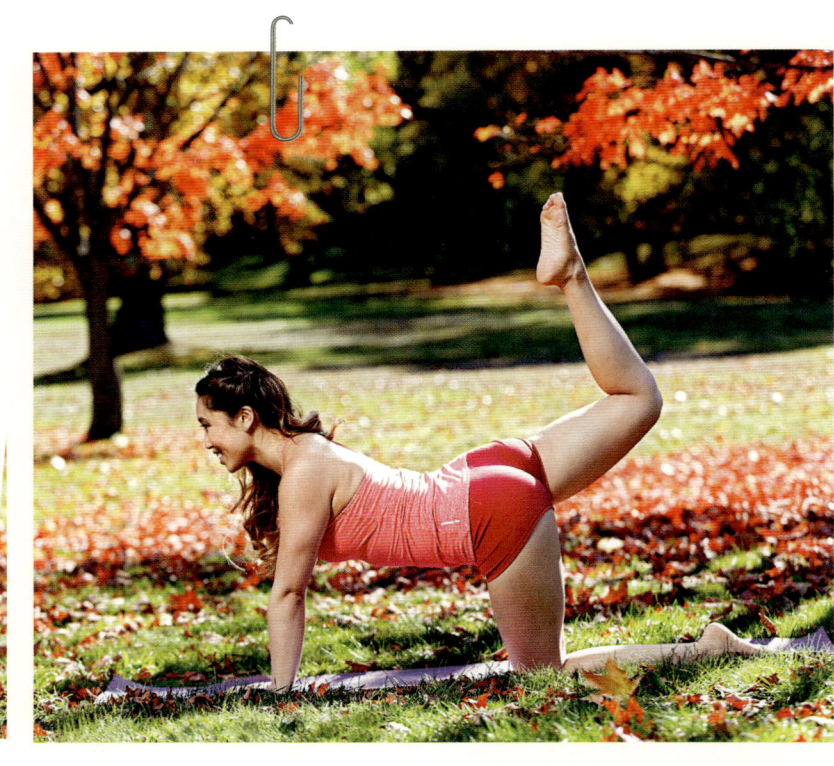

POINTED BUTT LIFT 25 X PRO SEITE
ZIEL: PO

A Komm in den Vierfüßlerstand, Hände unter den Schultern, Arme gestreckt, Knie hüftweit auseinander. Das rechte Bein so anheben, dass das Knie im 90-Grad-Winkel gebeugt ist, Zehenspitzen zeigen in die Luft.

B Das Bein auf und ab federn, dann halten, die Pomuskeln anspannen, schließlich wieder in den Vierfüßlerstand kommen.

Hör auf, dich mit anderen zu vergleichen

Vergleiche stehlen jegliche Freude. Du bist ein anderes menschliches Wesen als die Person, die neben dir steht, du hast eine andere Geschichte und andere Ziele. Konzentriere dich darauf, dich zu stärken und zu verbessern, ohne dir Gedanken darüber zu machen, was die anderen tun – dann wirst du dein volles Potenzial und deine persönlichen Ziele viel schneller erreichen. Glaube an dich selbst, vertraue dir!

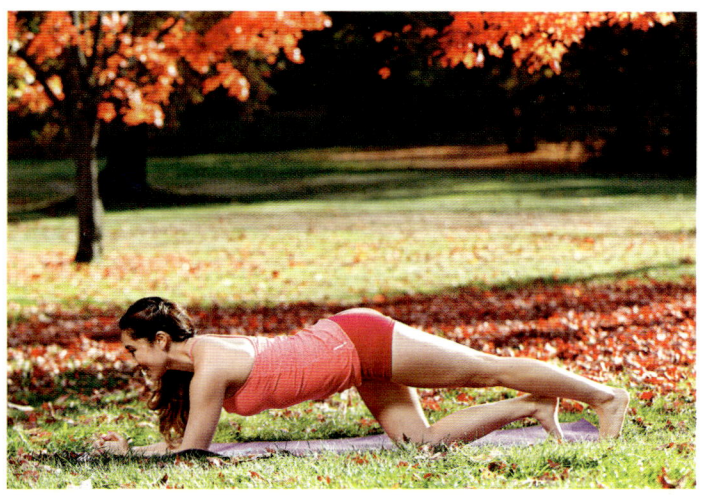

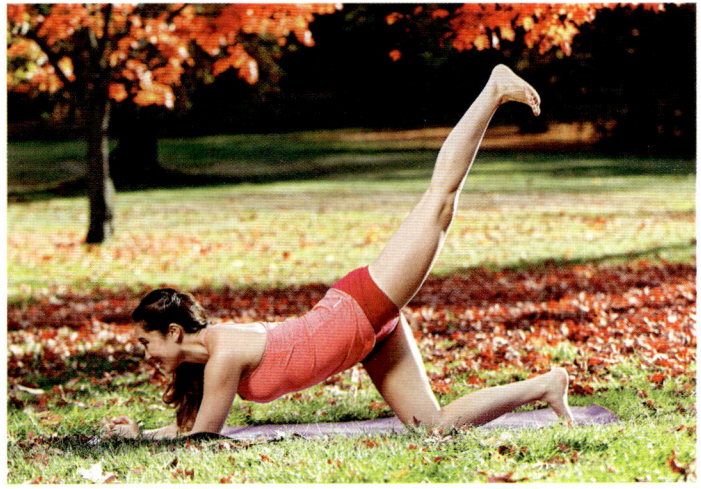

PRAYING HEEL LIFT 20 X PRO SEITE
ZIEL: PO, HINTERE OBERSCHENKEL

A Stütze dich auf Unterarme und Knie, hebe das linke Bein
hoch, Fuß geflext, Ferse nach oben.

B Jetzt von der Ferse ausgehend das Bein heben und senken.

WORKOUT NR. 3: PILATES FÜR DIE BEINE

Diesen Herbst kannst du deine hautengen Jeans tragen, denn nach diesem Workout sind deine Beine die Sensation. Mit dem Butterfly Squat werden Waden und Oberschenkel aktiviert, und der Standing Leg Circle eignet sich perfekt für ein großes Workout, das sich wirklich bezahlt macht.

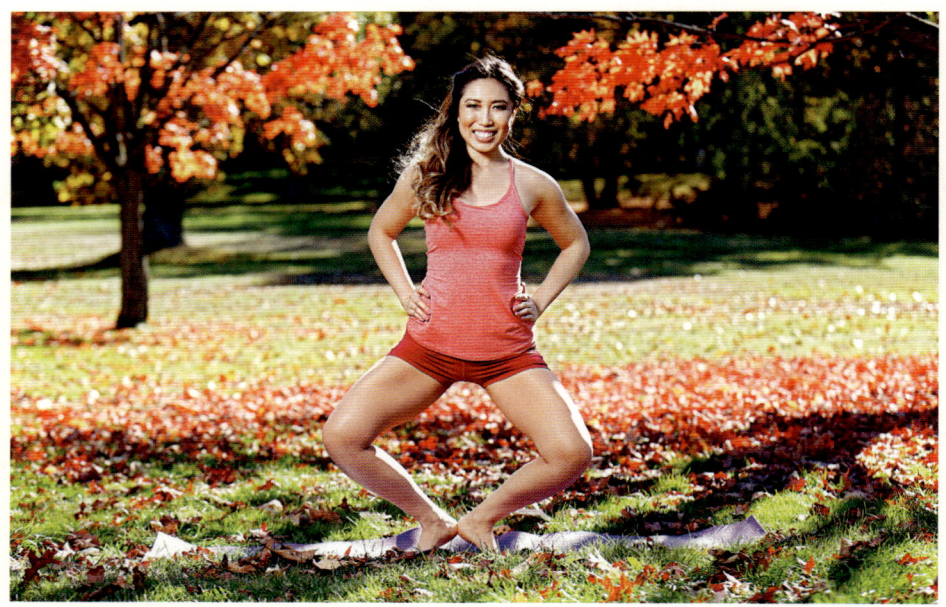

BUTTERFLY SQUAT 10 X
ZIEL: INNERE UND ÄUSSERE OBERSCHENKEL, WADEN

A Standposition, Hände an den Hüften, die Füße seitwärts ausgedreht. Hebe die Fersen vom Boden ab und presse sie dabei fest zusammen.

B Jetzt die Knie beugen, dabei abwechselnd viermal mit den Knien nach außen und innen bewegen wie ein Schmetterling. Beim Heben wieder viermal Knie auf und zu drücken. Diese Bewegung 10-mal durchführen.

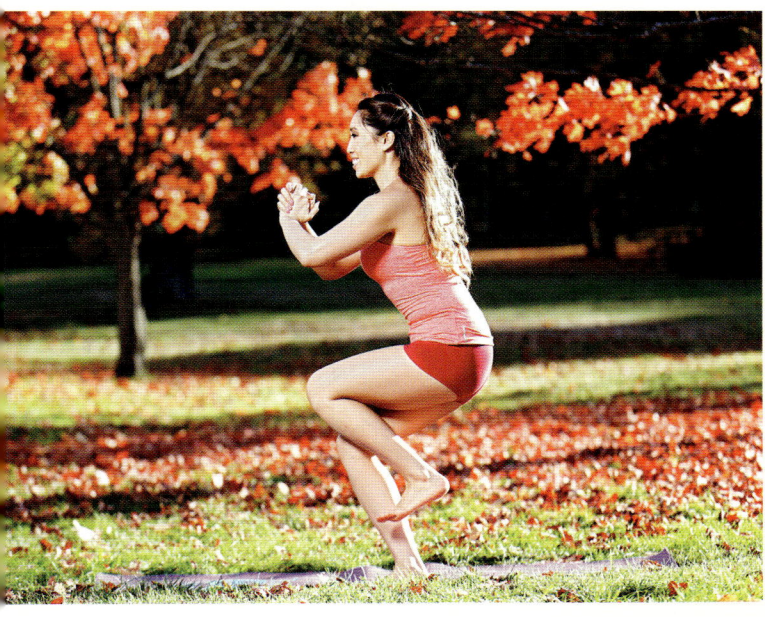

PEDAL PUSHER 15 X PRO BEIN

ZIEL: PO, BEINSTRECKER

A Beginne im tiefen einbeinigen Squat-Stand: Das rechte Standbein ist gebeugt, das linke ist so gebeugt angehoben, dass beide Knie auf einer Höhe sind, der Fuß ist geflext.

B Ausatmen, dabei das linke Bein strecken und die Ferse nach vorne pressen, als würdest du aufs Gaspedal drücken. Einatmen und die Spannung wieder lockern, dabei mit dem Standbein tief in der Beuge bleiben.

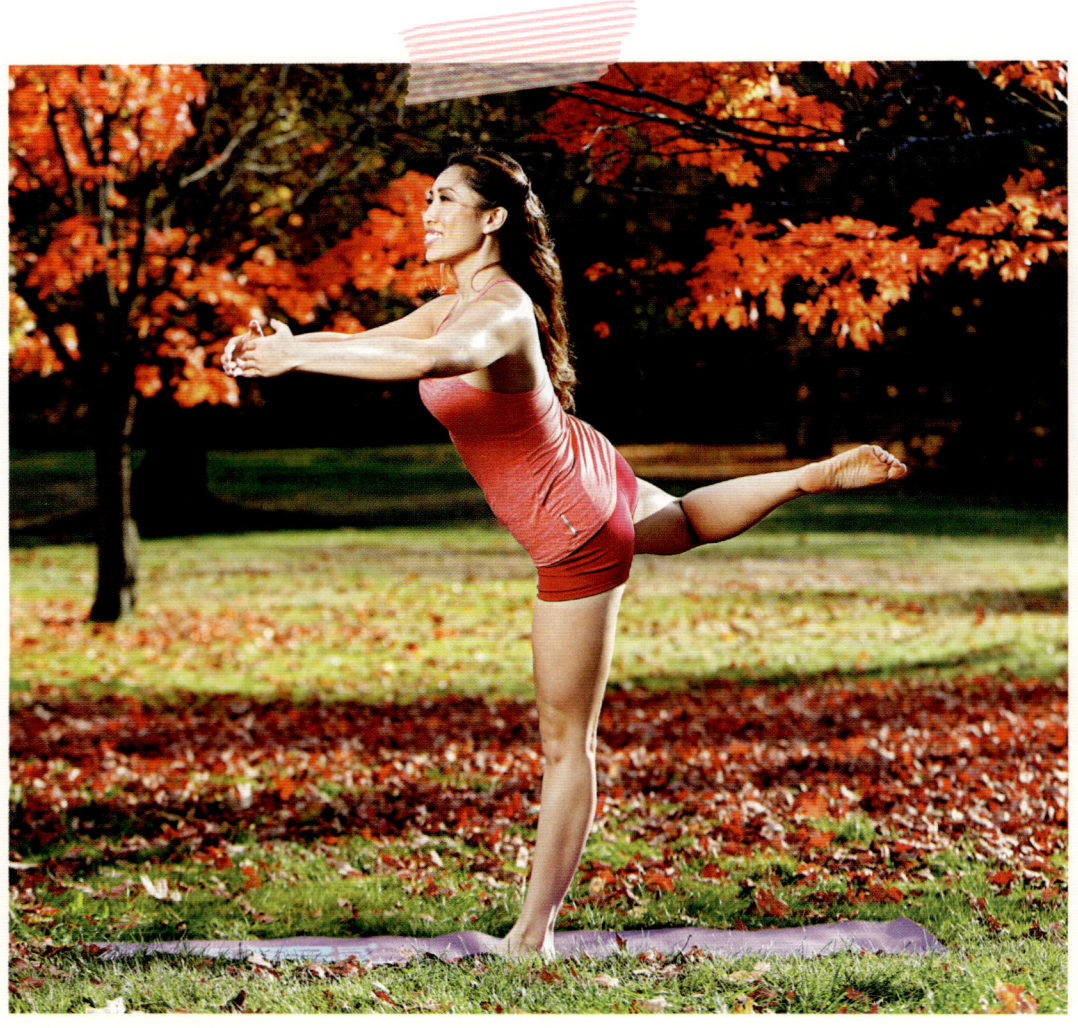

ATTITUDE PULSE 15 X PRO BEIN
ZIEL: PO, OBERSCHENKEL, UNTERER RÜCKEN

A Du stehst auf dem linken Bein, das rechte ist nach hinten angehoben und angewinkelt, die Oberschenkel sind geöffnet. Die Arme hältst du vor dir auf Brusthöhe, als wolltest du einen Baum umarmen. Kinn hoch, den Brustkorb öffnen.

B Jetzt das rechte Knie ganz leicht heben und senken, 15-mal federn.

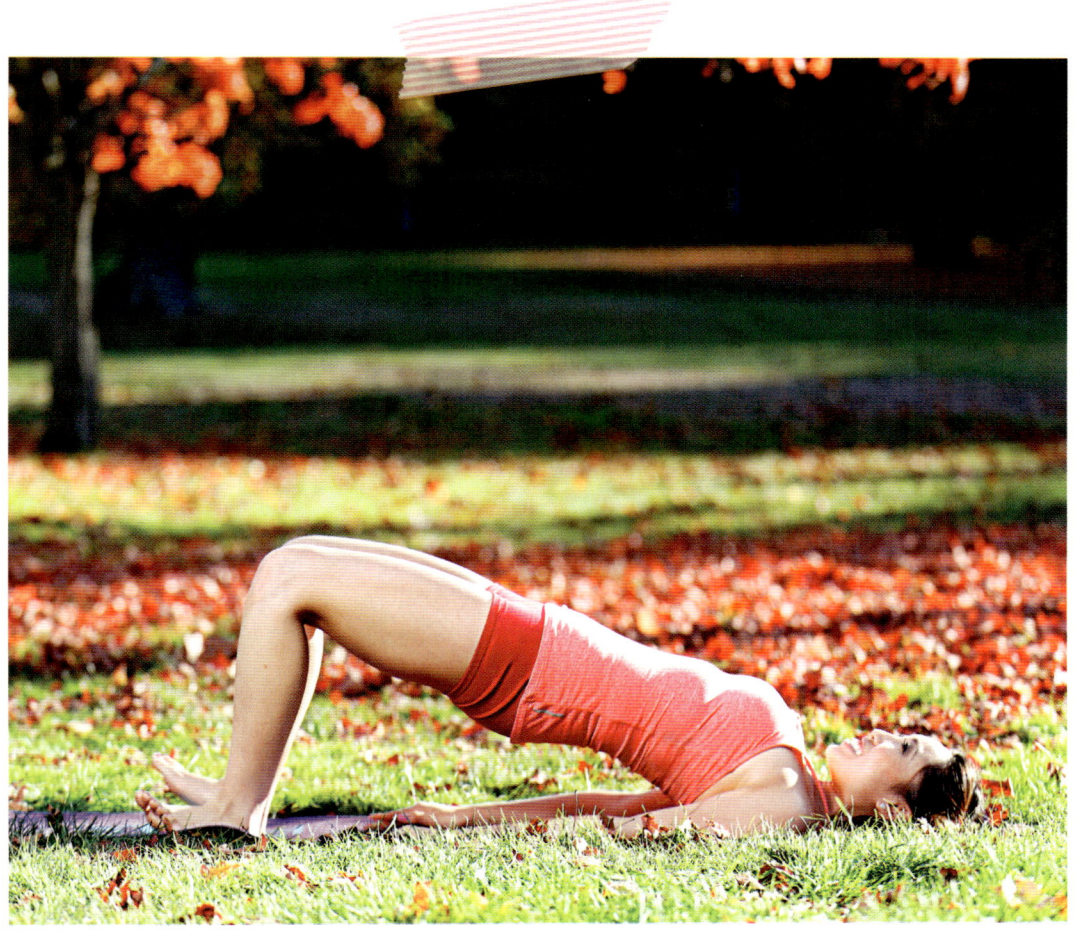

BRIDGE DIG THRUSTER 25 X
ZIEL: WADEN, HINTERE OBERSCHENKEL, PO

A Leg dich auf den Rücken, die Arme neben dem Körper. Jetzt die Ferse in die Matte pressen, Zehen anheben (geflexter Fuß) und das Becken heben, bis du in der Brücke bist. Das Gewicht ist auf Fersen und oberen Rücken verteilt.

B Den Po auf halbe Höhe absenken, dann ausatmen und den Po so hoch du kannst nach oben schieben. Oben ganz fest die Pomuskeln anspannen. Die Übung wird schwieriger, wenn du die Fersen weiter vom Körper weg stellst.

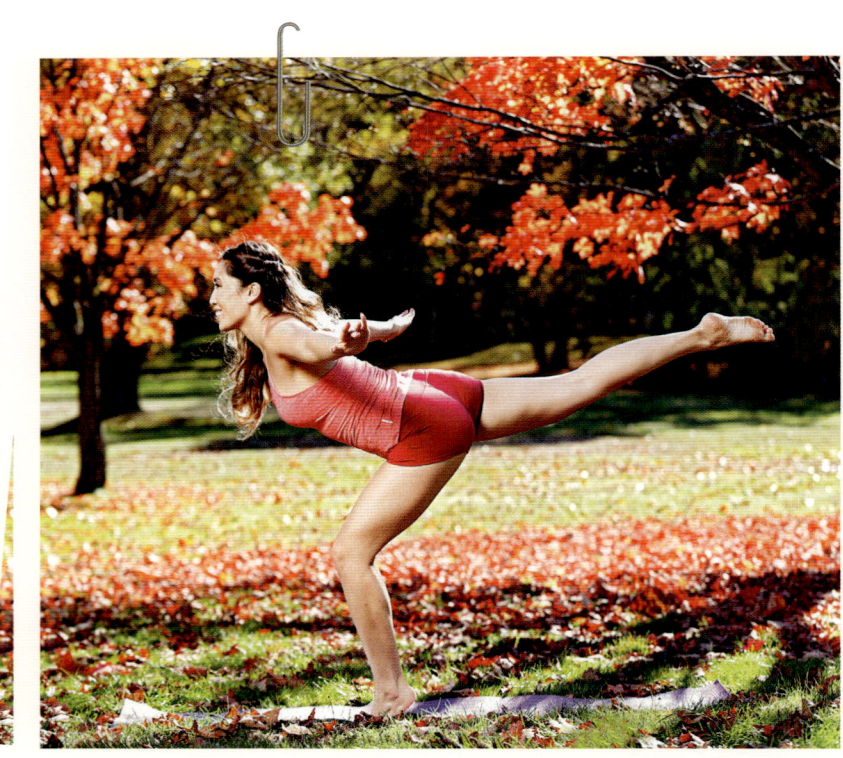

T-CALF RAISE 12 X PRO BEIN
ZIEL: WADEN, BEINSTRECKER

A Steh wie ein T: Die Arme seitlich ausgestreckt, Oberkörper nach vorne gebeugt, ein Bein gerade nach hinten ausgestreckt, sodass Arme und Bein eine Ebene bilden, Füße gerade. Jetzt das Standbeinknie beugen.

B In der Beuge die Ferse des Standbeins anheben und senken.

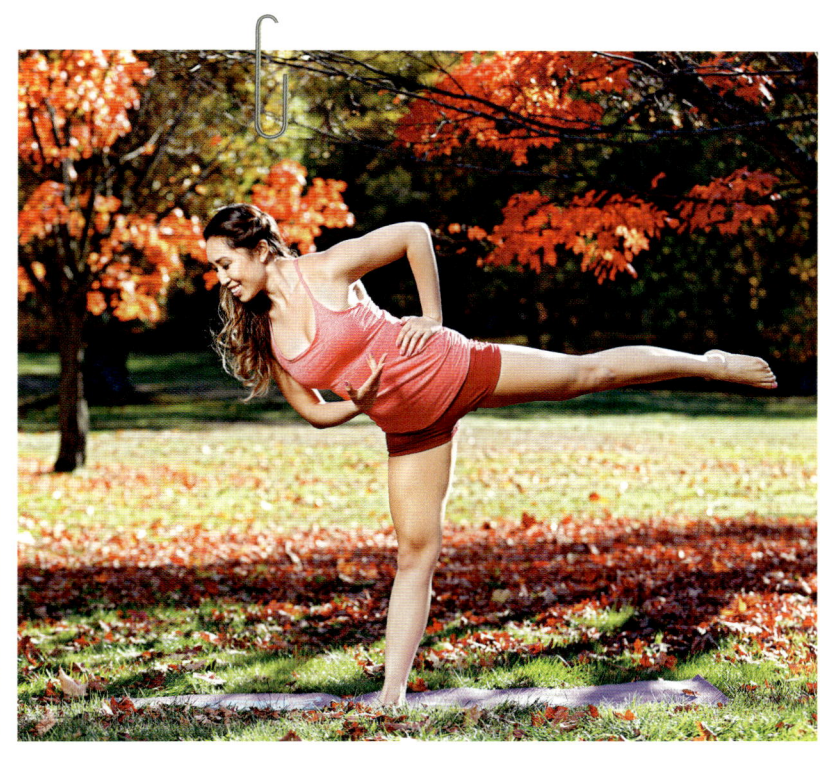

STANDING LEG CIRCLE
PRO BEIN 10 X VORWÄRTS,
10 X RÜCKWÄRTS
ZIEL: PO, INNERE UND ÄUSSERE OBERSCHENKEL

A Steh gerade auf einem Bein, das andere ist gerade nach hinten ausgestreckt. Falls du dich etwas wackelig fühlst, halte dich an einem Stuhl oder der Wand fest.

B Halte die Körpermitte ganz fest und mach mit dem hinteren Bein kleine Kreise linksherum und rechtsherum.

Gestresst?

Nicht doch. Es bringt gar nichts, wenn du dir zu viele Sorgen machst. Versuche, diese negative Energie loszuwerden, indem du etwas tust, das dir Spaß macht. Ich zum Beispiel koche gerne, gehe auf den Markt, nehme Tanzunterricht oder mache Sport. Bei solchen Aktivitäten kann ich alle Sorgen für eine Weile hinter mir lassen. Wenn ich etwas mache, das mir Freude bereitet, fühle ich mich danach so gut, dass ich gleich weniger gestresst bin – die perfekte Therapie!

WORKOUT NR. 4: EIN SCHÖNER RÜCKEN KANN AUCH ENTZÜCKEN

Na los! Zieh mal ein rückenfreies Top an, wenn du verabredet bist oder mit den Kollegen zur Party gehst – mit diesem Workout wirst du bald wieder einen entzückenden Rücken haben. Schultern und Arme werden mit dem Sky Reacher bearbeitet; die Schwimmübung ist genau auf deinen oberen und unteren Rücken abgestimmt und gibt dir rundum Flexibilität.

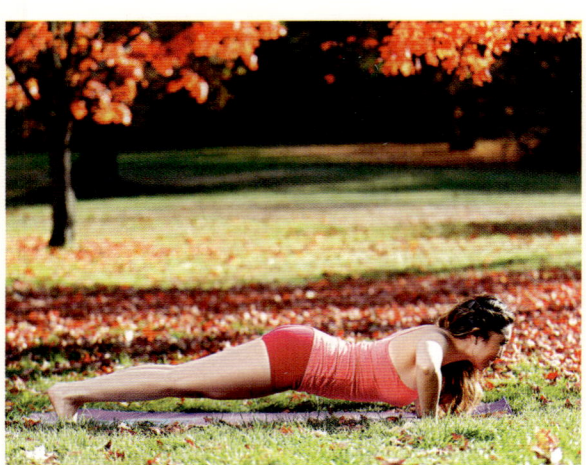 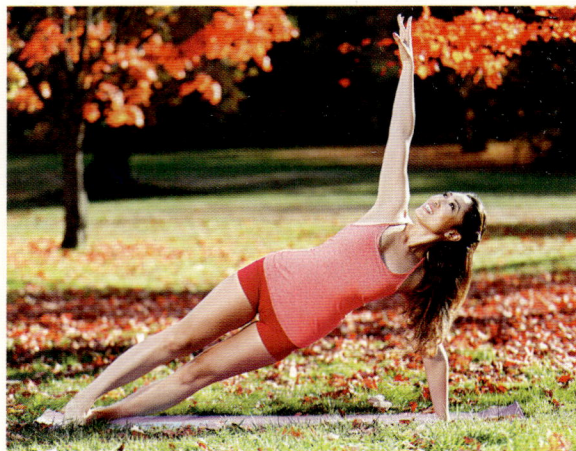

PUSH-UP TO SIDE PLANK 12 X
ZIEL: BRUSTKORB, ARME, SCHULTERN

A Geh in die Liegestützposition, auf Zehen und Handflächen gestützt (oder am Anfang auf die Knie). Einatmen, den Oberkörper Richtung Matte sinken lassen, dann beim Ausatmen wieder heben.

B Jetzt die linke Hand mittig vor deine Brust auf der Matte aufsetzen, den rechten Arm nach oben ausstrecken und in das seitliche schiefe Brett kommen, die Füße liegen dabei aufeinander. Zurück in die Liegestützposition kommen und die Seite wechseln.

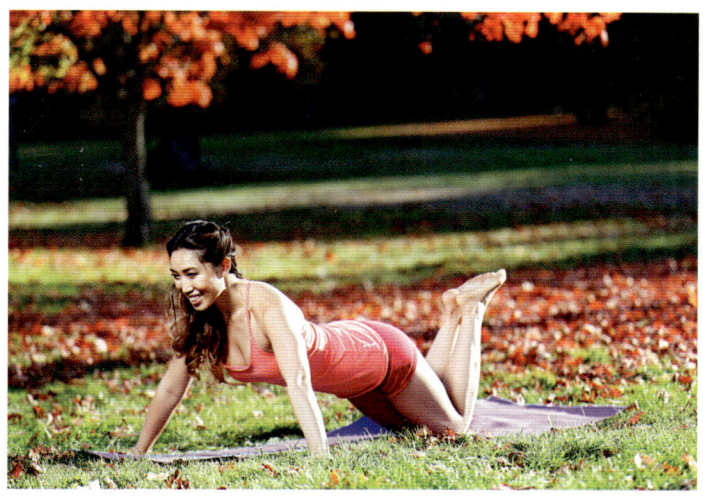

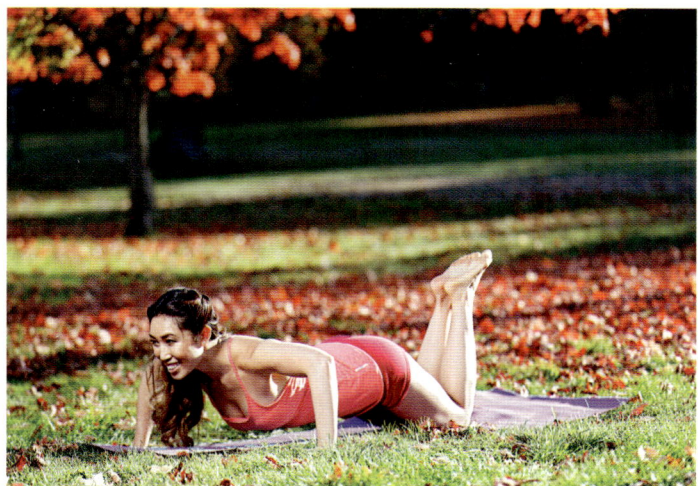

WIDE PUSH-UP TRIPLE PULSE 12 X
ZIEL: BRUSTKORB, ARME

A Geh auf die Knie und setze die Hände seitlich neben der Matte auf Schulterhöhe auf, Ellbogen und Schultern bilden eine Linie. Die Unterschenkel senkrecht nach oben anheben, Knöchel kreuzen.

B Einatmen und tief in den Liegestütz senken, dabei 3-mal federn und auch in drei Schritten wieder heben. Das ist ein Durchgang.

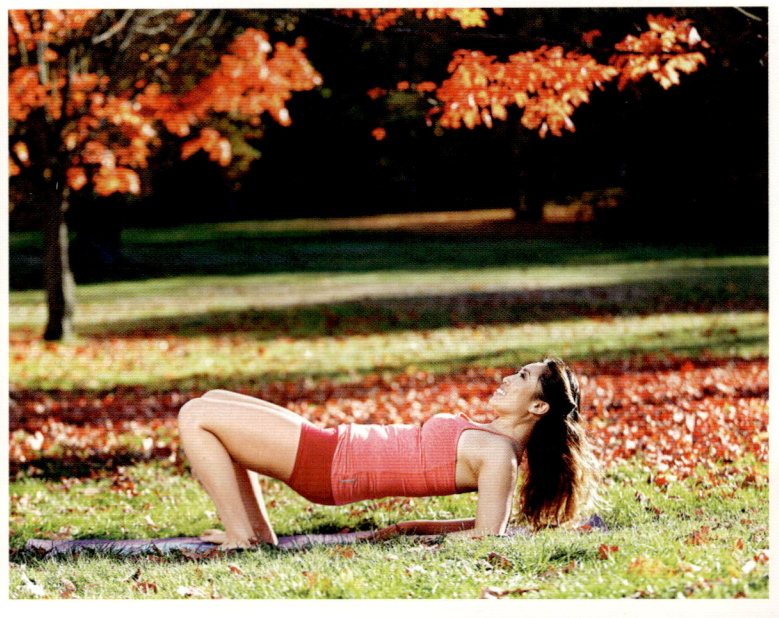

SKY REACHER
ZIEL: OBERER RÜCKEN

A Stütz dich rücklings auf die Ellbogen, Blick zur Decke, Füße flach und hüftbreit auseinander, Hüfte anheben – wie in einer großen Brücke.

B Den rechten Arm lösen und zum Himmel ausstrecken, danach den linken.

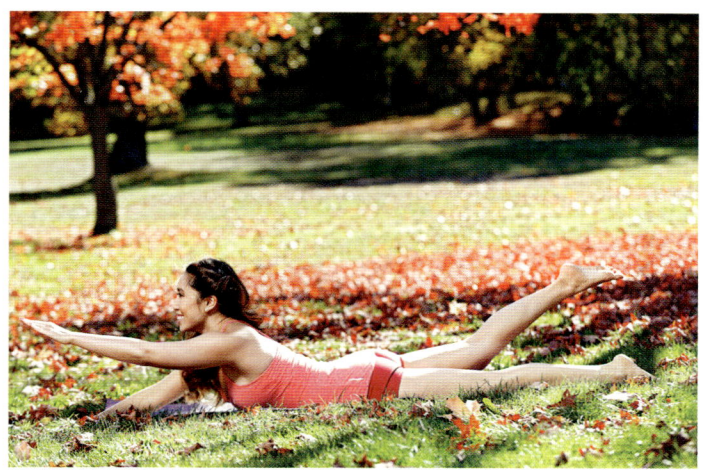

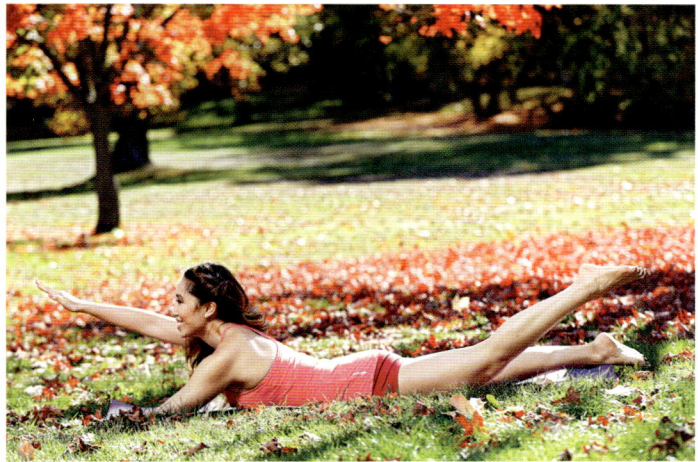

30 SEKUNDEN SCHWIMMEN 3 X
ZIEL: OBERER UND UNTERER RÜCKEN

A Lege dich auf den Bauch, die Beine und Füße gestreckt, die Arme nach vorne ausgestreckt, als wolltest du schwimmen. Jetzt den ganzen Körper heben – Brustkorb hoch, Beine hoch.

B Den linken Arm und das rechte Bein noch etwas weiter anheben, dann den rechten Arm und das linke Bein heben, dabei ganz schnell abwechseln, die Übung 30 Sekunden lang ausführen.

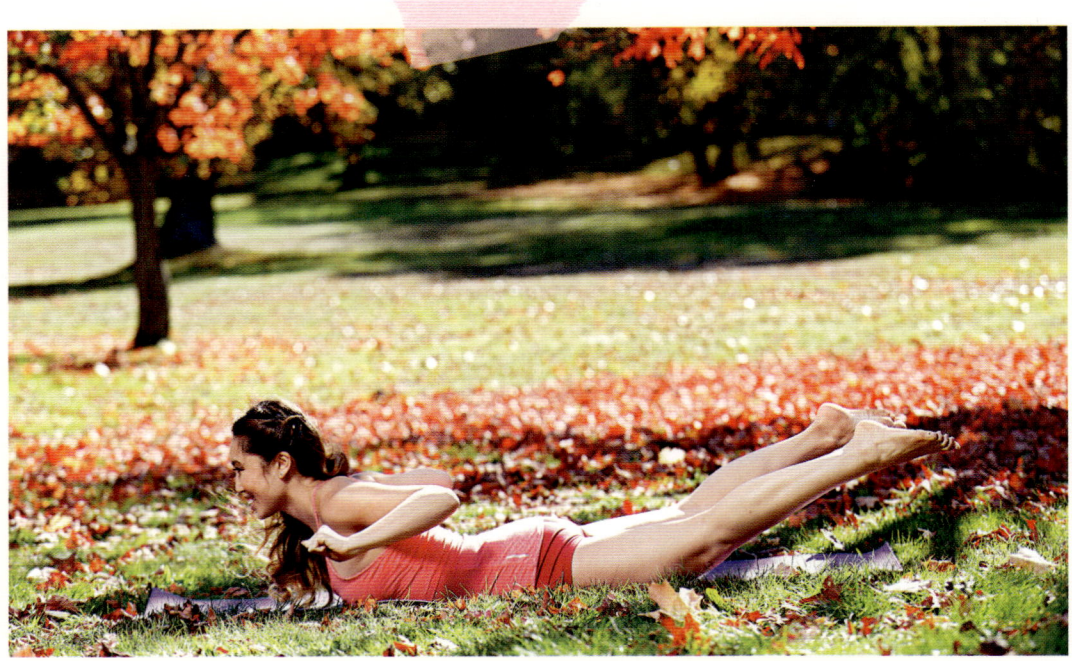

PARACHUTER 20 X
OHNE PAUSE
ZIEL: OBERER RÜCKEN

A Lege dich auf den Bauch und
hebe die Beine an, Beine
hüftweit auseinander. Oberkörper
ebenfalls anheben, die Ellbogen sind
im 90-Grad-Winkel gebeugt und
neben den Schultern.

B Die Ellbogen nach hinten
ziehen, dabei die Schultern
ebenfalls nach hinten unten ziehen,
den Oberkörper noch höher ziehen
und die Fersen zusammendrücken.
Alles wiederholen.

Wie geht man mit Lästermäulern um?

Wenn andere über deine Figur
lästern, kann das ganz schön
niederschmetternd sein, aber denke
daran: Oft fühlt sich eine Person, die
so verletzend ist, selbst nicht wohl.
Nimm es nicht zu ernst – du bist viel
mehr wert als das, was die Waage
sagt. Kümmere dich nicht darum, was
andere sagen. Wir sind ohnehin jeder
auf unserer eigenen Fitnessreise.

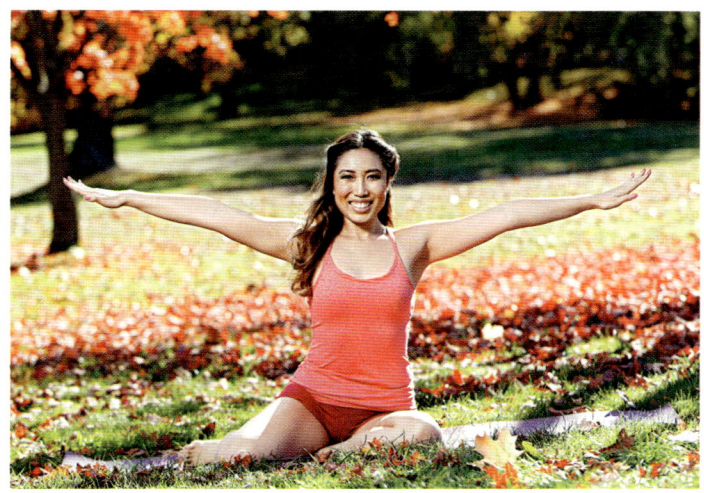

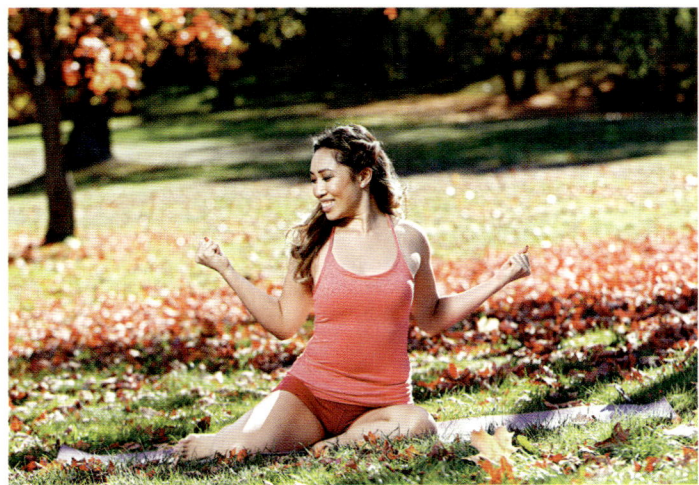

REACH 'N' PULL 25 X
ZIEL: SCHULTERN, RÜCKEN

A Setz dich gerade hin, so wie du dich wohlfühlst. Strecke die Arme
gerade zur Seite aus, Handflächen nach unten.

B Ausatmen und die Arme beugen, dabei Ellbogen nach unten hinter
den Rücken ziehen, die Hände zu Fäusten machen, Hand hochdrehen,
Rücken gerade, Schultern tief. Einatmen und zurück in die Startposition.

WORKOUT NR. 5: TOTAL-BODY-BLITZ-WORKOUT

Zeit für deine Total-Body-Schlankheitskur! Hier musst du ganz fokussiert bleiben und darfst nicht aufgeben – diese Übungen sind hart. In die richtige Stimmung kommst du mit Reach Behind – diese Übung stärkt die Körpermitte und deinen Gleichgewichtssinn. Das Standing Roll-up bringt den Kreislauf in Schwung. Danach kommt meine Lieblingsübung: der Soldier Crawl. *Runter mit dir – und unten bleiben!*

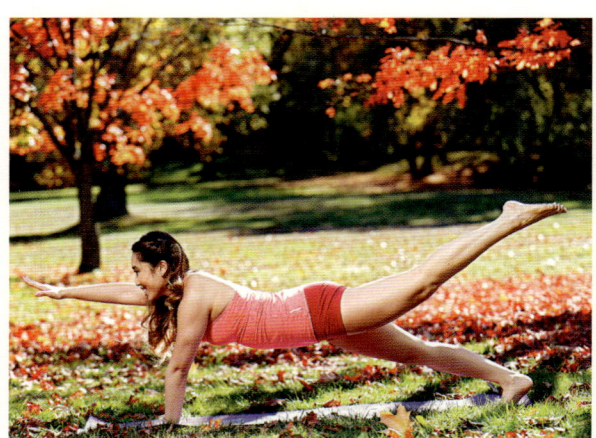 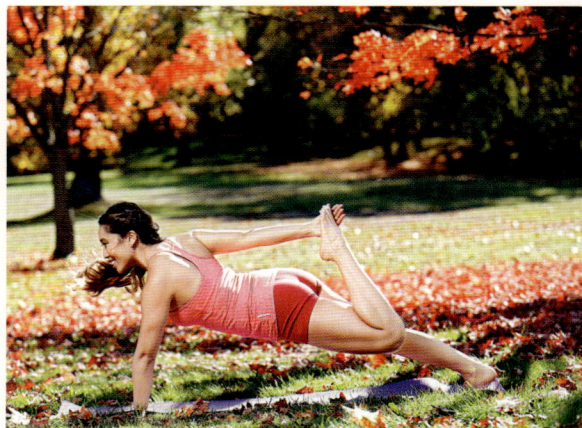

REACH BEHIND 10 X
ZIEL: KÖRPERMITTE, BRUSTKORB, SCHULTERN

A Geh in das schiefe Brett: Hände unter den Schultern, Arme gestreckt, Beine gestreckt, auf die Zehen gestützt.

B Blick nach vorn, Hüften gerade halten. Jetzt gleichzeitig rechten Arm und linkes Bein heben (dabei beugen) und versuchen, mit der Hand den Zeh zu greifen. Seite wechseln. 1 x rechts und 1 x links ist ein Durchgang.

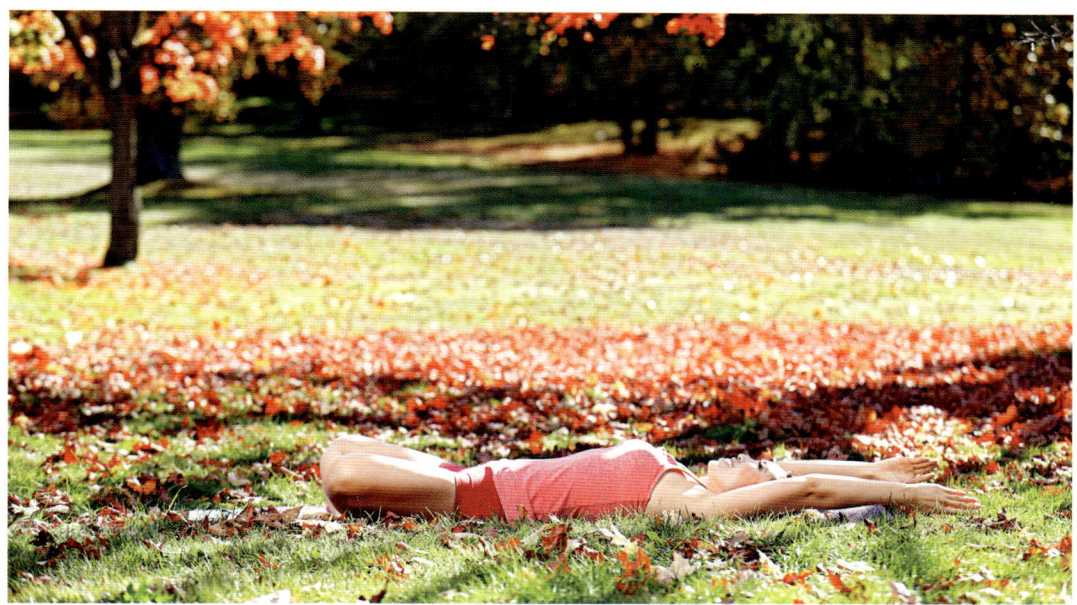

STANDING ROLL-UP 12 X
ZIEL: KREISLAUF, GESAMTER UNTERKÖRPER

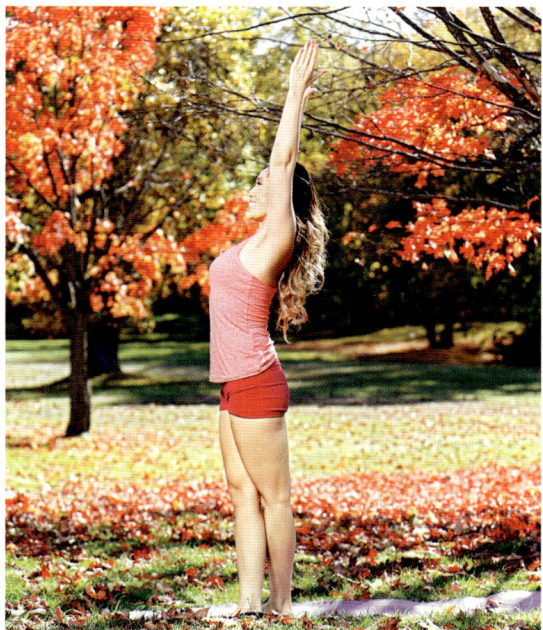

A Leg dich auf den Rücken, Beine im Schneidersitz gekreuzt, die Arme über dem Kopf nach hinten ausgestreckt.

B Ausatmen, die Wirbelsäule hochrollen, Arme und ganzen Oberkörper nach vorne bringen, auf die gekreuzten Füße stellen, aufstehen, die Arme stolz in die Luft strecken. Langsam wieder hinlegen und die Übung wiederholen. Falls du Pilatesanfänger bist, kannst du die Hände zu Hilfe nehmen und dich abstützen, um besser in den Stand zu kommen.

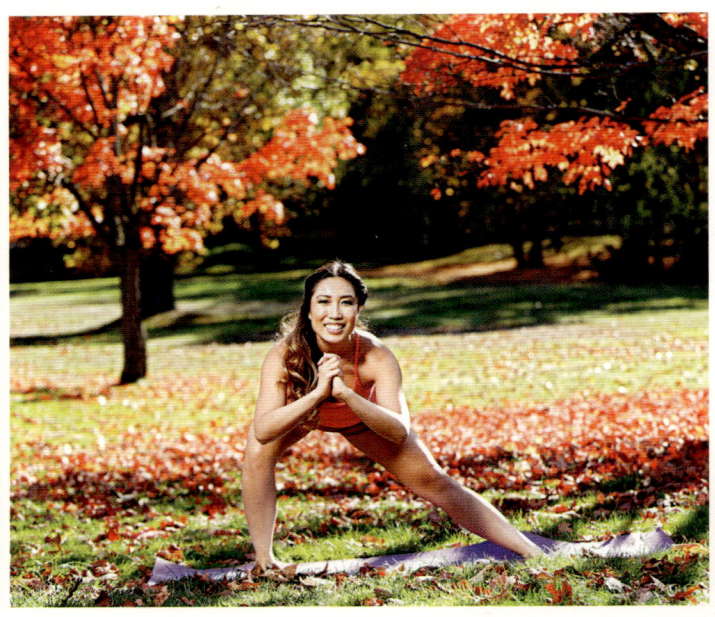

SIDE LUNGE TO TAP 12 X PRO SEITE
ZIEL: INNERE OBERSCHENKEL

A Steh gerade, die Hände vor der Brust verschränkt. Mit dem rechten Bein einen großen Ausfallschritt seitwärts machen, Knie beugen, das linke Bein ist gestreckt. Den Rücken gerade halten, Brustkorb heben, den Po senken.

B Halte das linke Bein so gerade, wie du kannst, stoß dich vom rechten Bein ab und bringe den rechten Fuß so hinter dich, dass du ihn mit der linken Hand fassen kannst. Alle Wiederholungen auf der einen Seite machen, dann Seite wechseln.

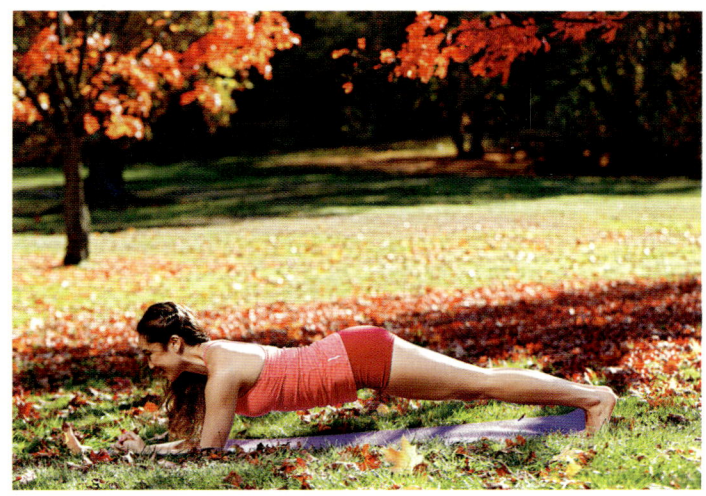

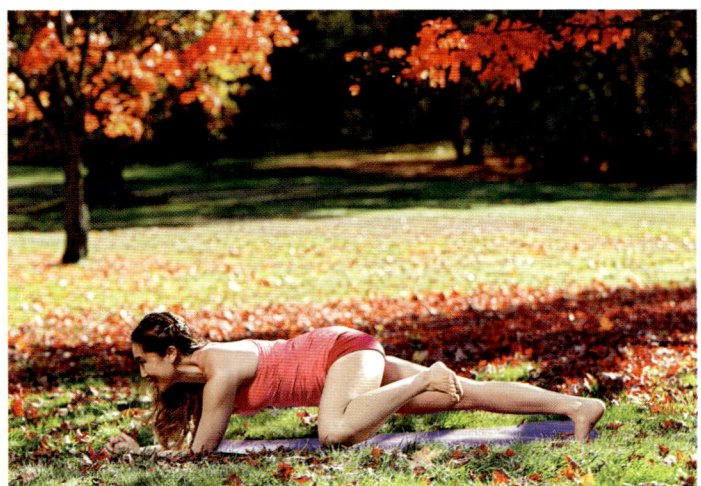

SOLDIER CRAWL 20 X
ZIEL: SEITLICHE BAUCHMUSKELN, KÖRPERMITTE

A Geh in das schiefe Brett, auf die Ellbogen und Zehen gestützt, Beine
gestreckt. Die Hüfte nicht sinken lassen. Falls du Pilatesanfänger bist, kannst
du dich auch auf Knie und Ellbogen stützen.

B Das linke Knie in Richtung Ellbogen bringen, halten, dann zurück ins Brett.
Einmal rechts und einmal links ist ein Durchgang.

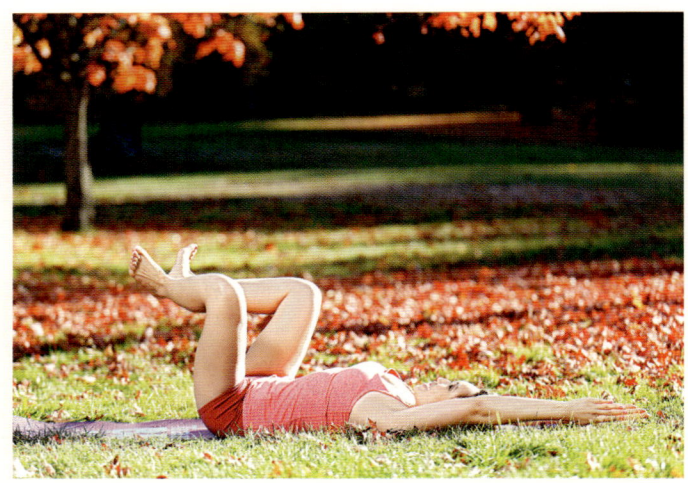

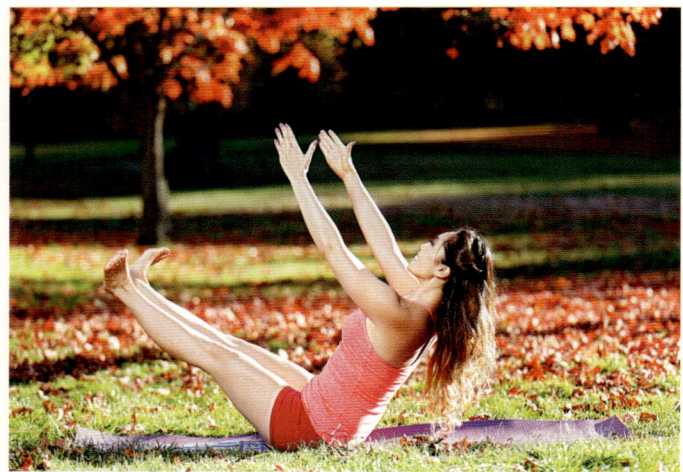

FROGGER ABS 15 X
ZIEL: INNERE OBERSCHENKEL, BAUCHMUSKELN

A Leg dich auf den Rücken, die Arme neben dem Kopf nach hinten ausgestreckt. Die Beine sind angehoben und angewinkelt, Fersen kleben zusammen, Knie zeigen nach außen, Füße sind geflext.

B Ausatmen und die Fersen so nach vorn drücken, dass die Beine sich strecken, dabei mit dem Oberkörper hochkommen wie beim Sit-up. Arme vor dir ausstrecken, Beine gerade, Knie und Fersen zusammen. Einatmen und langsam wieder abrollen zur Ausgangsposition.

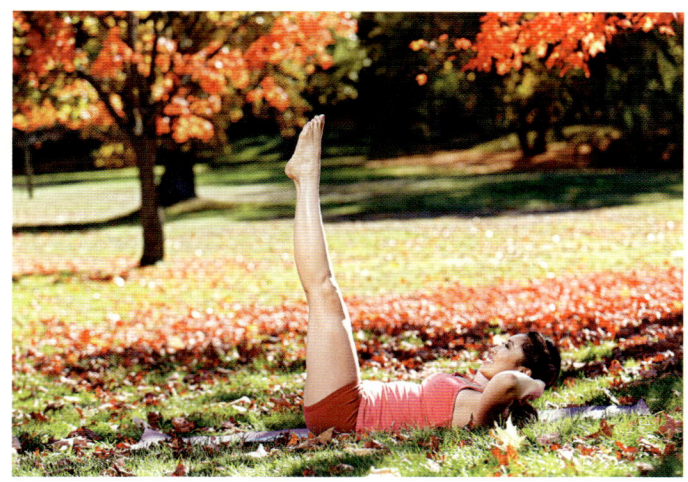

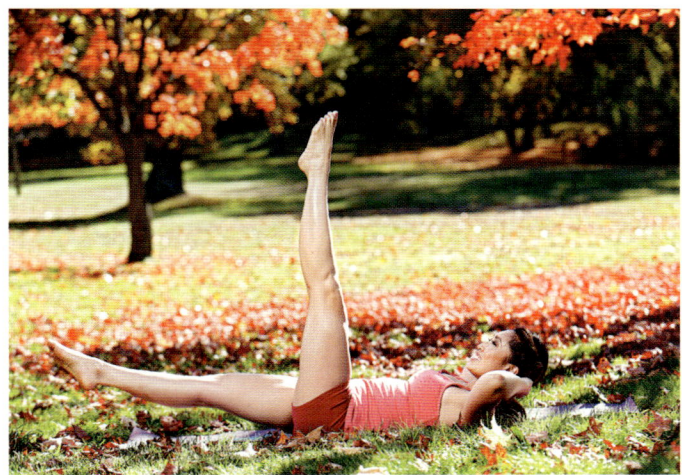

SINGLE-LEGGED DROP 20 X
ZIEL: UNTERE BAUCHMUSKELN

A Die Hände im Nacken verschränken, Ellbogen zeigen nach außen. Den Oberkörper in die Pilateshaltung bringen: Kopf, Nacken, Schultern hochrollen, Blick in Richtung Füße. Die Beine mit gestreckten Füßen gerade nach oben heben.

B Einatmen, dabei das rechte Bein senken, bis es kurz über der Matte liegt, dann wieder heben. Nun das andere Bein senken und heben. Beide Beine bewegen ist ein Durchgang.

Post von Cassey

Wenn niemand glaubt, dass du es kannst, du aber keine Wahl hast

Warst du auch schon mal so furchtbar frustriert, weil sich keiner aus deinem Umfeld dafür interessiert, was deine Ziele und Leidenschaften sind und wer du eigentlich bist? Ich schon. Ich habe mich so sehr bemüht, anderen Menschen zu gefallen und ihre Träume wahr werden zu lassen, anstatt mich um mich selbst zu kümmern. Ich ließ mich von den Meinungen anderer formen, von dem, was sie von mir und meinen Fähigkeiten hielten. Aber das kann man nicht für immer durchhalten. Dann gibt es einen Bruch und man will nie wieder mit diesen Menschen reden.

Mit Bruch meine ich keinen langsamen Zerfall, sondern einen klaren Schnitt, durch den man den Einfluss anderer, die einen kontrollieren und zu etwas formen wollen, das man nicht ist, beendet. Aber wie schafft man das?

Zunächst einmal musst du diese Menschen aus deinem Leben ausklammern. Halte sie von dir fern, denn sie tun deinem Geist und deiner Seele nicht gut. Abschätzige Kommentare oder herablassende Blicke können großen Schaden an deinem Selbstvertrauen anrichten. Und das kann ich nicht zulassen. Selbstvertrauen ist wichtig, du musst es hegen und pflegen, denn es ist das Rückgrat deiner selbst!

Wenn diese negative Ausstrahlung von deinen Eltern herrührt und du ein direktes Zusammenleben nicht verhindern kannst, ist es umso wichtiger, dass du ihre Meinungen nicht an dich heranlässt, sodass sie nicht zerstörerisch wirken. Du musst Folgendes verstehen: Du lebst für

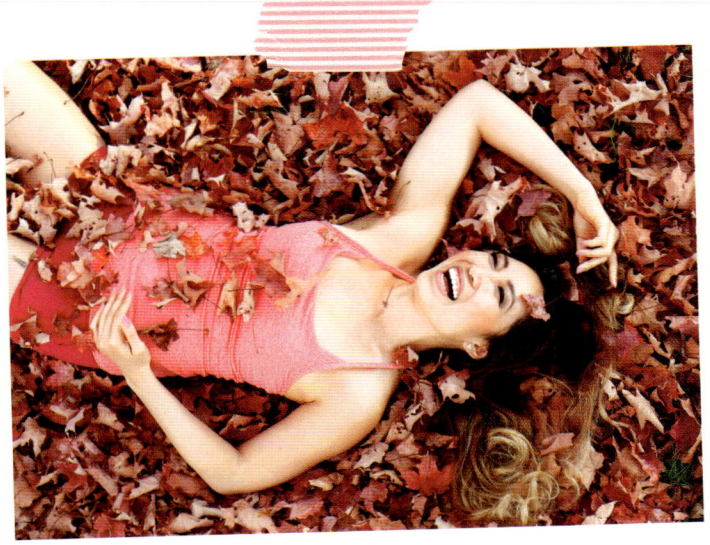

dich selbst und für die, die dich von ganzem Herzen lieben. Lass niemals zu, dass jemand deine Hoffnungen, deine Träume, dein Selbstvertrauen infrage stellt. Stattdessen kannst du die Zweifel anderer nutzen und umso mehr an deinen Träumen arbeiten, als würdest du die negative Energie recyceln. Das wird sie überraschen!

Ich möchte, dass du weißt, dass du alles erreichen kannst, was du dir vornimmst. Ob du nun abnehmen willst, schneller laufen, an der Hochschule deiner Wahl einen Platz bekommen oder deine eigene Firma gründen willst – nichts kann dich aufhalten. Es ist machbar und andere haben es auch schon geschafft. Du musst lediglich dein Ziel aufschreiben, den Zettel in deiner Nähe behalten und dich jeden Tag daran erinnern.

Um den Prozess zu starten, braucht es nur eine Person: dich. Also los. Du verdienst es.

♡ Deine
Cassey

HERBSTGERICHTE

Im Herbst ändern nicht nur die Blätter ihre Farbe, auch der Speiseplan bekommt ein neues Gesicht. Clean Eating bedeutet, dass wir das Obst und Gemüse genießen, das gerade frisch erhältlich ist. Im Herbst freue ich mich besonders über Wurzelgemüse, diverse Kohlarten, Kürbis sowie Herbstfrüchte wie Äpfel und Birnen. Statt farbenfroher Obstsalate mache ich mir jetzt Gerichte, die die Wärme halten, zum Beispiel den Blumenkohl-Kichererbsen-»Couscous« (Seite 185). Der Blumenkohl wird im Mixer zerkleinert, bis er die Konsistenz von Reis hat. Und da es langsam kühler wird, mache ich mehr Ofengerichte, etwa Hähnchen mit überbackenem Rosenkohl (lecker!) – dann wird auch die ganze Wohnung schön warm!

DIE EINKAUFSLISTE FÜR DEN HERBST

Gemüse	Kopfsalat	Obst
Blumenkohl	Kürbis	Äpfel
Brokkoli	Mangold	Asiatische
Butternusskürbis	Radicchio	Birnen
Chicoree	Rosenkohl	Birnen
Chilischoten	Rucola	Cranberrys
Daikon-Rettich	Süßkartoffel	Granatäpfel
Eichelkürbis	Yambohne	Kumquats
Endivien		Trauben
Grünkohl		

Mini-Apfel-Streusel-Protein-Pfannkuchen

ZUTATEN

½ mittelgroße Banane

4 Eiweiß

½ Apfel, geraspelt oder in streichholzgroße Stücke geschnitten

2 Esslöffel ungesüßte Vanille-Mandel-milch oder fettarme Milch

1 Teelöffel gemahlener Zimt

¼ Teelöffel gemahlene Muskatnuss

1 Teelöffel geschrotete Leinsamen

Backfett

1 Esslöffel fein gehackte Walnüsse (optional)

½ Apfel in 5 mm dicke Scheiben geschnitten, leicht gedünstet (optional)

ZUBEREITUNG

Nimm eine große Rührschüssel und zerdrücke die Banane darin mit einer Gabel. Füge alle Zutaten bis auf die Walnüsse und die Apfelscheiben hinzu und verrühre alles.

Gib etwas Fett in eine beschichtete Pfanne und backe dann etwa 60 ml von dem Teig. Wenn der Pfannkuchen nach etwa 30–60 Sekunden anfängt zu blubbern, dreh ihn um und backe ihn für weitere 20–30 Sekunden. Auf dieselbe Weise den restlichen Teig in mehrere Pfannküchlein backen.

Die Pfannkuchen stapeln und auf Wunsch mit den Walnüssen und den gedünsteten Apfelscheiben garnieren.

Pro Pfannkuchen: 272 Kalorien, 12 g Fett, 29 g Kohlehydrate, 19 g Protein, 17 g Zucker

FÜR 1 PORTION

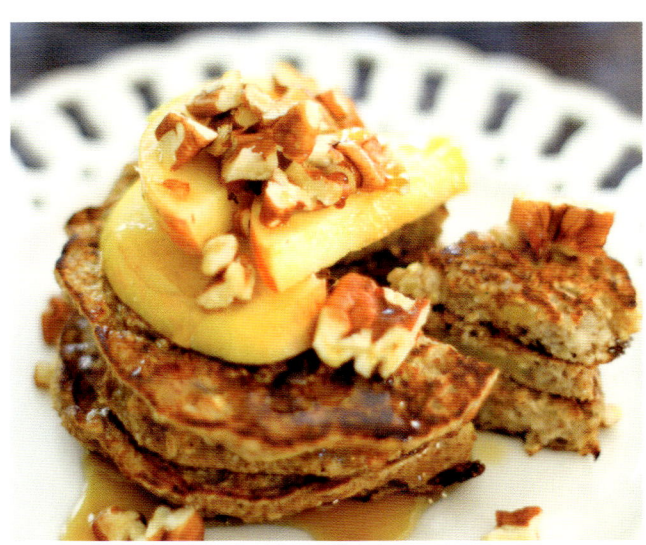

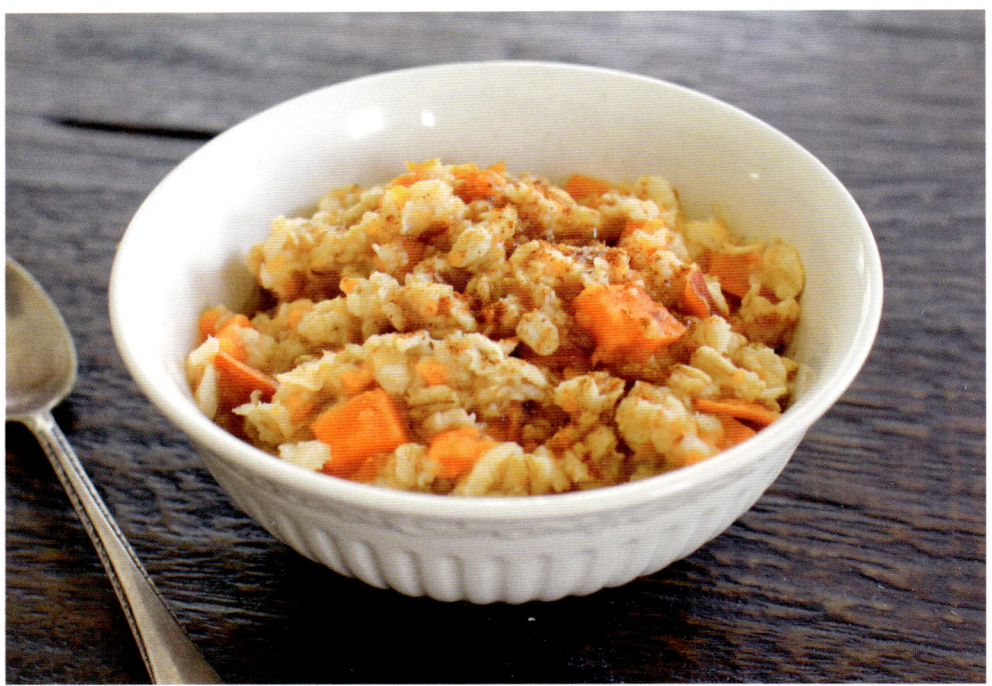

Süßkartoffel-Haferflocken

ZUTATEN

- 1/3 mittelgroße Süßkartoffel, geschält und in etwa 1,5 cm dicke Würfel geschnitten
- 20 g kernige Haferflocken
- 180–240 ml Mandelmilch
- 1 Esslöffel geschrotete Leinsamen
- 1 Teelöffel gemahlener Zimt
- 1 Esslöffel Ahornsirup

ZUBEREITUNG

Gare die Süßkartoffel für etwa 3–4 Minuten auf der höchsten Stufe im Mikrowellenofen, bis sie weich ist. Mit einer Gabel grob zerdrücken.

Gib die Haferflocken, Mandelmilch, Leinsamen und Süßkartoffel in einen mittelgroßen Topf und erhitze alles, bis es fast kocht, dann Hitze reduzieren und 10 Minuten köcheln lassen, bis die Haferflocken sämig werden.

Nun Zimt und Ahornsirup unterrühren, fertig.

288 Kalorien, 6 g Fett, 51 g Kohlehydrate, 7 g Protein, 19 g Zucker

FÜR 1 PORTION

Blumenkohl-Kichererbsen-»Couscous«

ZUTATEN

- 180 g grob gehackte Blumenkohlröschen
- 1 Esslöffel Olivenöl
- 50 g Zucchini, gewürfelt
- 1 Karotte, geraspelt
- 120 g Kichererbsen aus der Dose (Garbanzo), gespült und abgetropft
- ¼ Teelöffel gemahlener Kreuzkümmel
- ¼ Teelöffel gemahlener Koriander
- ½ Teelöffel frischer Ingwer, geraspelt
- 80 ml natriumarme Gemüsebrühe
- 1 Esslöffel Rosinen
- 200 g frischer Spinat, grob zerkleinert

ZUBEREITUNG

Den Blumenkohl im Mixer zerkleinern, bis er ungefähr aussieht wie Reis.

Das Olivenöl in einer mittelgroßen beschichteten Pfanne erhitzen und die Zucchini, Karotte und Kichererbsen mit Kreuzkümmel, Koriander und Ingwer anbraten, bis alles weich wird (etwa 3 Minuten).

Nun die Brühe und die Rosinen dazugeben. Hitze reduzieren und 3 Minuten köcheln lassen. Spinat und Blumenkohl hinzufügen und dünsten, bis der Spinat zusammenfällt, etwa 2 Minuten.

323 Kalorien, 7 g Fett, 60 g Kohlehydrate, 11 g Protein, 17 g Zucker

FÜR 1 PORTION

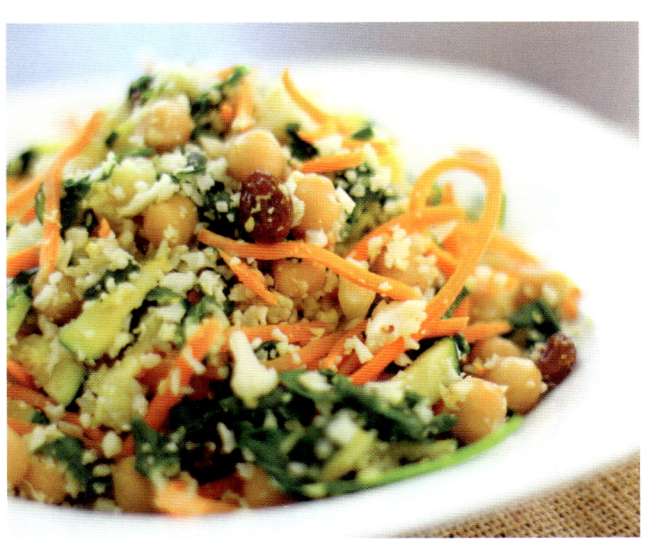

Puten-Quesadilla

ZUTATEN

2 Esslöffel
Cranberrysauce

1 Esslöffel gehackter
frischer Koriander

1 Vollkorn-Tortilla
(c. 20 cm)

2 Esslöffel Mozzarella,
klein gerupft

120 g Putensteak,
gegart, abgekühlt
und in kleinen
Stückchen

1 Esslöffel fettarmer
Naturjoghurt 1,5 %

ZUBEREITUNG

Verrühre die Cranberrysauce mit dem Koriander und verstreiche dies auf der Tortilla. Jetzt etwas Käse und die Hälfte des Putenfleisches auf einer Hälfte der Tortilla verteilen.

Eine mittelgroße Pfanne auf mittlerer Hitze erwärmen, die Tortilla einklappen und in die heiße Pfanne legen. Etwa 3 Minuten auf jeder Seite erhitzen, bis sie leicht braun wird. Zum Schluss den Joghurt darübergeben.

345 Kalorien, 10 g Fett, 36 g Kohlehydrate, 29 g Protein, 10 g Zucker

FÜR 1 PORTION

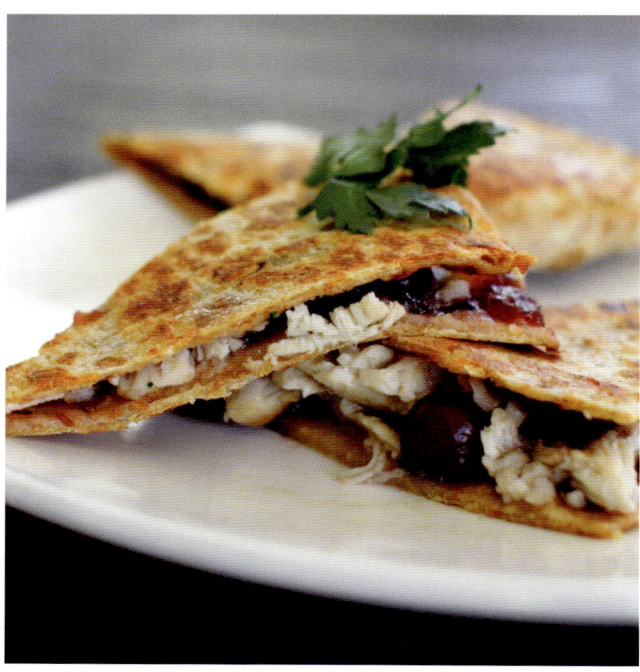

Hähnchen Alfredo mit Zucchini-Nudeln

ZUTATEN

CASHEW-SAHNE

8 rohe Cashewnüsse

60 ml Wasser

1 Teelöffel Olivenöl

120 g Hähnchenbrust,
in Würfeln

180 g Brokkoliröschen,
gehackt

120 ml Hühnerbrühe

2 Esslöffel Parmesan,
gerieben

1 Prise frisch gemahlene
Muskatnuss

1 mittelgroße Zucchini,
mit dem Hobel
oder Sparschäler
in dünne Scheiben
geschnitten und
1 Minute gedünstet

2 Esslöffel frische
Petersilie, gehackt

ZUBEREITUNG

Für die Cashewsahne die Nüsse 2 bis 3 Stunden in Wasser einweichen. Danach Nüsse und Wasser in einem Mixer pürieren, bis eine cremige Masse entsteht.

Das Öl in einer beschichteten Pfanne auf mittlerer Flamme erhitzen. Die Hähnchenstücke 5–6 Minuten anbraten, bis das Fleisch gar ist, gelegentlich rühren. Aus der Pfanne nehmen.

Jetzt den Brokkoli etwa 3–4 Minuten in der Pfanne anbraten, bis er gar ist, gelegentlich rühren. Die Brühe dazugeben, Hitze reduzieren. Die Cashewsahne, Parmesan, Muskatnuss und das Hähnchenfleisch in die Pfanne geben und alles erhitzen.

Nun die Zucchini-Nudeln und Petersilie hinzufügen, alles unterrühren und noch einmal erhitzen.

334 Kalorien, 16 g Fett, 15 g Kohlehydrate, 34 g Protein,
4 g Zucker

FÜR 1 PORTION

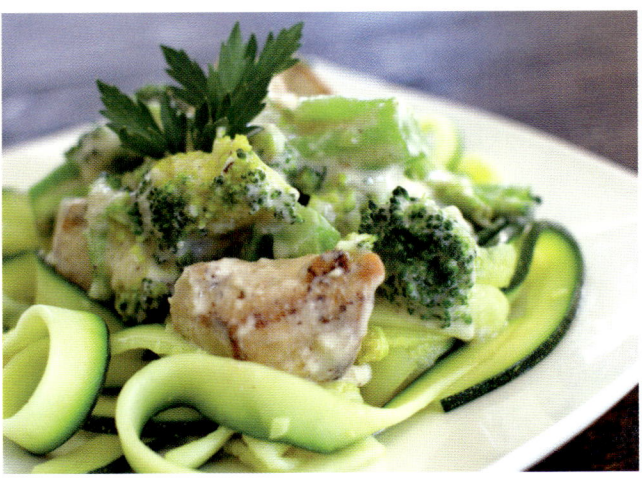

Curry-Kürbis-Eintopf

ZUTATEN

1 Teelöffel Olivenöl

2 Esslöffel rote Zwiebel, gehackt

1 Knoblauchzehe, gehackt

½ Teelöffel gemahlener Ingwer

½ Teelöffel Currypulver

60 g Butternuss- kürbis in Würfeln (etwa 2 cm)

60 ml Kokosmilch (light)

240 ml Gemüsebrühe

60 g Kichererbsen aus der Dose (Garbanzo), gespült und abgetropft

¼ rote Paprika, entkernt, in 2 cm große Stücke geschnitten

100 g frischer Grünkohl, gehackt, die dicken Stängel entfernt

1 Teelöffel frisch gepresster Zitronensaft

Salz und Pfeffer zum Abschmecken

1 Esslöffel frischer Koriander, gehackt

ZUBEREITUNG

Das Öl bei mittlerer Hitze in einer großen Pfanne erhitzen. Zwiebel und Knoblauch für 2 Minuten anbraten, dabei stets rühren. Ingwer und Currypulver dazugeben, dann den Kürbis, weitere 2 Minuten garen.

Die Kokosmilch und Gemüsebrühe dazugeben, aufkochen lassen. Abgedeckt 10 Minuten auf kleiner Stufe köcheln lassen.

Kichererbsen und Paprika hinzufügen, 5 Minuten kochen, bis beides gar ist.

Nun Grünkohl, Zitronensaft sowie nach Belieben Salz und Pfeffer dazugeben und 2–3 Minuten kochen, bis der Kohl zusammengefallen ist. Koriander darüberstreuen – fertig.

271 Kalorien, 12 g Fett, 38 g Kohlehydrate, 8 g Protein, 5 g Zucker

FÜR 1 PORTION

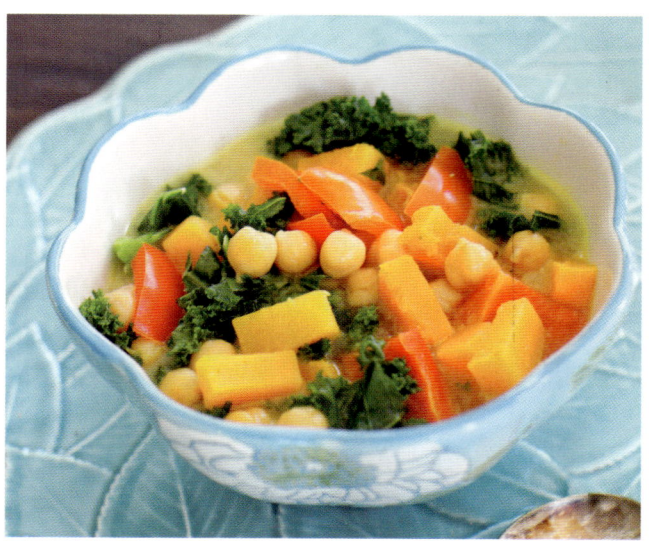

Banane-Pecannuss-Parfait

ZUTATEN

1 Teelöffel Kokosöl

1 Esslöffel grob
    gehackte
    Pecannüsse

½ Esslöffel
    Ahornsirup oder
    Agavendicksaft

1 reife Banane,
    in Scheiben
    geschnitten und
    gefroren

¼ Apfel, in drei Spalten
    geschnitten, ge-
    dünstet (optional)

ZUBEREITUNG

Das Öl in einer kleinen Pfanne auf mittlerer Hitze
erwärmen, die Pecannüsse 2 Minuten anrösten. Den Sirup
dazugeben und gut verrühren, dann vom Herd nehmen.

Die Bananenscheiben für 2–3 Minuten im Mixer
zerkleinern, ab und zu den Rand der Schüssel freikratzen.
Das Bananenparfait in eine Schale geben und mit den
Pecannüssen und den Apfelspalten garnieren.

268 Kalorien, 15 g Fett, 35 g Kohlehydrate, 3 g Protein,
21 g Zucker

FÜR 1 PORTION

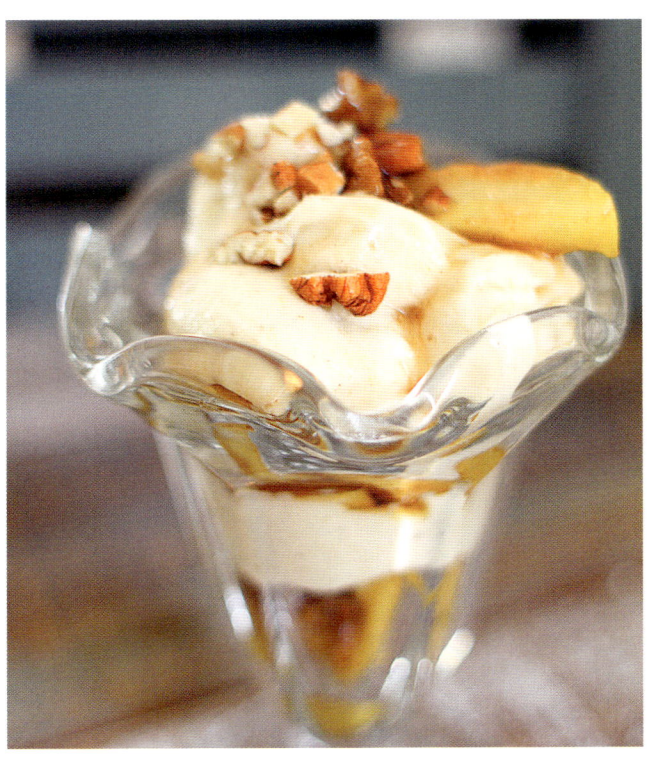

Gebackene Birne

ZUTATEN

1 Esslöffel Ahornsirup

½ Teelöffel gemahlener Zimt

80 ml ungesüßte Vanille-Mandelmilch

1 Flaschenbirne (z. B. Bosc)

120 g Bananeneis (optional)

ZUBEREITUNG

Den Ofen auf 200 °C vorheizen.

In einer mittelgroßen Schüssel Sirup, Zimt und Mandelmilch verquirlen. Drei Viertel dieser Mischung kommen in eine ofenfeste Glasform, dann kommt die Birne hinein und darüber der Rest der Flüssigkeit.

Die Birne 40 Minuten im Ofen backen, alle 10 Minuten kannst du sie mit der Mandelmilch bestreichen, bis sie weich ist. Wenn du magst, kannst du dazu Bananeneis servieren.

160 Kalorien, 1 g Fett, 38 g Kohlehydrate, 1 g Protein, 28 g Zucker

FÜR 1 PORTION

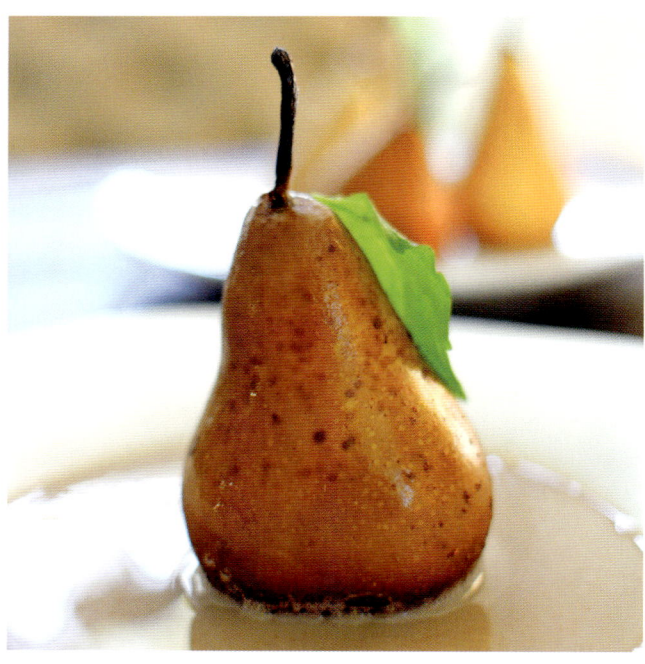

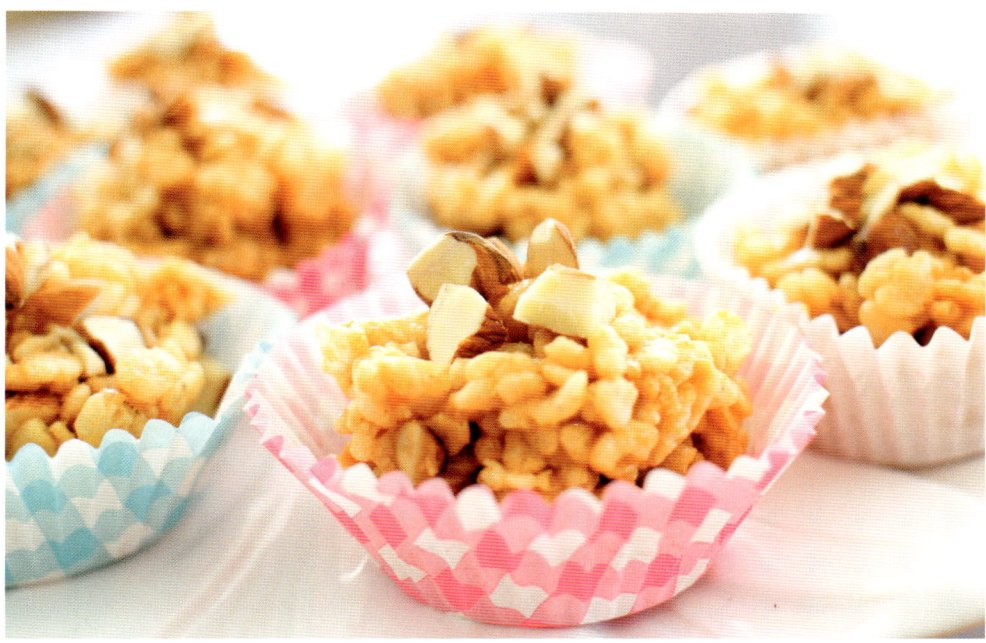

Rice-Crispy-Energiehäppchen

ZUTATEN

80 g fettarme
    Erdnussbutter

80 ml Agavendicksaft

150 g Reiszerealien
    (Vollkorn)

40 g gehackte
    Mandeln

40 g getrocknete
    Cranberrys

ZUBEREITUNG

Fülle zwei Muffin-Backbleche mit entsprechenden Papier-förmchen und stelle sie zur Seite.

In einem großen Topf die Erdnussbutter und den Agaven-sirup etwa 5 Minuten auf kleiner Flamme erhitzen, dabei die ganze Zeit rühren, bis eine glatte und leicht blubbernde Masse entsteht.

Vom Herd nehmen, die Reiszerealien, Mandeln und Cran-berrys vorsichtig unterrühren, bis alles gut vermischt ist.

Die Mischung in die Muffin-Förmchen füllen und abkühlen lassen.

Pro Häppchen: 113 Kalorien, 5 g Fett, 16 g Kohlehydrate, 3 g Protein, 7 g Zucker

FÜR 10 HÄPPCHEN

Kokos-Powerbällchen

ZUTATEN

120 g Walnüsse, geschält

5 Datteln ohne Stein

1 Esslöffel Kokosraspeln, geröstet

ZUBEREITUNG

Die Walnüsse und Datteln im Mixer pürieren, bis eine glatte Masse entsteht. Mit den Händen etwa 2,5 cm große Bällchen formen und diese dann in den Kokosraspeln rollen. Die Bällchen für mindestens 1 Stunde im Kühlschrank aufbewahren, damit sie fest werden.

pro Bällchen: 170 Kalorien, 15 g Fett, 10 g Kohlehydrate, 3,4 g Protein, 6 g Zucker

FÜR ETWA 5 BÄLLCHEN

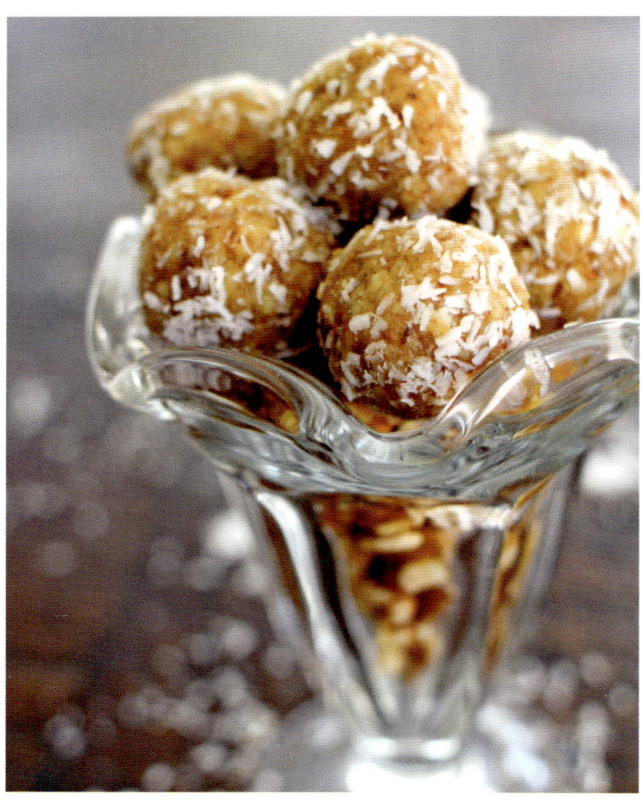

Post von Cassey

Man kann auch ruhig mal sündigen – ohne Reue

Ein kleiner Stolperer auf deinem Weg bringt nicht gleich alles zum Stillstand. Steh einfach auf und mach weiter. Der Drang, immer weiterzumachen, egal, welche Hindernisse man hat überwinden müssen – das formt den Charakter und macht dich wahrhaft stark. Das ist es, was ich unter Resilienz verstehe – Widerstandsfähigkeit. Ich war so oft verzweifelt und frustriert, wenn etwa nach einem Monat harten Trainings und bewusster Ernährung eine Woche auf Reisen alles wieder zunichtezumachen schien. Alles, wofür ich gearbeitet habe, kann so schnell ausgelöscht werden? Das bricht einem das Herz. Es deprimiert. Ich will dann nur noch aufgeben.

Aber ich kann nicht. Ich kann mir nicht selbst leidtun. Ich **muss** weitermachen. Ich muss dranbleiben! Sich selbst aufgeben – das kommt nicht in Frage. Wenn du nicht daran glaubst, dass es dir gelingt, die Scherben aufzuheben und neu anzufangen, wer soll es denn dann für dich machen? Du kannst immer auf die Erfahrungen, die du auf deiner Lebensreise machst, zurückgreifen, also nutze sie, um wieder auf die Füße zu kommen und dich noch schneller vorwärtszubewegen als vorher. Fühlst du dich immer noch mies? Nein! Ein paar Kilo mehr, etwas Müdigkeit – all das kriegst du in den Griff, denn du hast es schon einmal geschafft. Lass die Vergangenheit hinter dir, schaffe Platz für die Zukunft. Zeig mir deine Kraft! Zeig mir deine Widerstandsfähigkeit. Los geht's!

♥ Deine
Cassey

Dein Essensplan für den Herbst

MONTAG	DIENSTAG	MITTWOCH	DONNERSTAG
Morgens Mexikanische Eier: Rührei aus 4 Eiweiß, 80 ml Salsa, 1 Scheibe Toast, ¼ Avocado (in Würfeln)	**Morgens** Süßkartoffel-Haferflocken (Seite 184)	**Morgens** Ballaststoffreiches Müsli mit ungesüßter Mandelmilch und 2 Esslöffeln geschroteten Leinsamen	**Morgens** Protein-Smoothie: 1 Esslöffel Proteinpulver, 100 g roher Grünkohl, gehackt, 1 kleine gefrorene Banane, ½ Birne
Snack Rice-Crispy-Energiehäppchen (Seite 191)	**Snack** Fettarmer Naturjoghurt (1,5 %), auf Wunsch mit 1 Teelöffel Agavendicksaft gesüßt	**Snack** 1 Apfel mit 1 Esslöffel Erdnussbutter oder Mandelmus	**Snack** Rice-Crispy-Energiehäppchen (Seite 191)
Mittags Thunfisch-Sandwich: Dose Thunfisch (etwa 150 g), verrührt mit 2 Teelöffeln Senf, 2 klein gehackten Essiggurken und 1 Esslöffel veganer Mayonnaise, dazu 2 Scheiben Vollkornbrot, alles garniert mit gemischten Salatblättern	**Mittags** Lunch-Salat: 400 g gemischtes gekochtes Gemüse oder 400 g Salat mit 120 g gekochter und in Würfel geschnittener Hähnchenbrust, dazu eine Vinaigrette aus 1 Esslöffel Balsamico, 1 Teelöffel Olivenöl, ½ Teelöffel Dijon-Senf	**Mittags** Salat-Wraps: zwei große Salatblätter mit insgesamt 120 g gegarter Hähnchenbrust (zerkleinert) füllen, dazu 180 g rohes Gemüse deiner Wahl (gehobelte Karotten, Mini-Salatgurke, Tomate) und 60 g Hummus	**Mittags** Putenbrustsandwich: 120 g natriumarme Putenbrustscheiben, 2 Scheiben Tomate, 100 g gemischte Salate, dazu ein Vollkornbrötchen
Snack 1 Apfel, dazu 1 Esslöffel Erdnussbutter oder Mandelmus	**Snack** Rice-Crispy-Energiehäppchen (Seite 191)	**Snack** 2 Scheiben natriumarme Putenbrust und 1 fettarmer Käse (z. B. Mozzarella)	**Snack** 1 Stange Sellerie, 1 Karotte, dazu 60 g Hummus
Abends Tofu mit Gemüse: 40 g Tofu, angebraten mit 2 Teelöffeln Olivenöl, 4 Champignons, 80 g Zucchini, 80 g Brokkoli, 200 g Babyspinat und 1 Esslöffel Zitronensaft	**Abends** Lachsteller: 120 g gebackenes Lachsfilet (15 Minuten im Ofen bei 180 °C) mit 160 g gedünstetem Brokkoli, darüber 1 Teelöffel Olivenöl, mit Salz und Pfeffer abschmecken	**Abends** Curry-Kürbis-Eintopf (Seite 188)	**Abends** Frühstück am Abend: Rührei aus 4 Eiweiß, etwas Parmesan darüberreiben, 1 Scheibe getoastetes Eiweißbrot oder Sprossenbrot, ¼ Avocado (in Würfeln)

Für manche Rezepte schlage bitte auf der angegebenen Seite nach, die anderen Gerichte kannst du blitzschnell selbst zubereiten!

FREITAG	SAMSTAG	SONNTAG
Morgens Ballaststoffreiches Müsli mit ungesüßter Mandelmilch und 2 Esslöffeln geschroteten Leinsamen	**Morgens** Bananenhaferflocken: 80 g aufgekochte Haferflocken, 1 kleine Banane, zerdrückt, 1 Teelöffel Agavendicksaft	**Morgens** Mini-Apfel-Streusel-Protein-Pfannkuchen (Seite 183)
Snack 80 g Brokkoliröschen mit 60 g Hummus	**Snack** 120 g gedünstete Edamame	**Snack** 2 Reiswaffeln mit 1 Portion fettarmem Käse (z. B. Mozzarella)
Mittags Puten-Quesadilla (Seite 186)	**Mittags** Protein-Smoothie: 1 Esslöffel Proteinpulver, 100 g roher Grünkohl, gehackt, 1 kleine gefrorene Banane, ½ Birne	**Mittags** Blumenkohl-Kichererbsen-»Couscous« (Seite 185)
Snack Rice-Crispy-Energiehäppchen (Seite 191)	**Snack** Fettarmer Naturjoghurt (1,5 %), auf Wunsch mit Agavendicksaft gesüßt	**Snack** 100 g gedünstete Edamame
Abends Dinner-Salat: 400 g gemischtes rohes Gemüse oder Salat mit 120 g gekochter und in Würfel geschnittener Hähnchenbrust, dazu eine Vinaigrette aus 1 Esslöffel Zitronensaft, 1 Teelöffel Olivenöl, ½ Teelöffel Dijon-Senf und 1 Teelöffel Agavendicksaft	**Abends** Hähnchen Alfredo mit Zucchini-Nudeln (Seite 187)	**Abends** Hähnchenteller: 1 mittelgroße gekochte Süßkartoffel, 120 g Hähnchenbrust (gar) und 180 g gebackener Rosenkohl (halbiert, mit etwas Olivenöl benetzt, im Backofen bei 200 °C etwa 20 Minuten backen)

WINTER

Winter

Den Stress ganz entspannt überstehen, die Feiertage ohne schlechtes Gewissen genießen

Die Weihnachtsfeiertage rücken näher! Ich höre schon das Holz im Kamin knistern, sehe die Häuser in meiner Straße mit warmen Lichterketten geschmückt, eine fröhliche Stimmung liegt in der Luft – und mir läuft schon das Wasser im Mund zusammen bei dem Gedanken an all die leckeren Naschereien. Jetzt kommt die Zeit der großen Festessen im Kreis der Familie!

Im Winter ist es ein harter Kampf gegen den inneren Schweinehund: Sport zu treiben und das Clean-Eating-Konzept durchzuführen, ist jetzt nicht ganz so einfach. Also würde ich Folgendes vorschlagen: Verzichte nicht darauf, all diese wunderbaren Gerichte zu probieren, denn essen ist ein Grundbedürfnis des Menschen. Iss einfach von allem ein bisschen und freu dich auf die vielen verschiedenen Aromen und Geschmäcker dieser Jahreszeit. Wenn du dir als Regel ein YOLO-Mahl* pro Woche gönnst, wirst du gut durchhalten. Iss proteinhaltige Nahrung und Gemüse, bevor du zu einem Weihnachtsfest gehst, dann werden die vielen verlockenden Naschereien ein nicht ganz so leichtes Spiel mit dir haben.

Erinnere dich daran, wie gut du dich im Frühling und im Sommer gefühlt hast – leichtfüßiger und cleaner –, denn das war die Zeit, in der du schnell mal nach draußen konntest, um die zu Sonne genießen, über den Markt zu schlendern und die Fülle an Obst- und Gemüseangeboten auszukosten. Auch wenn auf deinem Teller jetzt kein

....

* YOLO ist das Akronym für »You Only Live Once« und bedeutet so viel wie: Du kannst essen, was du möchtest – man lebt schließlich nur einmal!

bunter Obstsalat liegt, kannst du trotzdem kreativ sein und einen schnellen Gemüseeintopf oder eine Suppe zaubern, die wärmt und voller Nährstoffe ist. Nur weil deine Kleidung jetzt etwas schwerer ist, muss dein Essen nicht zwangsläufig auch schwer sein. Versuche, beim Kochen die gehaltvollen Saucen, Sahne und Butter zu vermeiden, und experimentiere mehr mit Kräutern: Salbei, Rosmarin oder Thymian zum Beispiel! Die Möglichkeiten sind grenzenlos, du musst dich nur umschauen und mit Freude Neues ausprobieren.

Aber denk daran: Sei nicht zu streng mit dir. Die Feiertage sind nur einmal im Jahr. Genieße sie! Solange du weiterhin gut trainierst und gesund isst, ist alles in Ordnung.

BLEIB STARK UND WIDERSTANDSFÄHIG! LASS UNS DIESES WINTERMÄRCHEN-LAND ZUSAMMEN EROBERN!

WINTER-MOVES

WORKOUT NR. 1: PLÄTZCHEN-BAUCH, ADE!

Seinen runden Bauch kann der Weihnachtsmann gern behalten, aber wir wollen schlank bleiben. Du wirst es mir danken, wenn der Frühling kommt! Choreografierte, vielschichtige Bewegungen wie der Shooting Star machen Spaß und sind eine inspirierende Methode, um die Süßigkeiten der Feiertage abzuarbeiten.

TRUNK TWIST 20 X TIPPEN
ZIEL: SCHRÄGE BAUCHMUSKELN, BEINSTRECKER

A Setz dich auf die Matte, Knie angezogen. Hände greifen auf Brusthöhe ineinander, sodass die Unterarme eine Gerade bilden. Heb die Beine, Knöchel gekreuzt, und balanciere auf den Sitzhöckern. Falls du Pilatesanfänger bist, kannst du die Füße auf der Matte lassen.

B Einatmen und zur linken Seite beugen, sodass du mit dem Ellbogen auf die Matte tippen kannst. Ausatmen und wieder hochkommen, einatmen und nach rechts beugen.

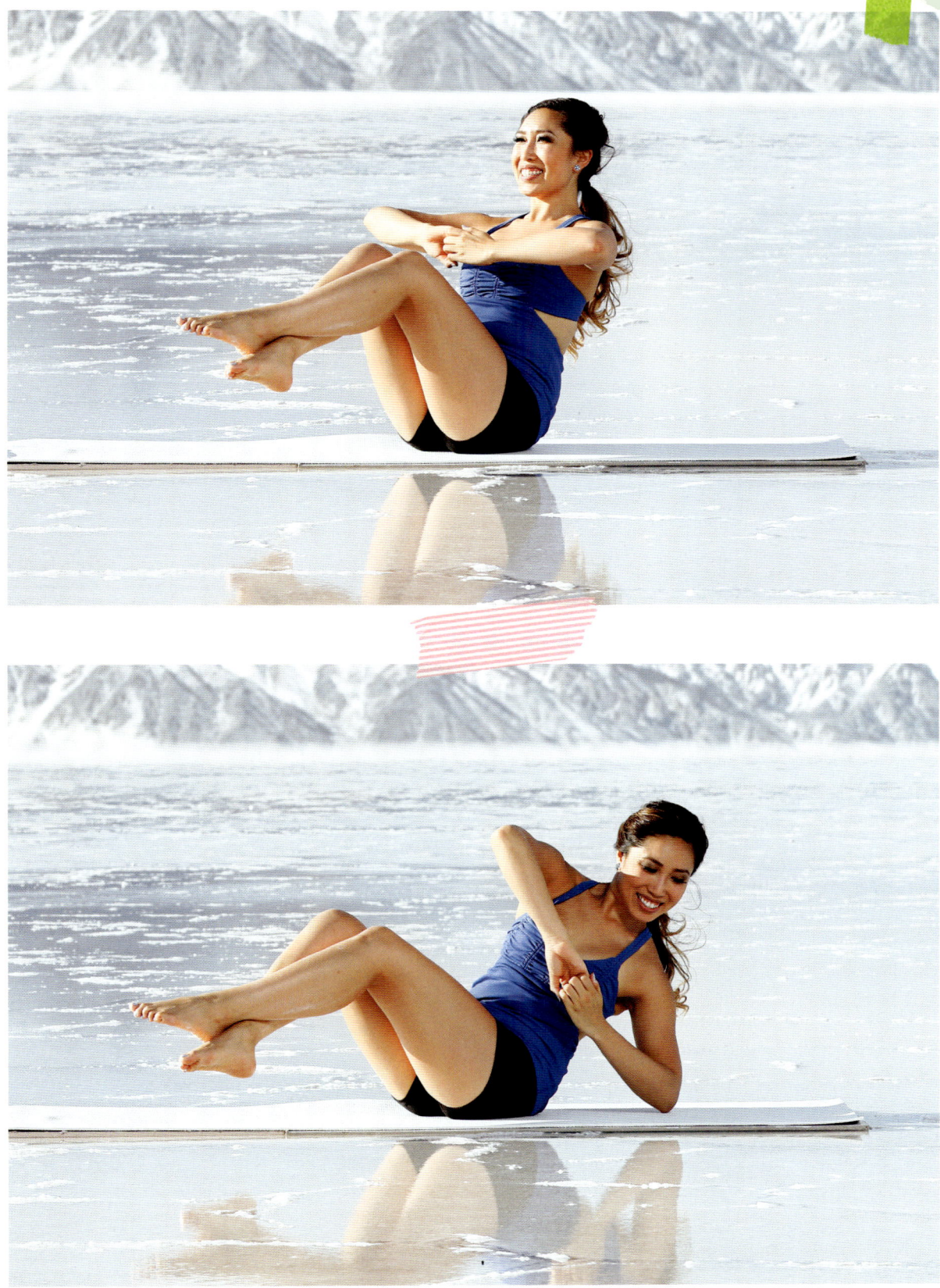

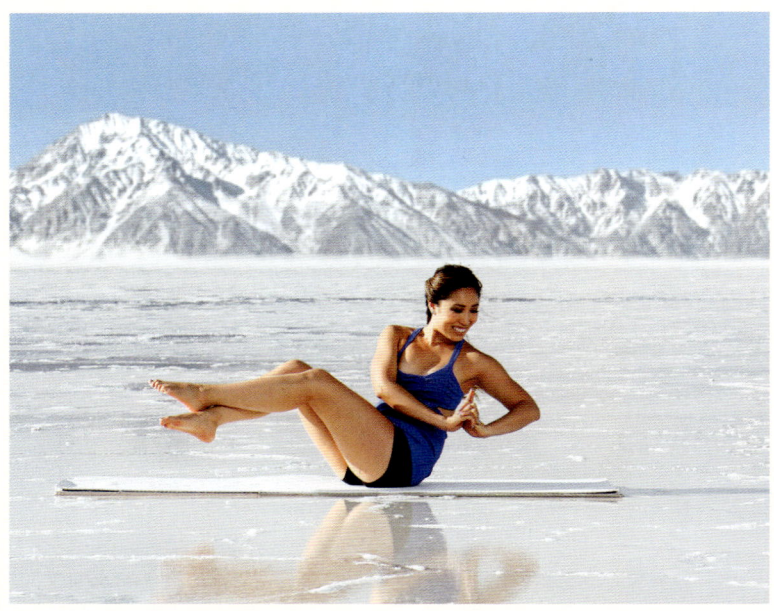

SHOOTING STAR 15 X »SCHIESSEN«
ZIEL: SCHRÄGE UND GERADE BAUCHMUSKELN, SCHULTERN, BEINSTRECKER

A Verschränke die Hände so, dass die Zeigefinger ausgestreckt aneinander liegen (als würdest du eine Pistole halten). Die Beine von der Matte heben, an den Knöcheln gekreuzt, Knie gebeugt, Rücken ganz gerade, balanciere auf den Sitzhöckern. Falls du Pilatesanfänger bist, kannst du die Füße auf der Matte lassen.

B Einatmen, nach links drehen, links von deiner Hüfte auf die Matte tippen, beim Ausatmen die Beine in der Luft ausstrecken, dich ganz gerade aufrichten, als wolltest du in den Himmel schießen. Dann einatmen und nach rechts beugen.

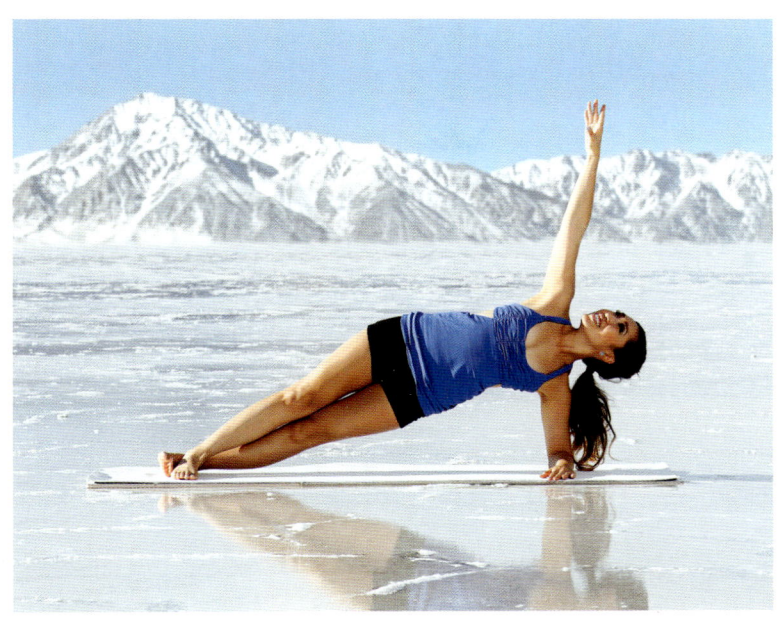

SIDE PLANK ROTATOR 10 X
PRO SEITE
ZIEL: SCHRÄGE BAUCHMUSKELN,
SCHULTERN, KÖRPERMITTE

A Ausgangsposition seitliches schiefes
Brett, auf den linken Ellbogen und
linken Fuß gestützt. Die Schulter ist direkt
über dem Ellbogen, das obere Bein kreuzt
am Knöchel über dem unteren. Streck den
rechten Arm in den Himmel, der Blick folgt
die ganze Zeit den Fingern.

B Ausatmen, die rechte Hand greift unter
den Bauch. Einatmen, den rechten Arm
wieder nach oben strecken.

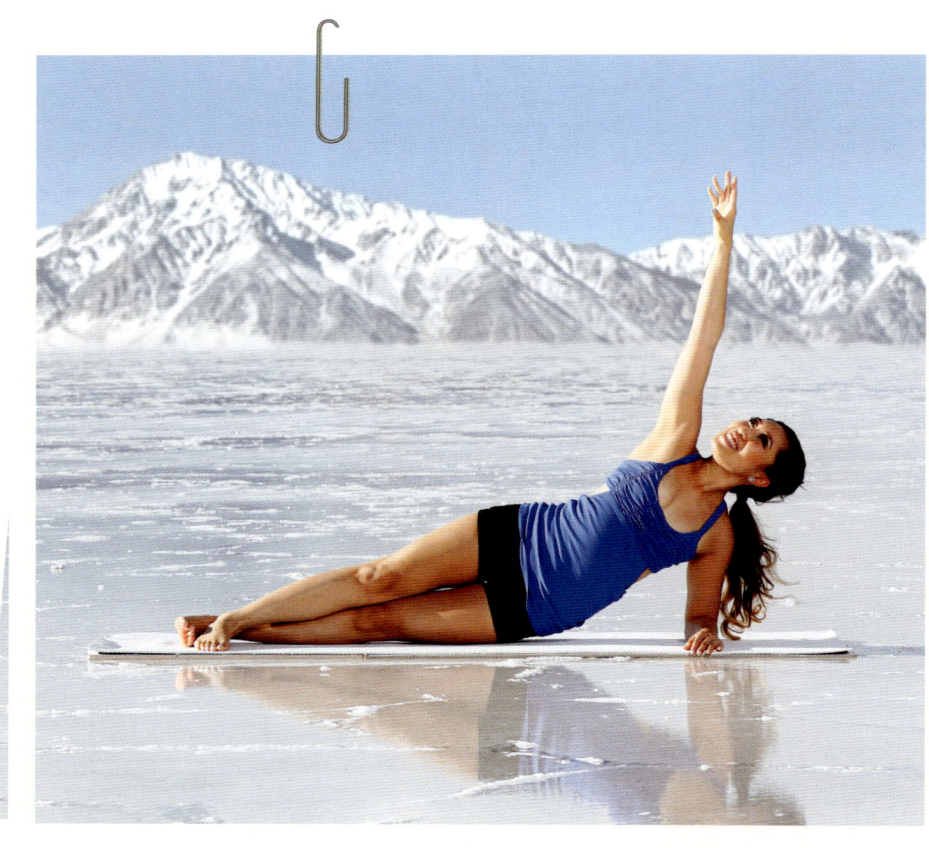

SIDE PLANK DIP 10 X PRO SEITE
ZIEL: SCHRÄGE BAUCHMUSKELN

A Geh in das seitliche schiefe Brett, auf den linken
Ellbogen gestützt, Schulter genau darüber.
Die Beine sind lang ausgestreckt, das obere kreuzt
am Knöchel über das untere. Den rechten Arm zum
Himmel ausstrecken, der Blick folgt den Fingern.

B Hüfte und Brust bleiben gerade, jetzt die Hüfte
senken, auf die Matte tippen und wieder heben.
Falls du Pilatesanfänger bist, kannst du dich auf
Ellbogen und Knie stützen.

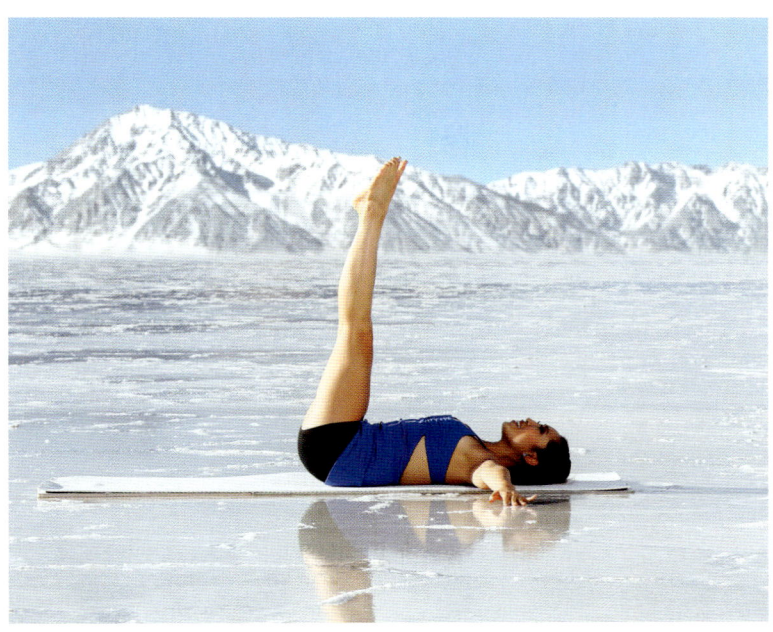

WINDMILL 12 X
ZIEL: SCHRÄGE BAUCHMUSKELN,
UNTERER RÜCKEN

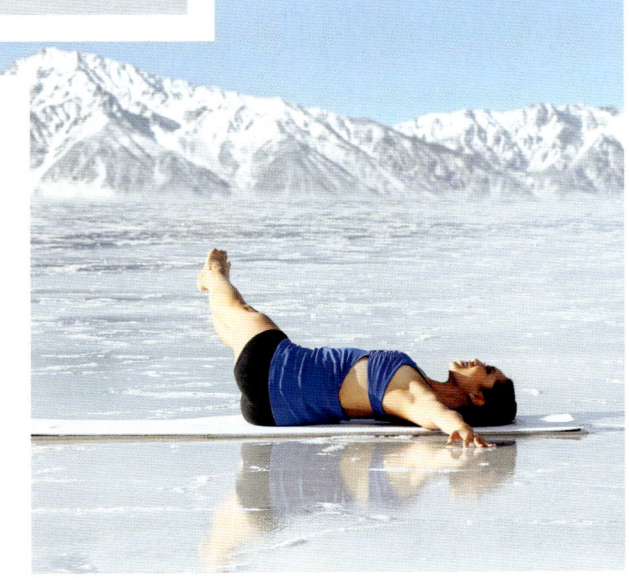

A Leg dich flach auf den Rücken, der
Kopf ruht auf der Matte, die Arme
sind zur Seite ausgestreckt, Handflächen
drücken in den Boden. Beide Beine gerade
nach oben heben, Füße gestreckt, Fersen
zusammen.

B Einatmen, die Beine geschlossen nach
rechts senken, so weit du kannst,
ohne den oberen Rücken von der Matte zu
heben. Ausatmen, die Beine wieder heben;
einatmen, jetzt nach links senken. Einmal
rechts und einmal links ist ein Durchgang.
Falls du Pilatesanfänger bist, kannst du die
Beine im 90-Grad-Winkel beugen und so
in der Tabletop-Position die Windmühle
ausführen.

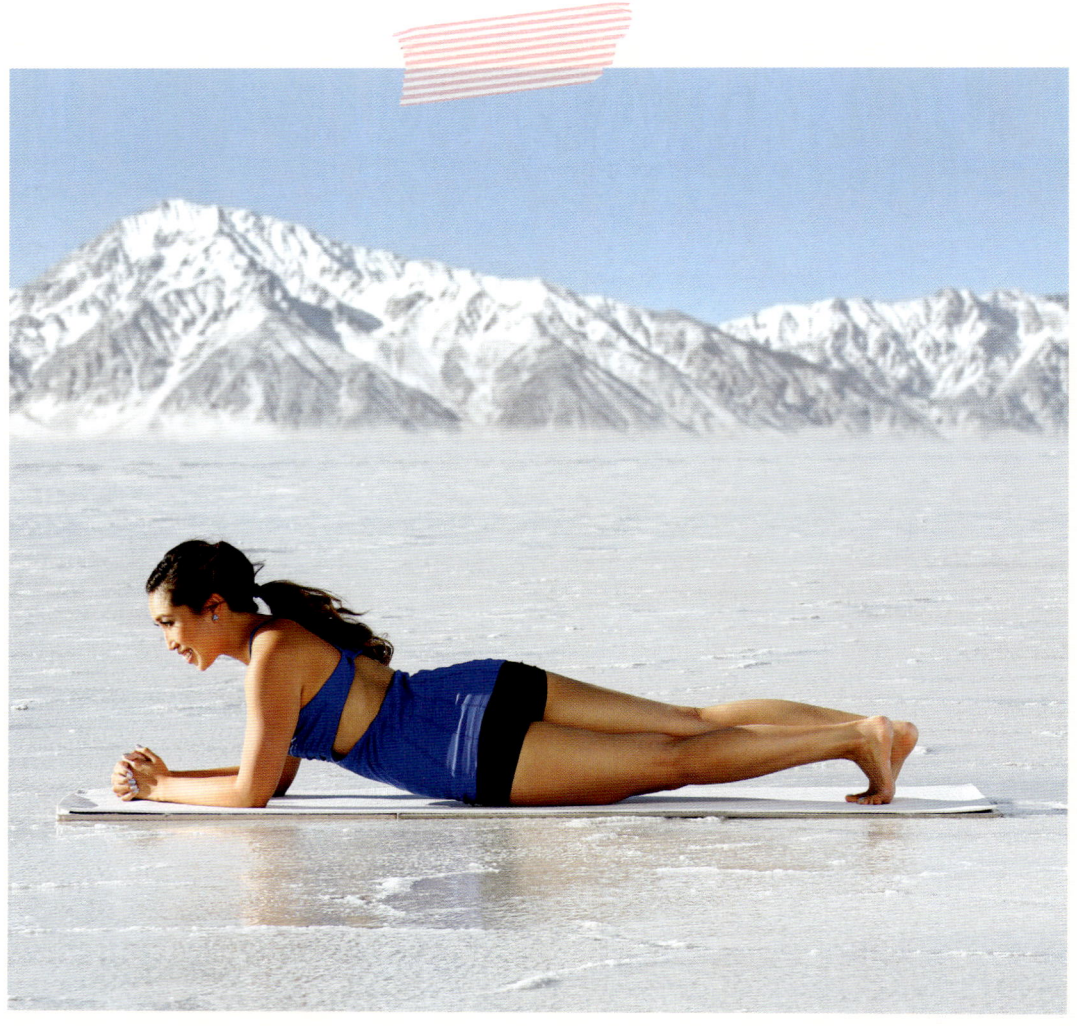

HIP TWISTS IN PLANK 20 X TIPPEN
ZIEL: HÜFTEN, KÖRPERMITTE, SCHRÄGE BAUCHMUSKELN

A Geh in das schiefe Brett: auf die Ellbogen und Zehen gestützt, Hände greifen ineinander, Beine sind gestreckt. Hüfte gerade hoch halten, unteren Rücken nicht sinken lassen. Falls du Pilatesanfänger bist, kannst du dich auf Ellbogen und Knie stützen.

B Die Hüfte nach links unten kippen, bis sie die Matte berührt, dann heben und nach rechts kippen.

WORKOUT NR. 2: HEISSES HINTERTEIL

Nichts ist besser, als im Winter das Gesäß zu trainieren. Beim Bridge Circle fühlst du richtig, wie deine Pomuskeln brennen. Der Fire Hydrant ist richtig gemein, macht aber gleichzeitig großen Spaß.

Fühlst du dich schlecht?

Wenn dir danach ist, dich mal richtig auszuheulen, dann tu es. Lass die negative Energie raus. Aber danach möchte ich, dass du dich auf dich selbst konzentrierst und auf all die wundervollen Seiten an dir. Sei stolz auf dich, lobe dich, gib an. Du brauchst keine falsche Bescheidenheit. Du bist großartig, du bist talentiert, du bist besonders, du bist eine starke Powerfrau – nichts und niemand kann dich stoppen!

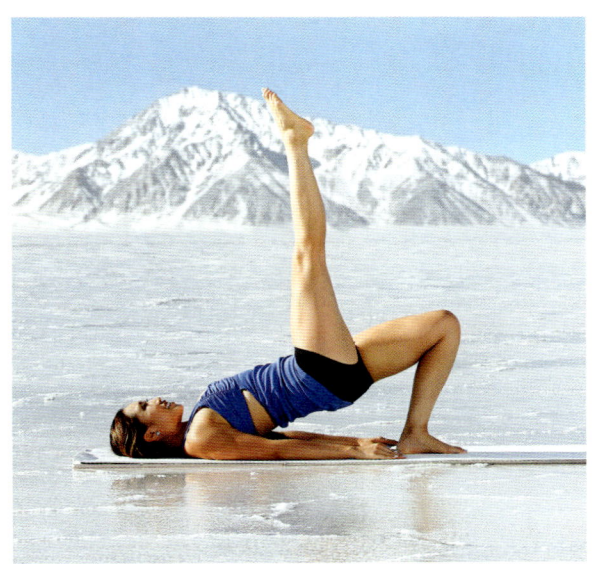

BRIDGE CIRCLE PRO BEIN 15 X IM UHRZEIGERSINN, 15 X DAGEGEN
ZIEL: POMUSKELN, OBERSCHENKEL

A Geh in die Rückenlage, Hände neben dem Körper, jetzt Hüfte und unteren Rücken in die Brücke heben. Das rechte Bein gerade nach oben strecken, Füße sind gestreckt.

B Mit dem gestreckten Bein im Uhrzeigersinn 15 kleine Kreise in die Luft malen, dann 15 Kreise in die andere Richtung. Den Po nicht sinken lassen!

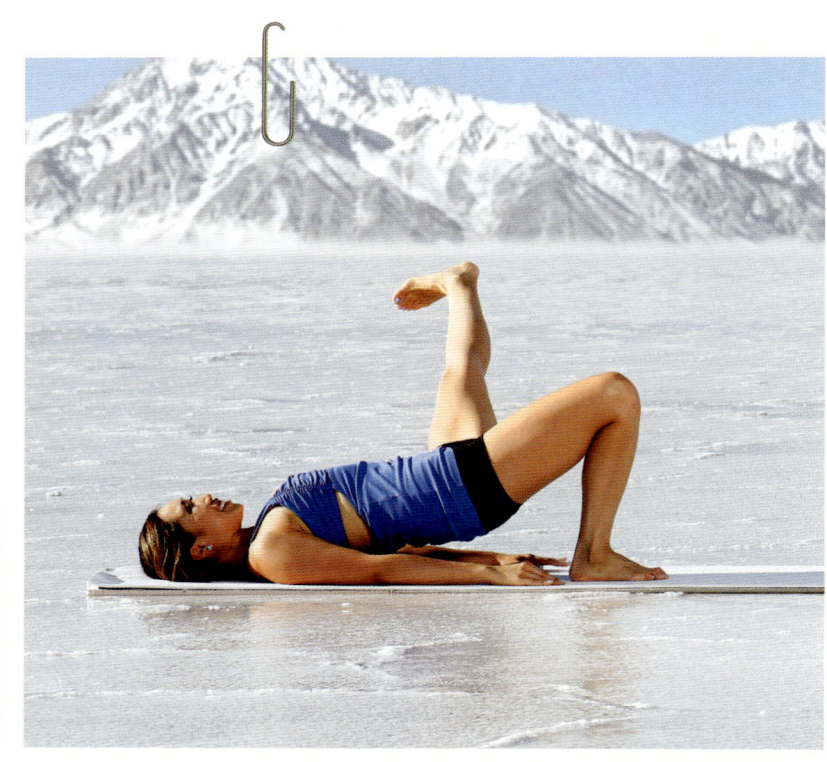

BRIDGE WIPER 10 X PRO BEIN
ZIEL: POMUSKELN, INNERE UND ÄUSSERE OBERSCHENKEL

A Begib dich in die Brücke, Arme neben dem Körper, Hüfte hoch. Das linke Bein nach oben ausstrecken, Fuß ist geflext. Falls du Pilatesanfänger bist, kannst du in der Rückenlage bleiben, das rechte Knie beugen, das linke Bein nach oben strecken.

B Hüften schön still halten. Stell dir vor, dein linkes Bein sei ein Scheibenwischer: Atme ein, senke das Bein zur linken Seite, wenn du kannst parallel zur Matte. Beim Ausatmen Bein wieder heben.

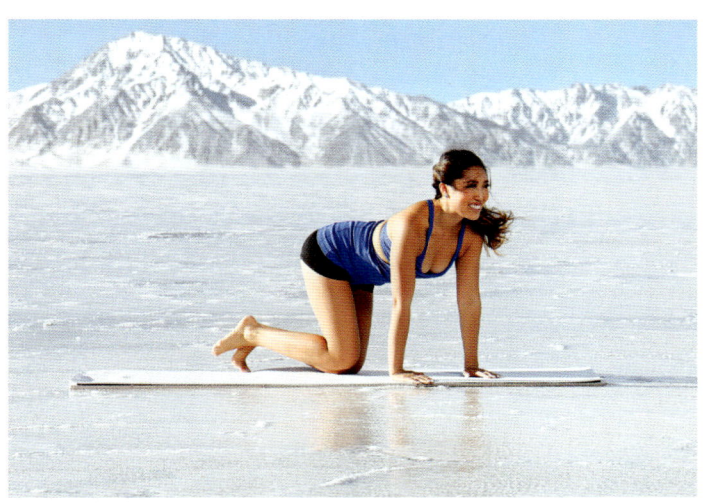

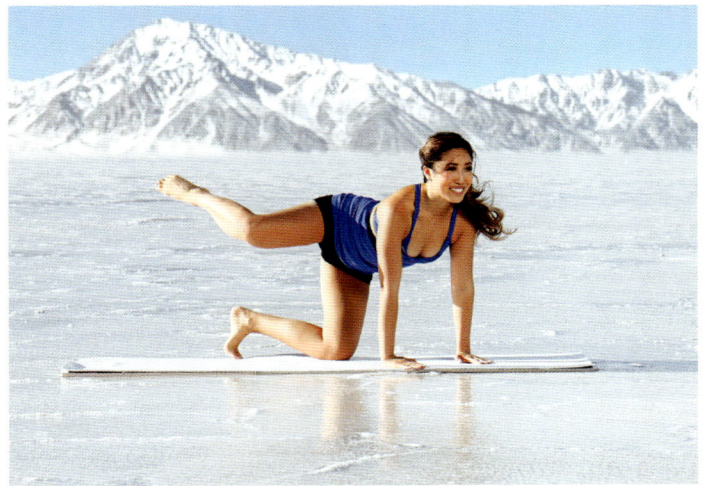

FIRE HYDRANT 20 X PRO BEIN

ZIEL: POMUSKELN

A Geh in den Vierfüßlerstand, Hände sind unter den Schultern, Arme gerade, Knie hüftweit auseinander.

B Die Hüften bleiben gerade. Jetzt das rechte Bein im 90-Grad-Winkel zur Seite heben, die Bewegung geht vom äußeren Oberschenkel aus. Halten und dann wieder senken.

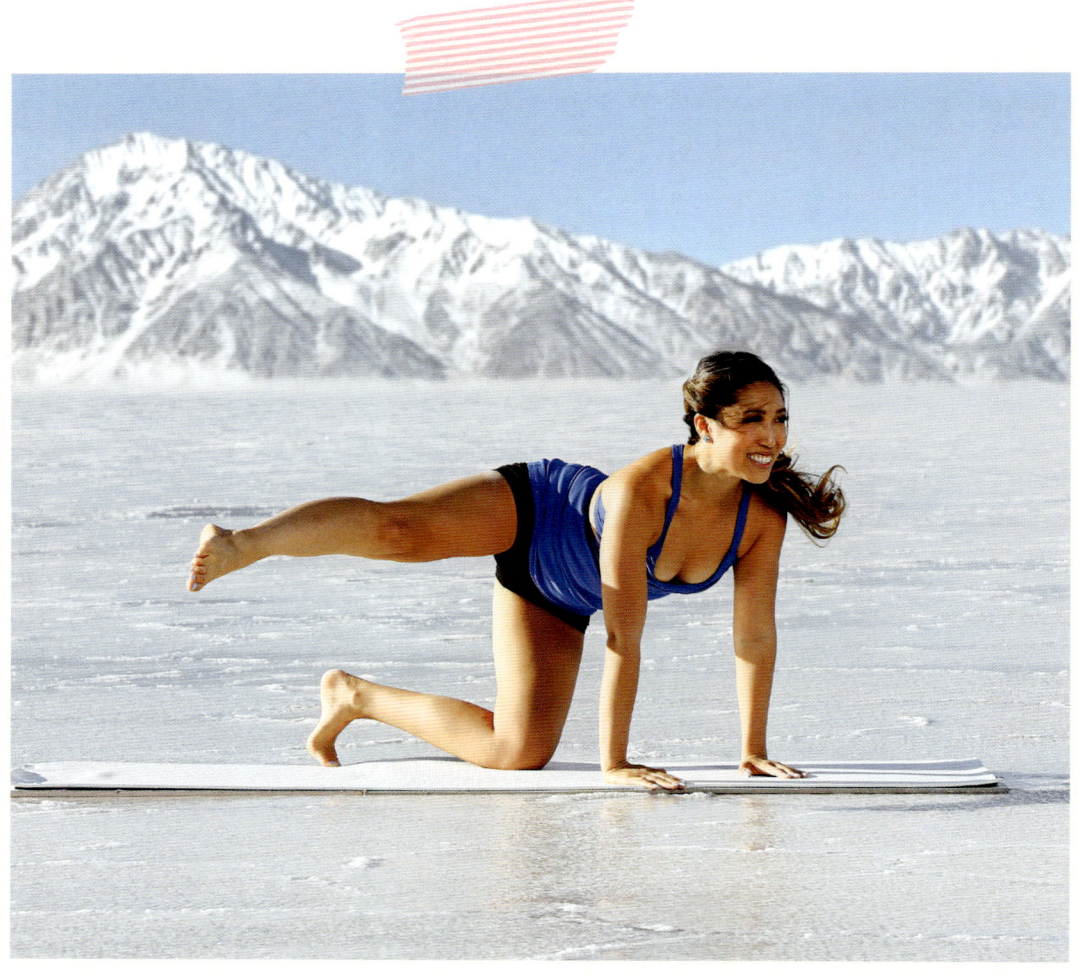

FIRE HYDRANT EXTENSION 15 X PRO BEIN
ZIEL: POMUSKELN, BEINE

A Geh in den Vierfüßlerstand, Hände sind unter den Schultern, Arme gerade, Knie hüftweit auseinander. Wie beim Fire Hydrant jetzt das rechte Knie im 90-Grad-Winkel zur Seite heben, bis der Oberschenkel auf Hüfthöhe ist.

B Füße strecken und einen schnellen Kick zur Seite machen. Knie wieder beugen und zurück zur Ausgangsposition kommen, ohne Pause zu machen.

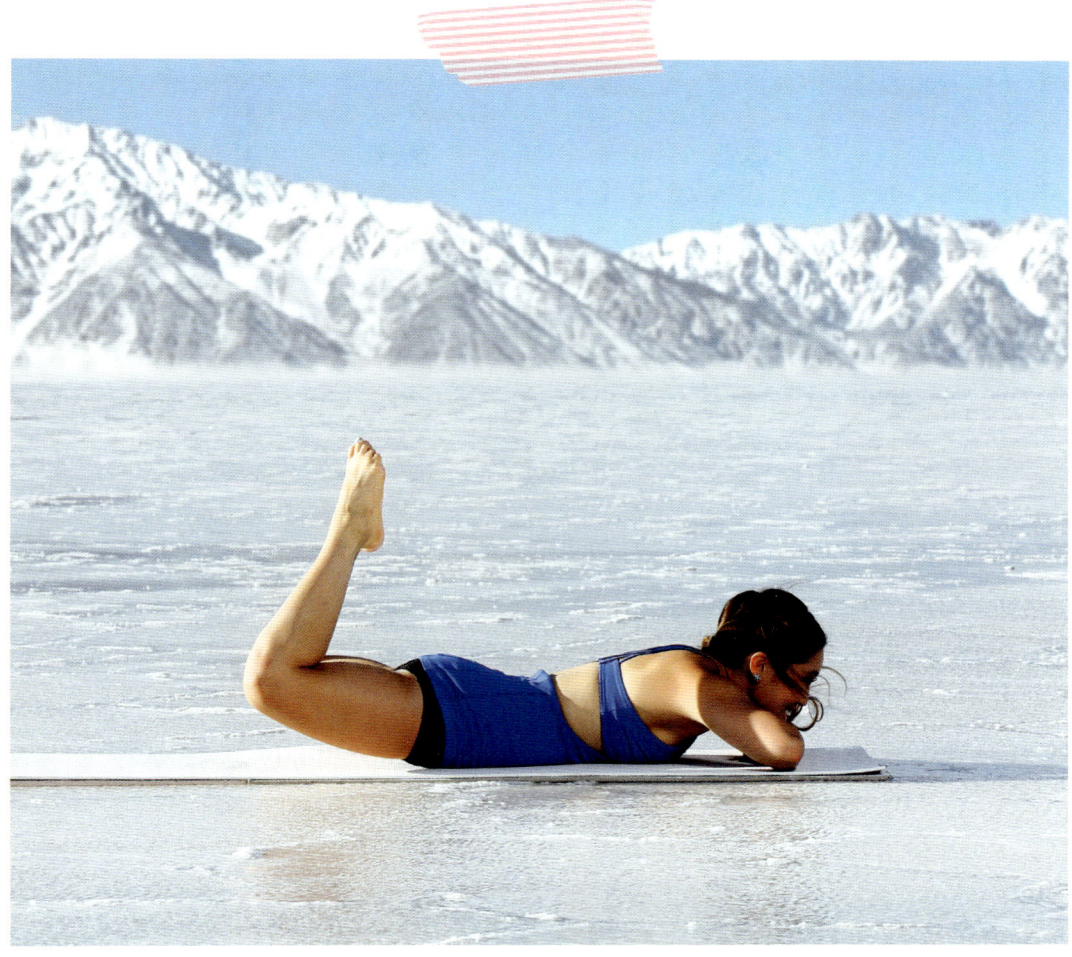

LIFTING GRASSHOPPER 20 X
ZIEL: POMUSKELN, UNTERER RÜCKEN

A Leg dich auf den Bauch, die Hände sind unterm Kinn, der Brustkorb ruht auf der Matte. Die Zehenspitzen berühren sich, die Knie öffnen sich, die Beine formen eine Art Raute.

B Die Pomuskeln ganz fest anspannen, Knie von der Matte heben. Den Oberkörper entspannen, konzentriere dich ganz auf den Unterkörper.

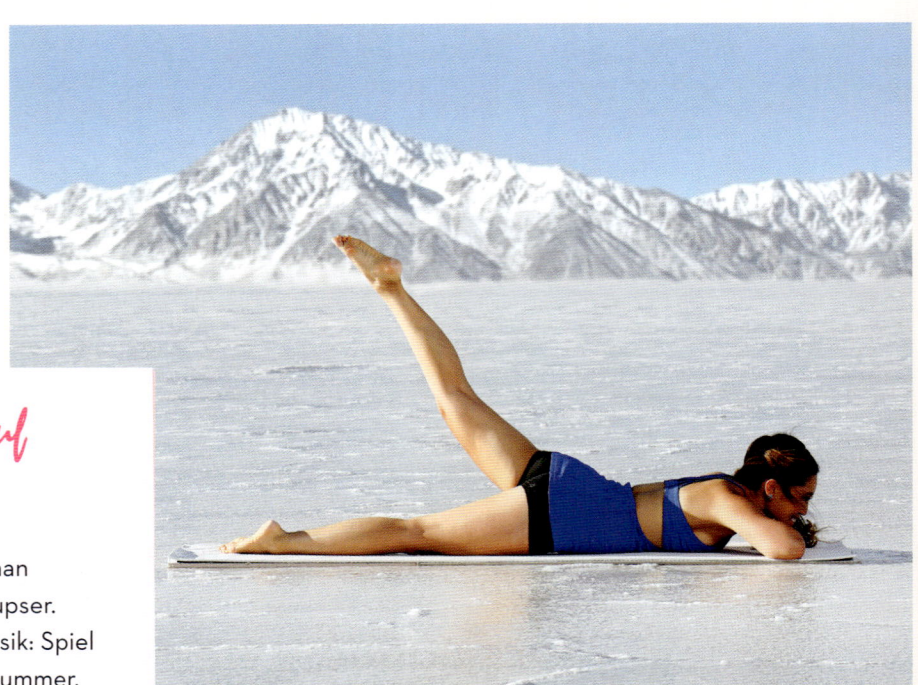

Keine Lust auf Sport?

Manchmal braucht man nur einen kleinen Stupser. Versuchs mal mit Musik: Spiel deine Lieblingstanznummer, das macht gute Laune. Dann zieh deine Sportsachen an, Trainingsschuhe, schreib dir auf, was für ein Workout du machen möchtest. Damit verpflichtest du dich selbst und hältst dich eher dran – bei mir wirkt das Wunder! Wenn ich keine Lust mehr habe, ist der Zettel wie ein Personal Trainer, er ermahnt mich. Und wenn meine Lieblingsmusik läuft und ich gute Laune habe, steigt auch meine Lust, Sport zu treiben. Ich mag alles, was poppig ist und eine positive Aussage hat.

PRONE LEG CIRCLE PRO BEIN 15 X IM UHRZEIGERSINN, 15 X DAGEGEN
ZIEL: POMUSKELN, INNERE UND ÄUSSERE OBERSCHENKEL

A Leg dich auf den Bauch, die Hände unterm Kinn, Beine ausgestreckt. Die Zehen des rechten Fußes kannst du in die Matte pressen, das gibt dir extra Halt.

B Das linke Bein strecken und so hoch heben, wie du kannst, dann mit den Zehenspitzen Kreise in die Luft zeichnen.

WORKOUT NR. 3: SEXY BEINE FÜR DAS KLEINE SCHWARZE

So spektakulär, wie deine Beine nach diesen Übungen geformt sind, musst du unbedingt ein schickes Kleid anziehen, egal wie kalt es ist. Plié Squat mit Crisscross Jumps ist ein perfekter Fatburner und bringt auch den Kreislauf in Schwung. Der Rockette Lunge dagegen macht die Beine schön straff.

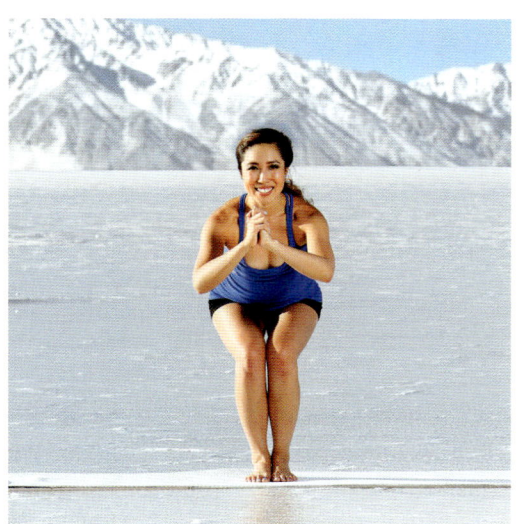 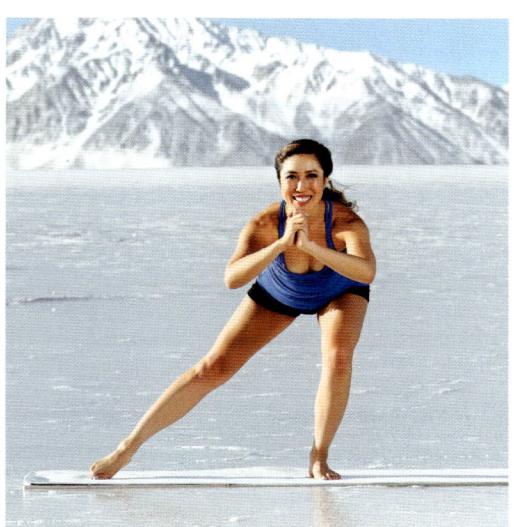

NARROW SQUAT SIDE TAP 12 X PRO BEIN
ZIEL: BEINSTRECKER, POMUSKELN

A Komm aus dem Stand in eine tiefe Hocke. Der Rücken ist gerade, Brustkorb geöffnet, die Knie berühren sich, sie dürfen nicht weiter vorn sein als die Zehenspitzen. Die Hände kannst du vor dem Körper verschränken.

B Das rechte Bein zur Seite ausstrecken, auf den Boden tippen und zurück in die Hocke kommen. Tief bleiben!

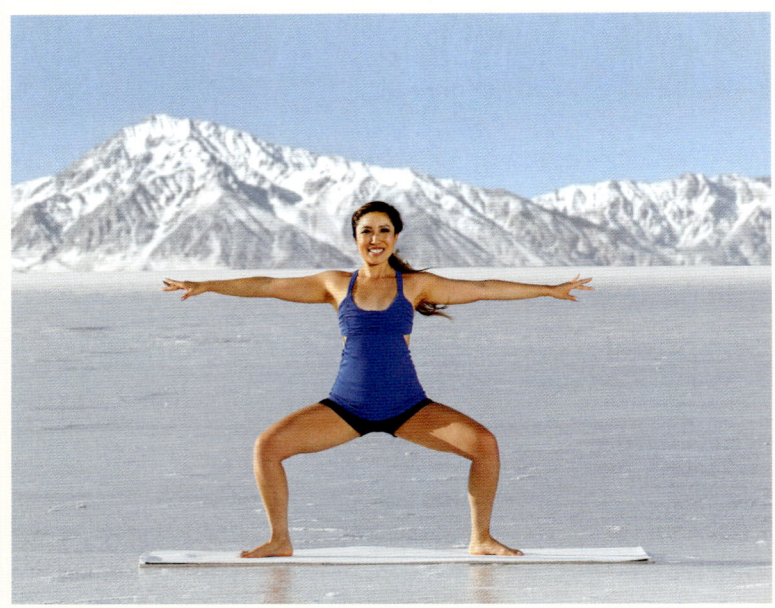

PLIÉ SQUAT WITH
CRISSCROSS JUMP 20 X
ZIEL: OBERSCHENKEL, POMUSKELN,
BEINSTRECKER, CARDIO

A Starte mit den Füßen weit auseinander, Knie sind gebeugt, Zehenspitzen und Knie zeigen nach außen. Den Po runterdrücken, als ob du dich hinsetzen möchtest, die Arme sind seitlich ausgestreckt, Finger entspannt.

B Jetzt mit der ganzen Fußsohle Kraft aus dem Boden aufnehmen, abspringen, dabei oben in der Luft die Knöchel kreuzen. Kurz landen und gleich wieder in den großen seitlichen Ausfallschritt springen. Diese Bewegung 20-mal durchführen!

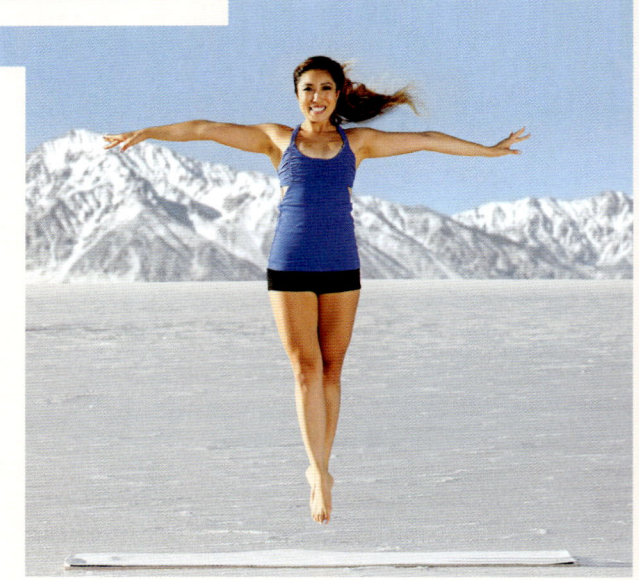

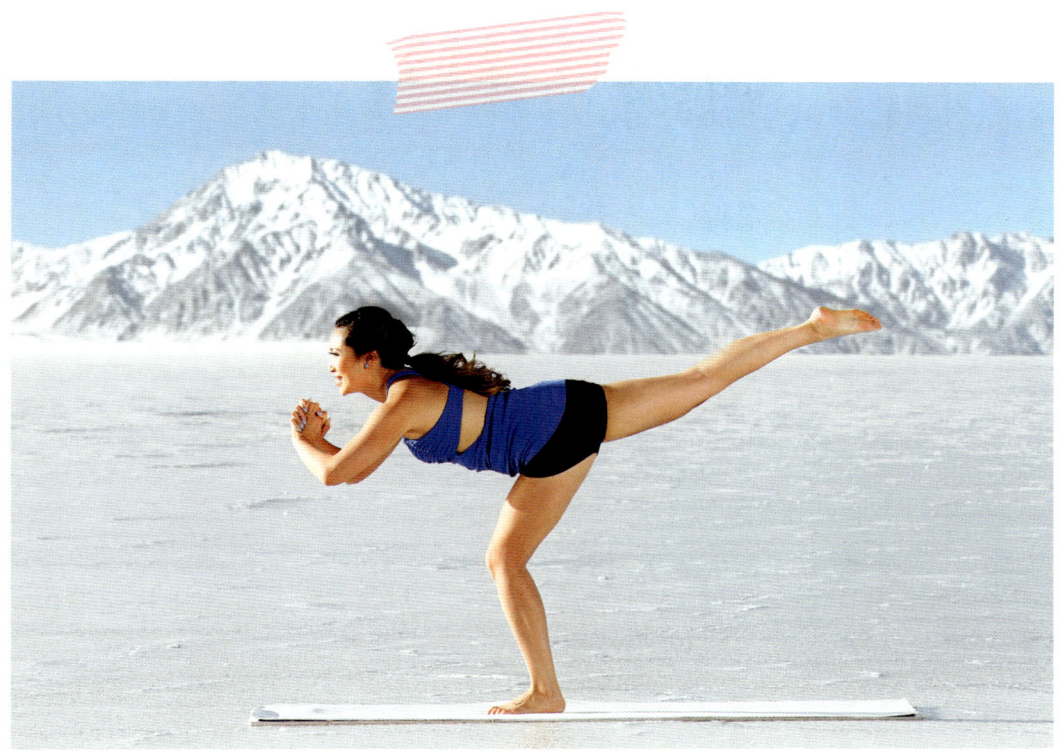

SINGLE-LEGGED T-SQUAT 12 X PRO BEIN

ZIEL: POMUSKELN, BEINSTRECKER

A Press die Hände zusammen und komm tief in die Hocke, den Po tief, die Knie hinter den Zehenspitzen. Brustkorb bleibt offen, der Rücken gerade. Das rechte Bein nach hinten heben, strecken, auf dem linken, gebeugten Bein balancieren.

B Linkes Bein strecken und beugen.

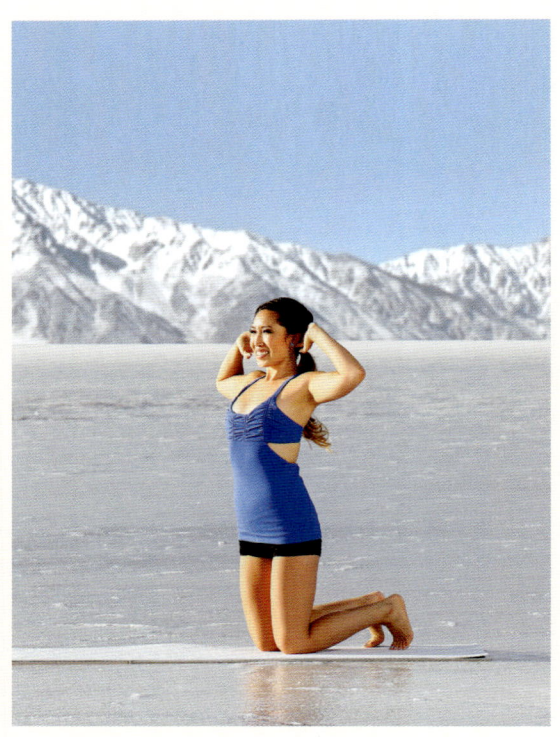
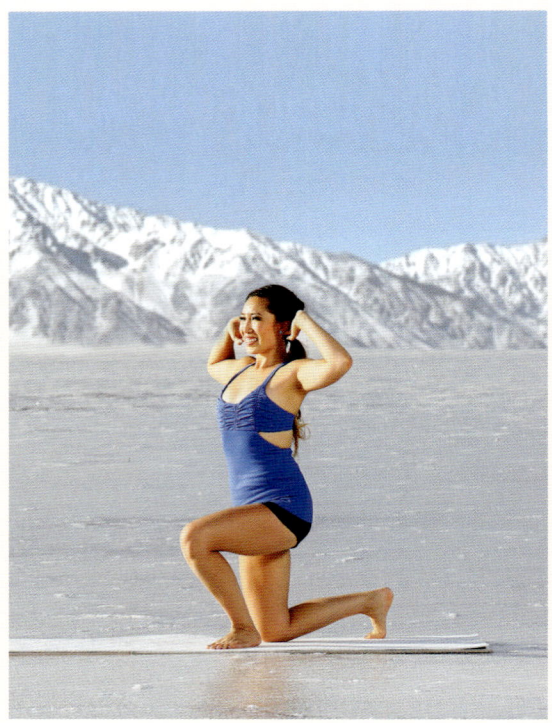

WALK THE STAIRS 10 X
ZIEL: BEINSTRECKER, POMUSKELN, CARDIO

A Geh in den Kniestand, die Zehen stützen dich, Hände sind im Nacken, Ellbogen zeigen nach außen.

B Den linken Fuß vor dir aufstellen, dann den rechten (also in die Hocke gehen), dann zunächst den linken Fuß, dann den rechten wieder hinter dir absetzen. Das ist ein Durchgang.

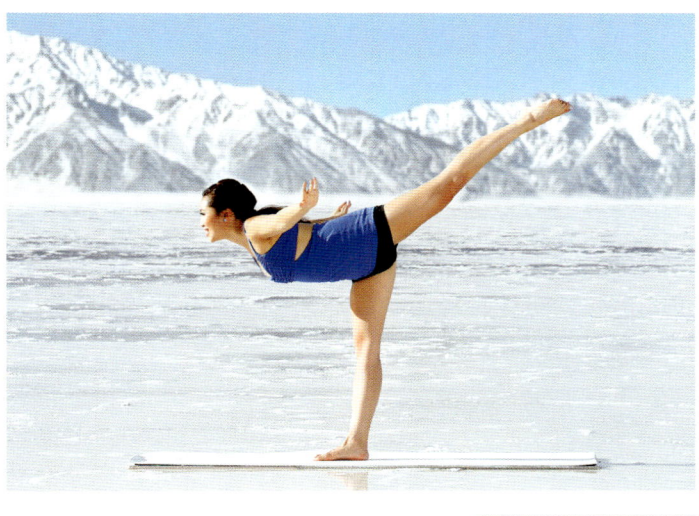

T-SEESAW POP 10 X PRO BEIN
ZIEL: GESAMTER UNTERKÖRPER, CARDIO

A Steh auf dem rechten Bein, die Arme sind seitlich ausgestreckt, der Oberkörper ist vorgebeugt, das linke Bein nach hinten ausgestreckt, auf einer Höhe mit dem Oberkörper. Den Fuß strecken.

B Jetzt mit dem rechten Bein ganz hoch springen, dabei das linke Knie vorn zur Brust bringen, die Arme heben, das gibt Schwung. Danach zurück in die Ausgangsposition.

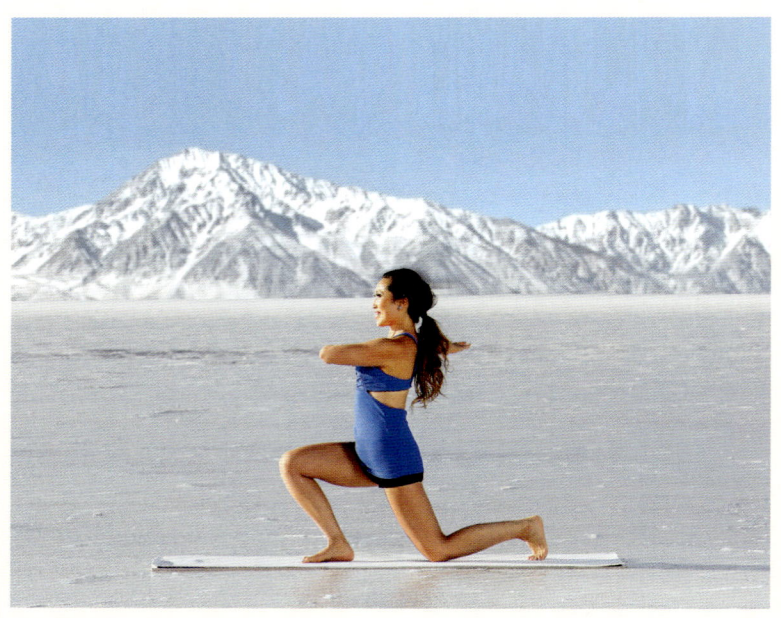

ROCKETTE LUNGE 10 X PRO SEITE

ZIEL: OBERSCHENKEL, POMUSKELN, BEINSTRECKER

A Geh auf die Knie, das rechte Bein vorne aufgestellt, als wolltest du um jemandes Hand anhalten. Die Arme zeigen nach rechts.

B Jetzt mit Schwung das linke Knie nach oben bringen, dabei die Arme nach links schwingen. Zurück in die Ausgangsposition.

WORKOUT NR. 4: CHILL-OUT-STRETCHING FÜR DIE FEIERTAGE

Diese Stretchübungen helfen, deinen Körper zu strecken, zu befreien und zu entspannen. Danach fühlst du dich, als wärst du im Urlaub gewesen! Alles, was sich im Job und über die Feiertage angestaut hat, ist danach wie weggeblasen. Gleichzeitig verbesserst du deine gesamte Körperhaltung.

DANCING DOG 15 X
ZIEL: FLEXIBLER RÜCKEN, DER GANZE KÖRPER WIRD AUFGEWECKT

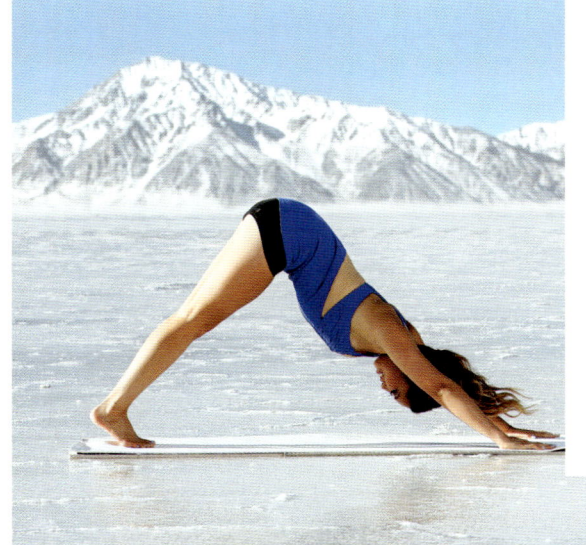

A Atme ein und geh in den nach unten schauenden Hund. Der Rücken ist flach, die Hüften ziehen nach oben, Fersen ziehen zur Matte runter, der Blick geht zu den Zehen.

B Ausatmen und die Umkehrhaltung einnehmen: Kopf und Brustkorb strecken nach oben, Hüften sinken in Richtung Matte, ohne sie zu berühren, der Rücken macht einen Bogen, die Hände sind genau unter den Schultern, Arme gestreckt. Beim Einatmen zurück in die Ausgangsposition. Diese Bewegung 15-mal durchführen.

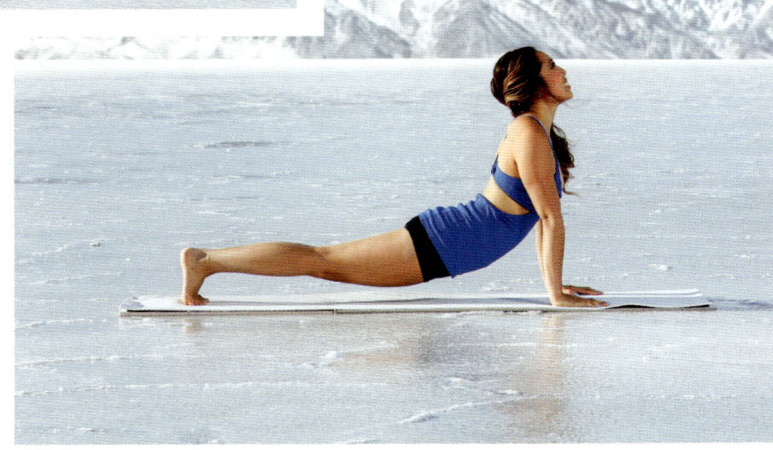

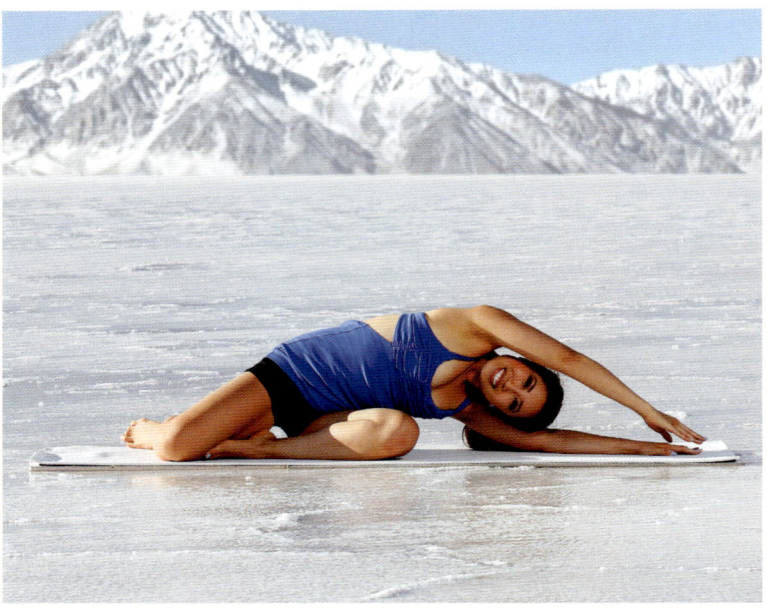

DANCING MERMAID 8 X PRO SEITE

ZIEL: FLEXIBLER RÜCKEN, DER GANZE KÖRPER WIRD AUFGEWECKT

A Setz dich gerade hin, das linke Bein liegt gebeugt vor dir, das rechte ist nach schräg hinten abgewinkelt.

B Einatmen, dann ganz weit über die linke Seite dehnen, bis du die Matte berührst, die Arme sind über dem Kopf ausgestreckt. Ausatmen und wieder in den Sitz kommen, den rechten Arm vor dem Bauchnabel halten wie eine Ballerina, den linken über dem Kopf.

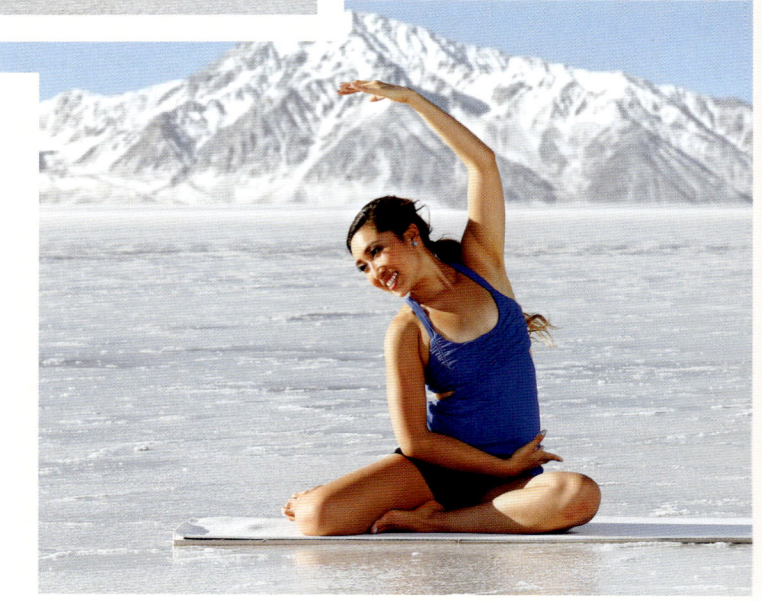

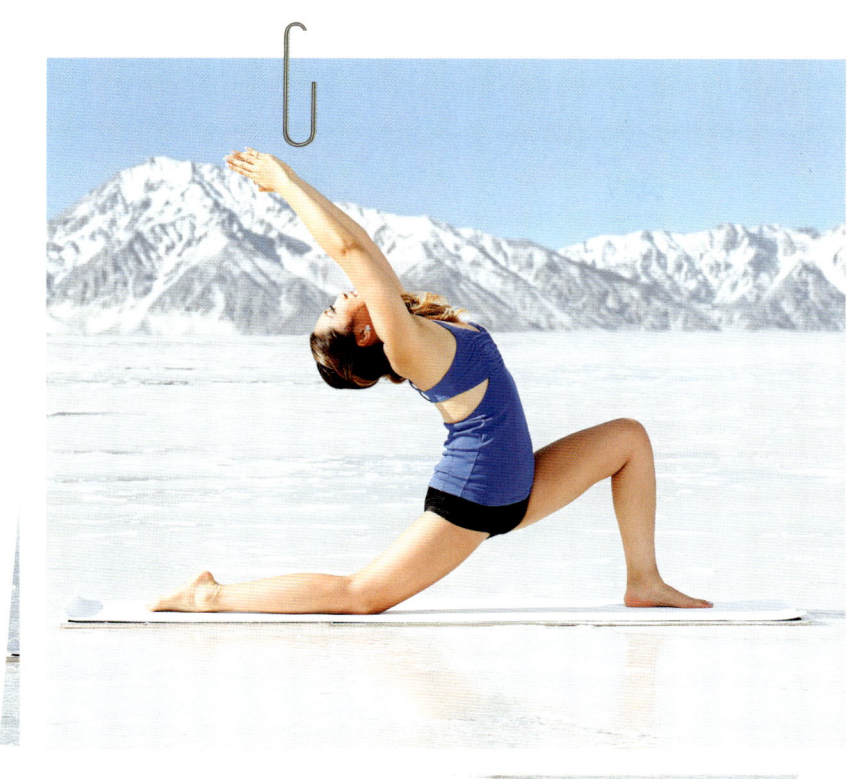

SUN LUNGE 30 SEKUNDEN PRO SEITE
ZIEL: RÜCKEN, BRUSTKORB, LEISTE

A Mach mit dem linken Bein einen großen Ausfallschritt nach vorne, das rechte Knie liegt auf der Matte, Bein lang, Hüften schieben nach vorn.

B Die Hände schließen wie zum Gebet, die Arme weit über den Kopf nach oben strecken, dann die Wirbelsäule strecken und nach hinten beugen.

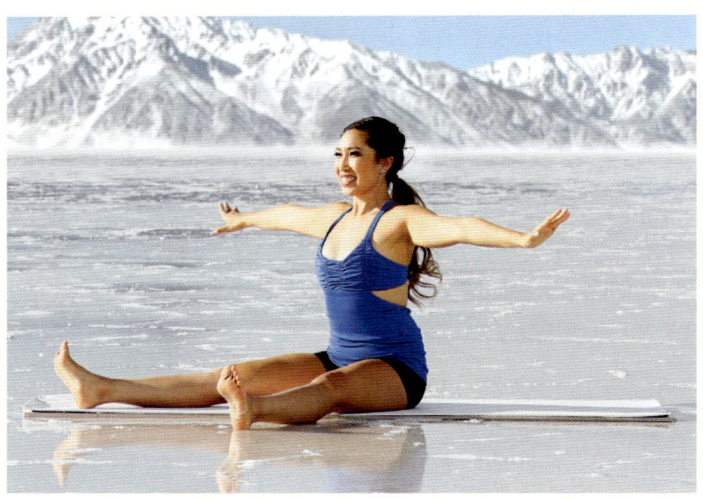

SPINE TWIST 6X PRO SEITE
ZIEL: KÖRPERHALTUNG, RÜCKEN

A Setz dich bequem hin, die Wirbelsäule wächst nach oben, Schultern sind entspannt, den Kopf so halten, als wolltest du eine Krone tragen, Beine leicht geöffnet vor dir ausgestreckt. Die Arme zur Seite ausstrecken wie Tragflächen bei einem Flugzeug.

B Ausatmen, dann den Rücken so nach vorne seitlich drehen, dass du mit den Fingern der linken Hand die rechten Zehen erreichst, der Blick folgt dabei der rechten Hand nach hinten. Einatmen und wieder aufrichten.

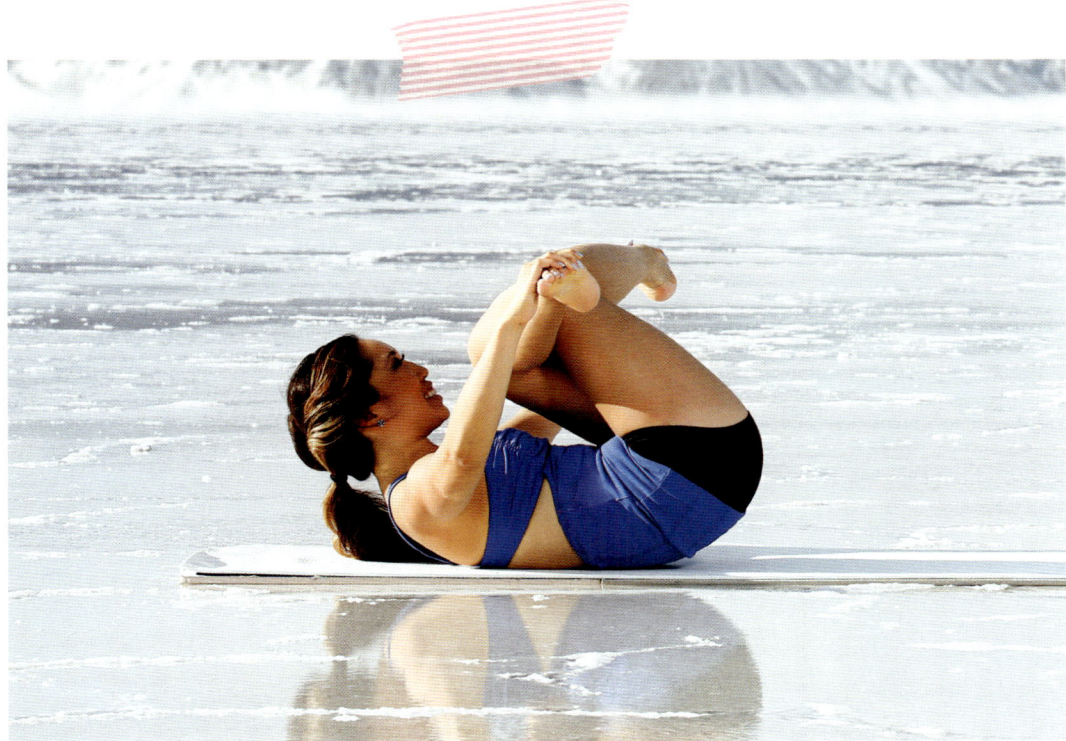

CRISSCROSS BUTT
30 SEKUNDEN PRO SEITE
ZIEL: POMUSKELN

A Leg dich auf den Rücken, Beine zu dir bringen, das rechte Knie ist vor dem linken gekreuzt. Halte mit jeder Hand einen Fußrücken und zieh die Zehen in Richtung deiner Schultern. 30 Sekunden halten, dann die Beine wechseln.

Das blitzschnelle Workout für zwischendurch

Es gibt Tage, da ist dir klar, dass du für ein ausgiebiges Workout keine Zeit hast. Das macht nichts. Was auch immer du trotzdem schaffst, ist gut! Hier ist ein Rundum-Workout, das du machen kannst, wenn du etwa 10 Minuten aufbringen kannst:

- Single-Legged T-Squat 12 x pro Bein (Seite 213)
- Hip Twisting Butt-up 12 x (Seite 154)
- Push-up to Side Plank 12 x (Seite 168)
- Eagle Crunch 15 x (Seite 48)
- Star Abs 15 x (Seite 97)

Die ganze Sequenz 3-mal wiederholen.

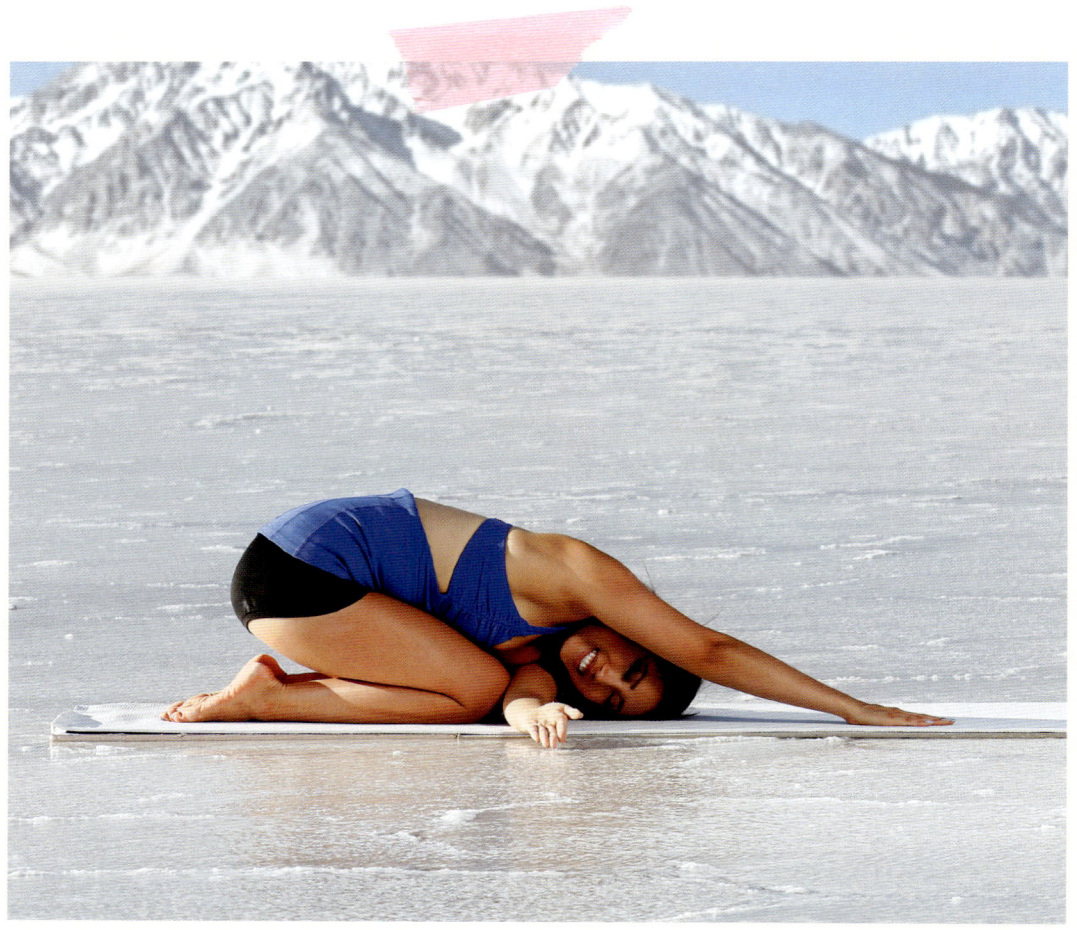

CHILD THREADING THE NEEDLE 30 SEKUNDEN PRO SEITE
ZIEL: OBERER RÜCKEN

A Geh in das eingerollte Blatt: Brustkorb liegt auf den Knien, Po auf den Fersen, Arme sind nach vorn ausgestreckt, Kopf ist entspannt.

B Jetzt den linken Arm mit der Handfläche nach oben unter dem Körper nach rechts schieben, die linke Schulter drückt ins linke Knie, Ellbogen liegt auf der Matte.

WORKOUT NR. 5: DER STAR DER NÄCHSTEN PARTY

Dreh die Musik lauter und mach dich bereit für eine Sequenz, die den ganzen Körper in Bewegung bringt! Mit den Cha-Cha-Cha Abs straffst du die Bauchmuskeln, der Single-Legged Limbo Push-up formt die Arme und sorgt für eine schmale Körpermitte und mit dem Airplane ist dir jeder Applaus sicher.

PLANK TAP-OUT 8 X
ZIEL: KÖRPERMITTE, SCHULTERN

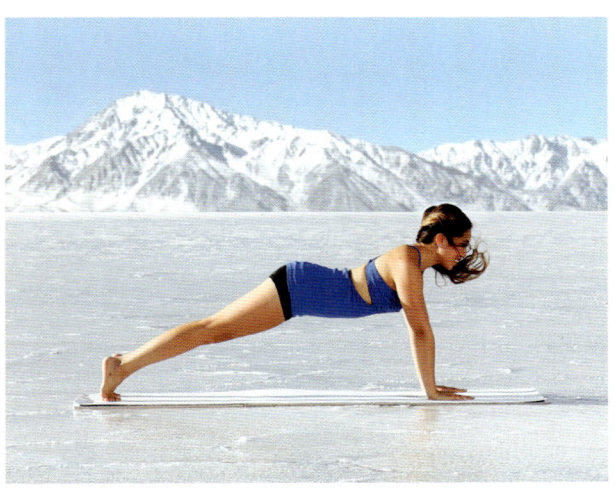

A Ausgangsposition schiefes Brett: Hände unter den Schultern, Arme gestreckt, den Körper lang machen, Füße hüftweit auseinander. Jetzt klopfe mit der rechten Hand an deine linke Schulter und lege die Hand dann etwa eine Handbreit weiter hinten auf die Matte als vorher. Dann mit der linken Hand die rechte Schulter klopfen und so Stück für Stück mit den Händen nach hinten wandern, bis sie deine Zehenspitzen berühren.

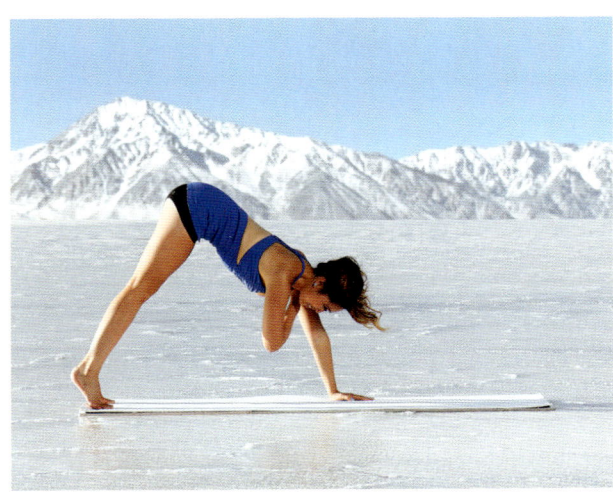

B Jetzt die Übung in die andere Richtung ausführen, bis du wieder im schiefen Brett stehst. Einmal zu den Zehen und zurück laufen ist ein Durchgang.

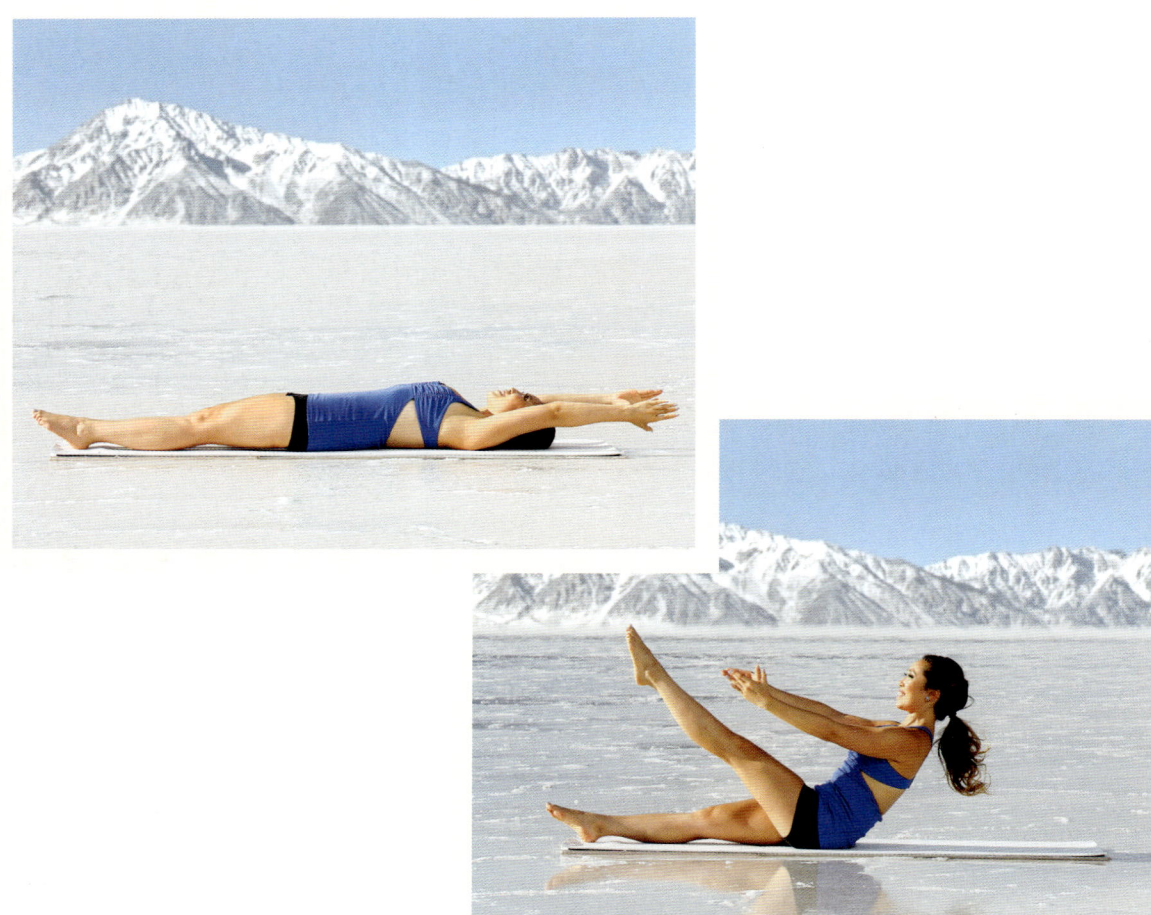

SINGLE-LEGGED JACKKNIFE 16 X
ZIEL: BAUCHMUSKELN, BEINSTRECKER

A Geh in die Rückenlage, Beine gerade, Rücken flach, Arme über den Kopf nach hinten ausgestreckt.

B Ausatmen, dabei das linke Bein schräg anheben, gleichzeitig den Oberkörper aufrollen, die Arme nach vorne ausgestreckt. Beim Einatmen ganz langsam wieder abrollen, Bein senken. Jetzt die Bewegung mit dem anderen Bein wiederholen. Auf jeder Seite 16-mal ausführen.

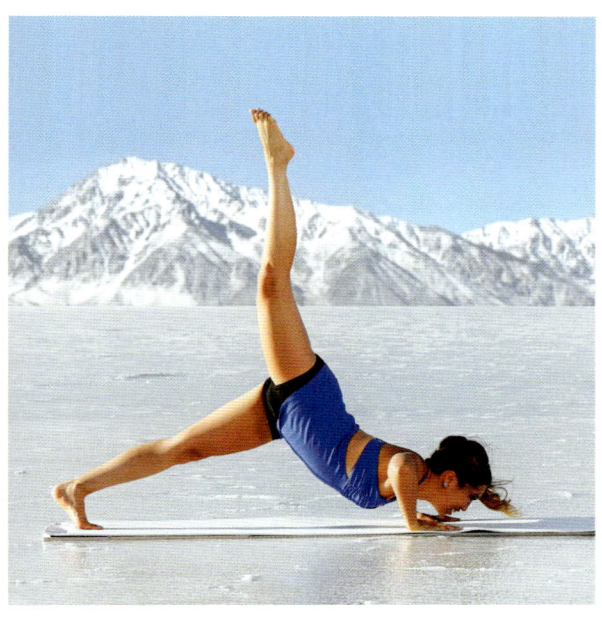

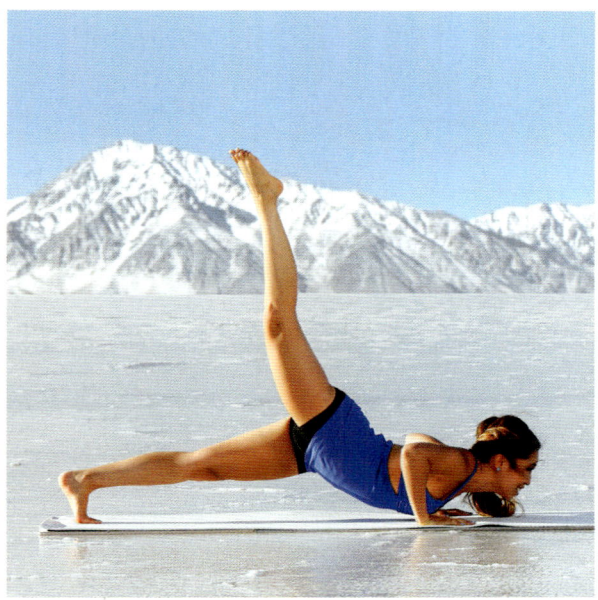

SINGLE-LEGGED LIMBO PUSH-UP 5 X PRO BEIN

ZIEL: GESAMTER OBERKÖRPER

A Ausgangsposition ist der nach unten schauende Hund: Fersen ziehen zur Matte, Rücken ist gerade, Hüften ziehen nach oben, Handflächen liegen flach auf der Matte. Das rechte Bein nach oben strecken, in den einbeinigen nach unten schauenden Hund. Falls du Pilatesanfänger bist, kannst du beide Füße auf der Matte lassen.

B Stell dir vor, einige Zentimeter über der Matte wäre eine Limbostange. Schiebe den Oberkörper so nah du kannst an der Matte entlang (unter der imaginären Stange durch) und richte dann den Oberkörper auf, in den nach oben schauenden Hund. Dabei bleibt das rechte Bein die ganze Zeit in der Luft. Nun schieb dich zurück in die Ausgangsposition.

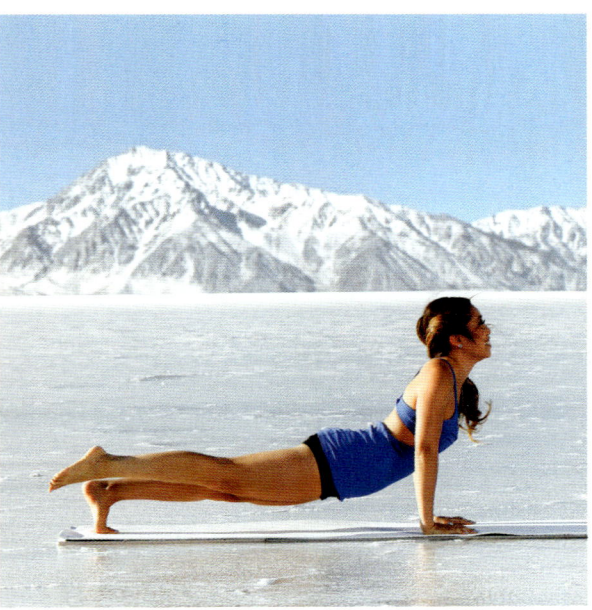

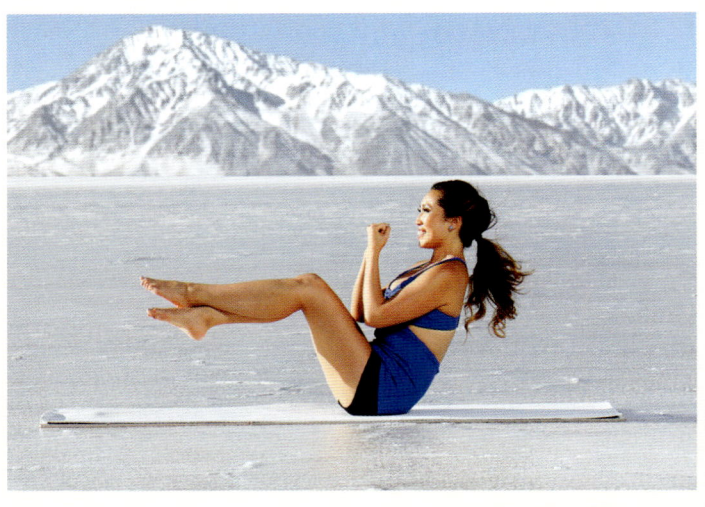

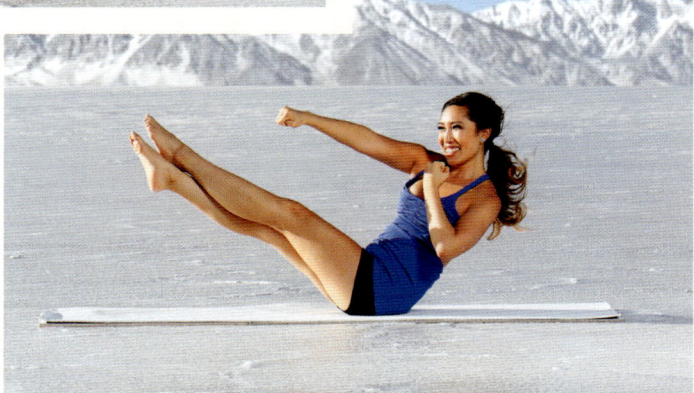

BOXER 20 X
ZIEL: BEINSTRECKER, KÖRPERMITTE, ARME

A Sitz auf den Sitzhöckern, die Knie gebeugt, Beine angehoben, Knöchel gekreuzt, Füße gestreckt. Die Hände zu Fäusten ballen und vor dem Gesicht halten wie ein Boxer, der sich schützt.

B Ausatmen, kraftvoll mit dem rechten Arm nach links boxen, dabei die Beine ausstrecken. Beim Einatmen zurückkommen. Dann mit der linken Hand nach rechts boxen. 10-mal zu jeder Seite boxen.

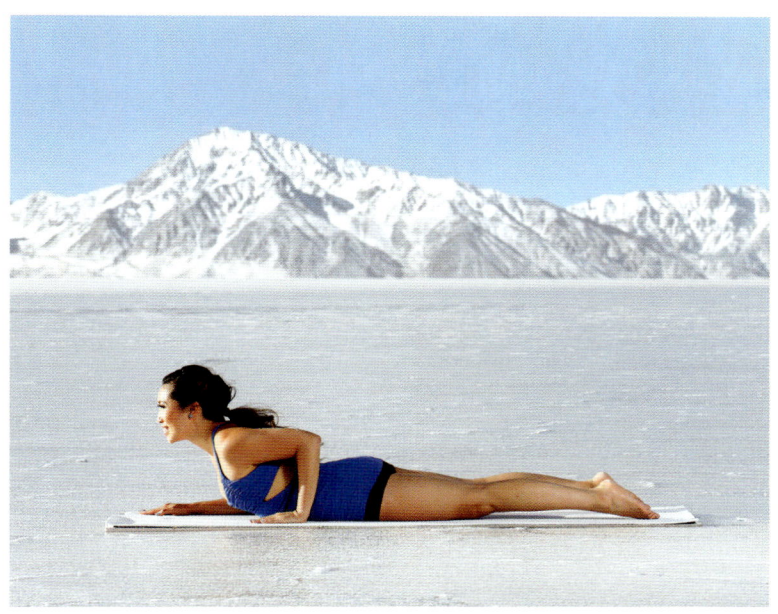

STAGGERED TRICEPS PRESS 15 X PRO SEITE
ZIEL: TRIZEPS, BRUSTKORB

A Geh in die Bauchlage, die Hände liegen unter den Schultern, Ellbogen eng am Körper. Den rechten Arm nach vorne schieben zum Rand der Matte.

B Ausatmen, dann den Oberkörper anheben, bis der rechte Arm ausgestreckt ist. Einatmen und zurück in die Ausgangsposition.

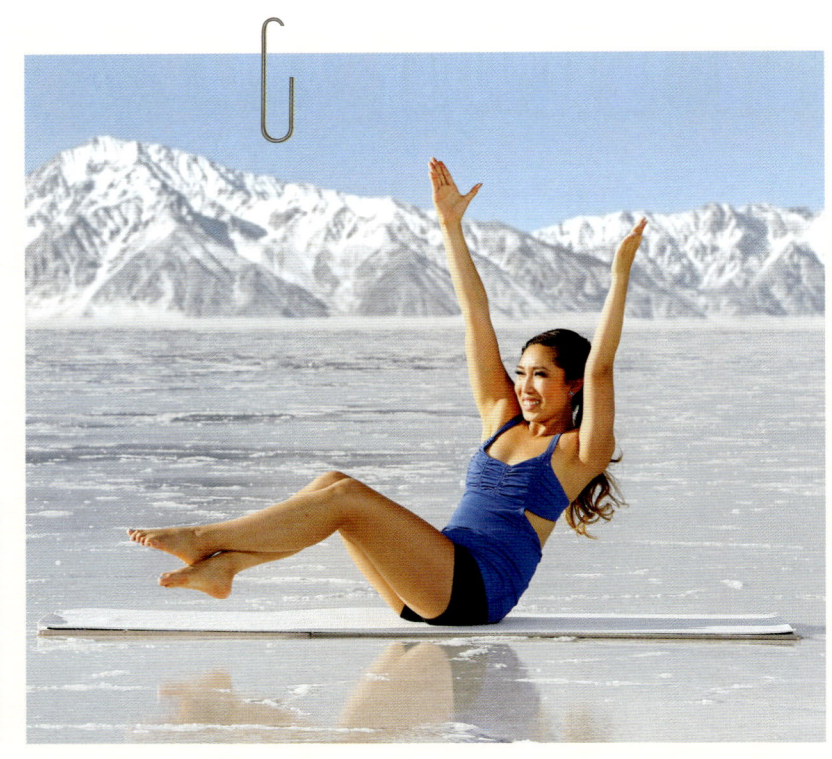

CHA-CHA-CHA ABS 15 X
ZIEL: QUER LIEGENDE BAUCHMUSKELN

A Sitze auf den Sitzhöckern, Beine leicht gebeugt und angehoben, Knie zusammen, Knöchel übereinander. Arme weit nach oben strecken. Nacken gerade, die Schultern ziehen nach hinten unten.

B Jetzt erst die linke Schulter noch weiter nach hinten unten ziehen, dann die rechte, die Arme bleiben dabei gerade nach oben gestreckt (nicht wedeln) – das spricht direkt die quer liegenden Bauchmuskeln an. Bewege dich im Cha-Cha-Cha-Rhythmus, also 3-mal ziehen, kleine Pause, 3-mal ziehen und so weiter. Immer drei Schulter-Moves (also rechts, links, rechts) sind ein Durchgang.

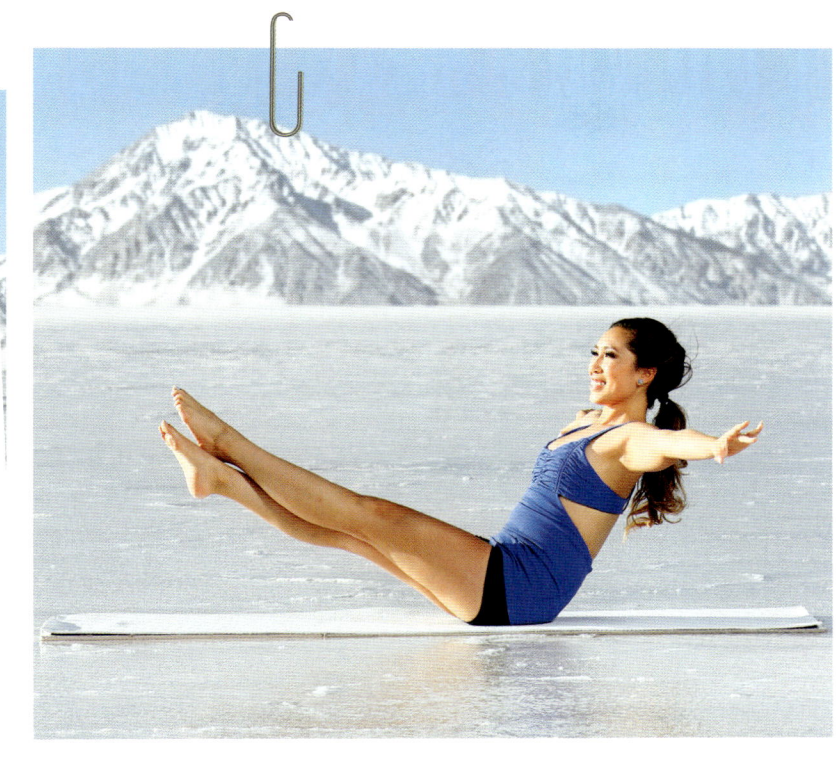

AIRPLANE 3 X 15 SEKUNDEN HALTEN
ZIEL: KÖRPERMITTE, BEINSTRECKER

A Balanciere auf den Sitzhöckern, Rücken gerade, Beine gebeugt und angehoben, Knöchel gekreuzt.

B Arme öffnen, dabei die Beine ganz lang in die Luft ausstrecken. Halten. Diese Position ist sehr anstrengend, vor allem, wenn man Probleme mit dem unteren Rücken hat. Wenn du Rückenprobleme hast, solltest du die Pilates-C-Kurve machen, also Beckenboden vorschieben und dadurch den Rücken etwas rund machen. Du kannst am Anfang auch die Beine lang ausgestreckt auf der Matte lassen.

Post von Cassey

Warum isst du etwas, obwohl du keinen Hunger hast?

Du gehst zum Kühlschrank, öffnest die Tür, starrst hinein – wie hypnotisiert. Ein Kühlschrank von innen, mit all den hell beleuchteten Lebensmitteln, hat etwas ungemein Beruhigendes, eine Art heilige Aura. Man greift hinein und nimmt sich irgendetwas Essbares. In dem Moment stillt das, was wir uns herausnehmen, ein Grundbedürfnis. Wir fühlen uns hier und jetzt verstanden und versorgt.

Du bist in dem Moment und wahrscheinlich die meisten anderen Male gar nicht hungrig. Du bist möglicherweise gelangweilt, traurig oder willst dich vor etwas drücken, das noch zu erledigen ist. Wie oft bin ich, anstatt zu arbeiten oder zu lernen, in die Küche gegangen und habe irgendwelche Snacks in mich hineingestopft, um mich für den Moment abzulenken.

Dann denke ich so Sachen wie: »Die Mischung aus süß und salzig von diesen Honigbrezeln ist einfach unwiderstehlich. Hach, ist das lecker, ich kann nicht aufhören. Huch – die Tüte ist gleich leer. Moment, was ist das denn? Da ist ja noch etwas Pizza übrig. Ich bin noch nicht ganz satt. Vielleicht noch ein kleines bisschen Vanilleeis. Ah – perfekt!« Essen ist Trost. Essen erinnert uns an Mami. An zu Hause. An die Kindheit. Gefüttert zu werden, satt sein – das ist ein herrliches Gefühl. Es ist also ganz natürlich, dass wir Essen benutzen, um eine gewisse Leere in uns zu füllen oder um uns abzulenken (Schokolade als

Seelentröster, wer kennt das nicht?). Essen sollte aber nicht die Antwort auf alles sein. So häufen sich die Kalorien und dein Körper legt an Gewicht zu.

Um das emotional motivierte Essen zu verhindern, halte kurz ein und frag dich, ob du wirklich hungrig bist. Unsicher? Gut, dann nimm dir erst einmal ein Glas Wasser, trink das und überlege. Wenn dein Körper sich nach etwas Handfesterem sehnt, iss ein Stück Obst oder einen gesunden Snack wie Karotten mit Hummus, und überlege noch mal. Mach es dir gemütlich. Versuchst du, einer Situation zu entgehen, etwas zu vermeiden? Ist heute etwas passiert, das dich traurig gemacht hat? Gibt es eine Freundin, mit der du darüber sprechen kannst? Das ist der beste Weg, negative Energie loszuwerden und die emotionalen Gifte zu entsorgen, die dich dazu bringen, Essen als Seelentröster benutzen zu wollen.

Alles, was du wirklich willst, ist, dein inneres Gleichgewicht wiederzufinden, diese innere Leere zu füllen. Es ist der Hunger nach Ganzheit, nicht nach Essen. Werde dir einfach darüber klar, dass Hunger manchmal eine emotionale Suche ist, kein Mangel an Kalorien. Wenn du das merkst, hast du deine Essgewohnheiten im Griff.

Viel Glück! Ich weiß, du schaffst es!

♡ Deine
Cassey

WINTERGERICHTE

Im Winter kommen unsere kreativen Kochkünste auf den Prüfstand. Viele der Früchte und Gemüsesorten, die wir so sehr lieben, wachsen in dieser Jahreszeit nicht. Es ist also wichtig zu wissen, was erhältlich ist und wie man das Angebot möglichst interessant variieren kann. Zum Beispiel kann man Spaghettikürbis, einen Winterkürbis, wunderbar wie Spaghetti zubereiten – sie absorbieren die Aromen und sind ganz ähnlich wie richtige Pasta, aber gesünder. Sie schmecken sehr lecker mit Bolognese, aber du kannst sie mit allen möglichen Gemüsearten oder leichten Saucen herstellen, wie du Lust hast!

Der Jahreszeit entsprechend kommen wir natürlich auch an Weihnachten nicht vorbei – da wären die Pfefferminzbrownies (Seite 240) eine ideale Alternative zu den üblichen Plätzchen. Warum machst du nicht einen Kekstauschnachmittag mit Freunden, bei dem Preise vergeben werden für die gesündesten Kekse, mit den Kategorien »bester Geschmack«, »kreativste Idee« und »das kann nur besser werden«? Ihr werdet sicher viel Spaß haben.

DIE EINKAUFSLISTE FÜR DEN WINTER

Gemüse
Blattkohl
Blumenkohl
Butternuss-
kürbis
Eichelkürbis
Endivie
Grünkohl
Rosenkohl

Süßkartoffeln
Yamsbohne

Obst
Ananas
Birnen
Clementinen
Datteln
Granatapfel

Grapefruit
Kiwi
Mandarinen
Maracuja
Orangen

Kürbismuffin aus der Mikrowelle

ZUTATEN

- 1 großes Ei
- 2 Esslöffel Kürbispüree aus der Dose (alternativ kannst du es auch selbst herstellen)
- 1 Teelöffel gemahlener Zimt
- 1 Prise Muskatnuss
- ½ Teelöffel Vanilleextrakt
- 2 Teelöffel Stevia
- 20 g feine Haferflocken
- 1 Esslöffel Sojamilch oder ungesüßte Mandelmilch (optional)

ZUBEREITUNG

Verquirle das Ei mit dem Kürbispüree, Zimt, Muskat, Vanille und Stevia in einem Kaffeebecher. Dann die Haferflocken unterrühren. Wenn du magst, gib noch etwas Sojamilch oder Mandelmilch hinzu, dann wird es etwas flüssiger.

Jetzt den Becher eine Minute auf höchster Stufe in der Mikrowelle erhitzen – behalt es im Auge, der Muffin kann schnell hochgehen. Wenn der Teig oben fest ist, ist dein Muffin fertig. Wenn nicht, gib ihm noch 30 Sekunden mehr.

Lass den Muffin 1 Minute abkühlen, stürze ihn dann auf einen Teller – fertig.

160 Kalorien, 6 g Fett, 16 g Kohlehydrate, 9 g Protein, 2 g Zuckerr

FÜR 1 MUFFIN

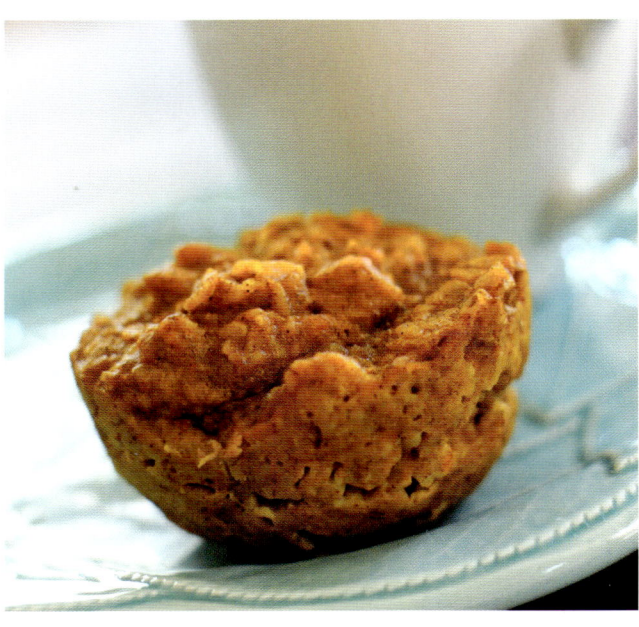

Wunderwaffeln

ZUTATEN

90 ml Wasser

2 Esslöffel geschrotete
Leinsamen

Backfett

300 g Vollkornmehl

½ Teelöffel Salz

2 Teelöffel Backpulver

3 Teelöffel Stevia

60 g kernige
Haferflocken

450 ml ungesüßte
Vanille-Sojamilch
oder Mandelmilch

80 ml geschmolzenes
Kokosöl

1 Teelöffel
Vanilleextrakt

ZUBEREITUNG

Wasser und Leinsamen verquirlen, dann für 10 Minuten
ruhen lassen.

Waffeleisen erhitzen und mit Backfett einfetten.

In einer Schüssel Mehl, Salz, Backpulver, Stevia und
Haferflocken verrühren. In einer zweiten Schüssel das
Leinsamenwasser mit Sojamilch, Kokosöl und Vanille
verrühren.

Nun beide Mischungen im Mixer verrühren, bis eine
glatte Masse entsteht. Jeweils ein Viertel der Mischung
in das Waffeleisen geben, etwa 4–5 Minuten backen, entsprechend den Anweisungen des Waffeleisenherstellers.

Pro Waffel: 279 Kalorien, 15 g Fett, 33 g Kohlehydrate,
7 g Protein, 0,2 g Zucker

FÜR 4 WAFFELN

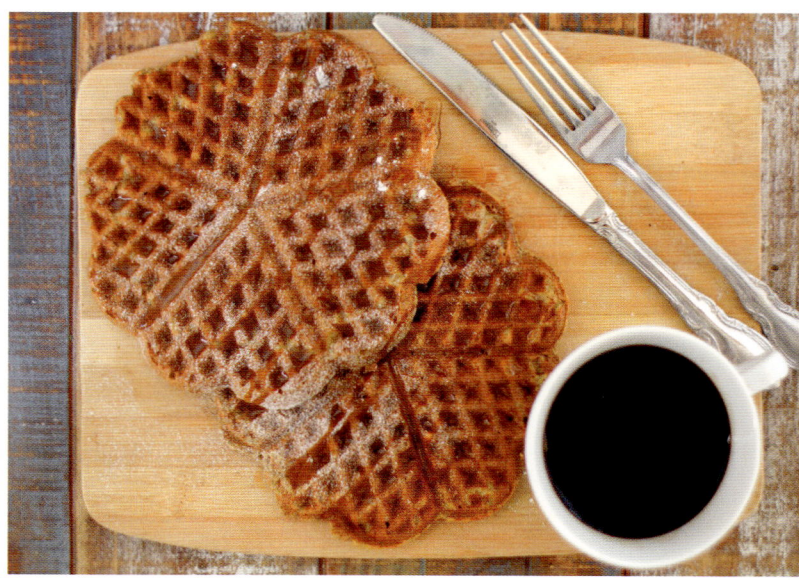

Grünkohl-Eintopf mit weißen Bohnen

ZUTATEN

2 Teelöffel Olivenöl

⅓ Zwiebel, gehackt

1 Knoblauchzehe, gepresst

1 Karotte, klein geschnitten

1 Teelöffel Thymian, getrocknet

1 Teelöffel Oregano, getrocknet

1 Dose (415 g) weiße Bohnen (Cannellini), gespült und abgetropft

700 ml Gemüsebrühe

300 g frischer Grünkohl, die dicken Stängel entfernt

Salz und Pfeffer zum Abschmecken

ZUBEREITUNG

Nimm einen mittelgroßen Topf und erhitze das Öl bei mittlerer Temperatur. Zwiebel, Knoblauch, Karotte, Thymian und Oregano etwa 5 Minuten anbraten, ab und an rühren, bis das Gemüse weich ist.

Etwa 60 g der Bohnen dazugeben und mit dem Rücken eines Kochlöffels zerquetschen. Die Brühe dazugeben, aufkochen. Den Grünkohl und die übrigen Bohnen dazugeben, mit Salz und Pfeffer würzen. Den Eintopf noch etwa 10 Minuten bei niedriger Hitze köcheln lassen.

Pro Portion: 207 Kalorien, 3 g Fett, 36 g Kohlehydrate, 11 g Protein, 3 g Zucker

FÜR 4 PORTIONEN

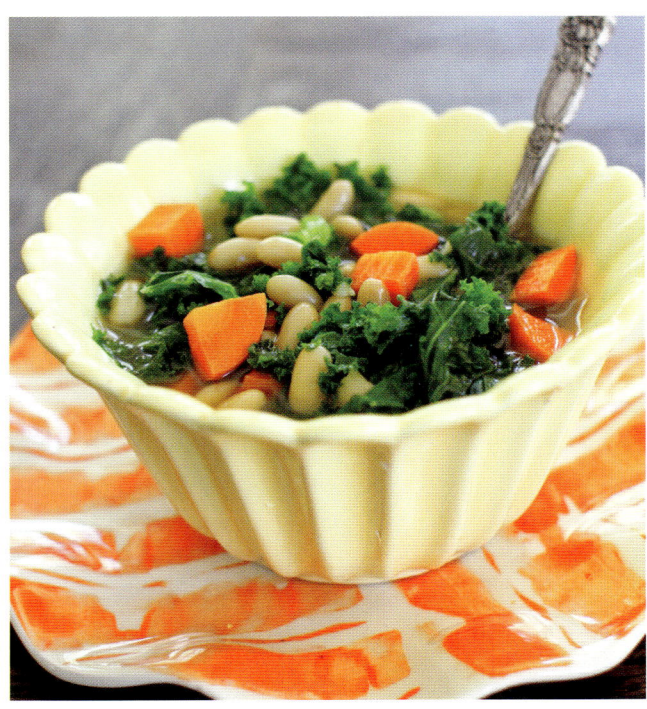

Ofen-Süßkartoffel

ZUTATEN

1 mittelgroße
Süßkartoffel

120 g Hähnchenbrust,
gekocht und
zerkleinert

100 g frischer Spinat

60 g schwarze
Bohnen, gespült
und abgetropft

60 ml deiner
Lieblingssalsa

2 Esslöffel fettarmer
Naturjoghurt (1,5 %)

ZUBEREITUNG

Die Süßkartoffel an 4–5 Stellen mit einer Gabel anstechen, dann 5–8 Minuten auf hoher Stufe in einer geeigneten Schüssel in der Mikrowelle garen.

In einem kleinen Topf Hähnchen, Spinat und Bohnen bei geringer Hitze köcheln.

Die Süßkartoffel längs aufschneiden und die Hähnchen-mischung einfüllen. Das Ganze mit Salsa deiner Wahl würzen und mit etwas Joghurt servieren.

337 Kalorien, 5 g Fett, 40 g Kohlehydrate, 35 g Protein, 11 g Zucker

FÜR 1 PORTION

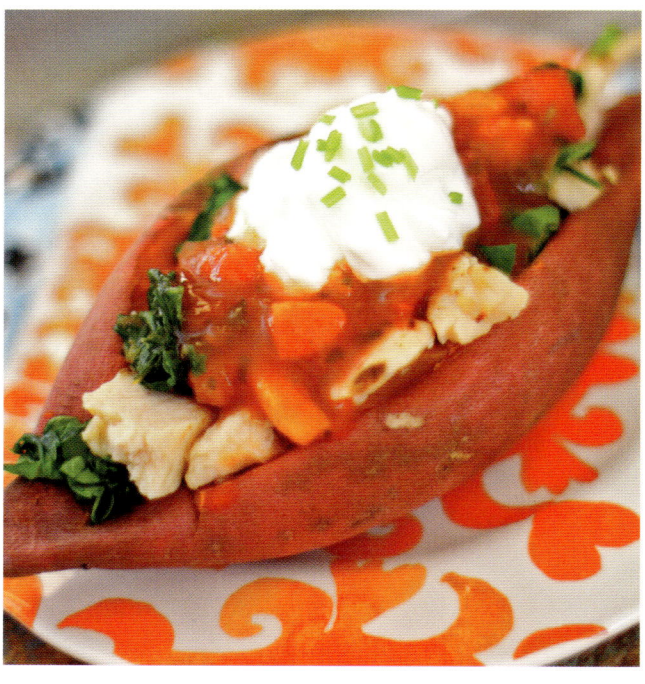

Kürbis-Spaghetti mit Putenbolognese

ZUTATEN

½ mittelgroßer
  Spaghettikürbis,
  halbiert, entkernt

250 g Kirschtomaten,
  halbiert

1 Knoblauchzehe,
  gepresst

2 Teelöffel Olivenöl

120 g Putenbrusthack

2 Esslöffel frische
  Petersilie, gehackt

Salz und Pfeffer zum
  Abschmecken

ZUBEREITUNG

Den Ofen auf 190 °C vorheizen.

Leg den Kürbis mit der Schnittfläche nach unten auf eine kleine Backform, gieße etwa 240 ml Wasser dazu und backe den Kürbis 35–40 Minuten im Ofen, bis er weich ist. Dann kurz abkühlen lassen.

Während der Kürbis im Ofen ist, die Tomaten mit Knoblauch und Olivenöl vermischen und in einer backofenfesten Form etwa 10 Minuten im Backofen garen.

Das Putengehackte zu den Tomaten geben, weitere 15 Minuten garen. Petersilie, Salz und Pfeffer unterrühren.

Den Kürbis mit einer Grillzange festhalten und mit einer Gabel längs das Kürbisfleisch herauskratzen, sodass Spaghetti entstehen. Die Kürbisspaghetti mit der Putenbolognese servieren.

330 Kalorien, 13 g Fett, 26 g Kohlehydrate, 28 g Protein, 10 g Zucker

FÜR 1 PORTION

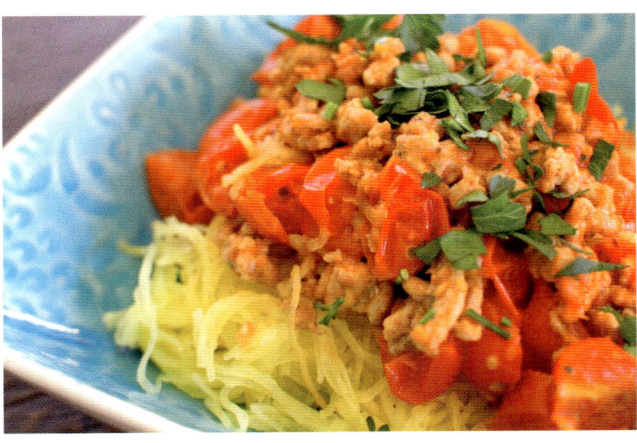

Veggie Sloppy Joe

ZUTATEN

1 Teelöffel Olivenöl

30 g grüne Paprika, gehackt

½ Knoblauchzehe, gepresst

120 ml Tomatensauce

1 Prise Chilipulver

50 g vegane Salami oder Sojaschnetzel

150 g Zucchini, gerieben

1 Vollkorn-Hamburger-brötchen

50 g Blattsalat

ZUBEREITUNG

Das Olivenöl in einem beschichteten Topf auf mittlerer Stufe erhitzen. Paprika und Knoblauch für 5–6 Minuten anbraten, bis das Gemüse weich ist, ab und an rühren.

Die Tomatensauce, Chili, Wurst und Zucchini hinzufügen, 5 Minuten köcheln, bis alles gut eingekocht ist.

Das Brötchen aufschneiden, die Sauce daraufgeben, mit Salat oder Gemüse belegen.

327 Kalorien, 14 g Fett, 42 g Kohlehydrate, 15 g Protein, 11 g Zucker

FÜR 1 PORTION

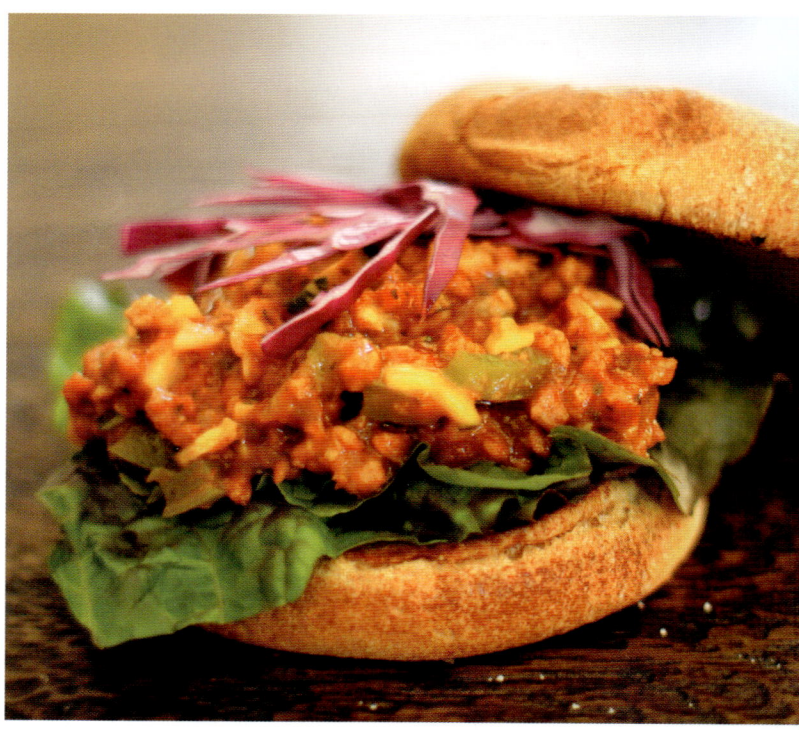

Lebkuchen-Fonuts*

ZUTATEN

FONUTS:

125 g Mandeln, gemahlen

¼ Teelöffel Salz

¼ Teelöffel Backpulver

1 Teelöffel Ingwer, gemahlen

1 Teelöffel Zimt, gemahlen

⅓ Teelöffel Nelkenpfeffer

1 Prise Gewürznelke, gemahlen

3 große Eier, verquirlt

2 Esslöffel Honig

60 ml Kokosöl, geschmolzen

½ Teelöffel Vanilleextrakt

GLASUR:

½ mittelgroße Banane

2 Esslöffel Frischkäse

Als Belag: Zimt, gehackte Walnüsse, Schokoladenchips

* »Faux Donuts« sind glutenfreie Donuts, die gebacken statt frittiert werden und damit eine gesunde Alternative zu den fettigen Küchlein sind.

ZUBEREITUNG

Für die Fonuts einen Donut Maker (für Minigrößen) mit dem Backfett leicht einfetten. Die restlichen Zutaten (außer die für die Glasur) in einer großen Schüssel verrühren. 2–3 Esslöffel des Teigs in jede Donut-Form geben und die Fonuts etwa 3–4 Minuten backen, entsprechend den Anweisungen des Donut-Maker-Herstellers. Garprobe: Mit einem Zahnstocher in den Fonut piksen – wenn nichts mehr daran kleben bleibt, ist der Fonut fertig. Aus der Form nehmen und auf einem Rost abkühlen lassen.

Für die Glasur die Banane mit einer Gabel zerquetschen, mit dem Frischkäse in einem Mixer pürieren bis eine glatte Masse entsteht. Wenn nötig, etwas Wasser hinzugeben, um die Glasur zu verdünnen.

Die Fonuts in die Glasur tunken und mit deinem Lieblingsbelag dekorieren.

Für 2 Fonuts: 139 Kalorien, 12 g Fett, 5 g Kohlehydrate, 4 g Protein, 2 g Zucker

FÜR 24 FONUTS

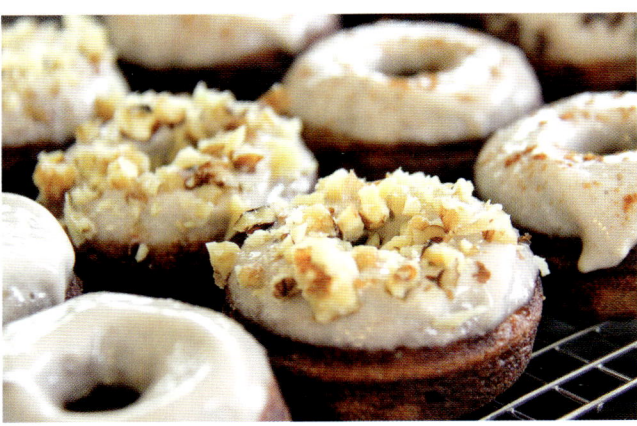

Pfefferminzbrownies

ZUTATEN

Backfett

6 Esslöffel Wasser

2 Esslöffel geschrotete
   Leinsamen

1 Dose (415 g)
   schwarze Bohnen,
   gut gespült und
   abgetropft

3 Esslöffel
   geschmolzenes
   Kokosöl

100 g Kakaopulver,
   ungesüßt

70 ml Agavendicksaft

1 ½ Teelöffel
   Backpulver

1 Teelöffel
   Vanilleextrakt

⅛ Teelöffel
   Pfefferminzextrakt

ZUBEREITUNG

Den Ofen auf 180 °C vorheizen. Eine Backform (etwa 20 x 20 cm) leicht einfetten.

Wasser und Leinsamen verquirlen und 10 Minuten ruhen lassen.

Die Leinsamenmischung mit den Bohnen, Kokosöl, Kakaopulver, Agavendicksaft, Backpulver und Aromen in einem Mixer pürieren, bis eine glatte Masse entsteht.

Die Mischung in die Backform geben und die Brownies 20–25 Minuten backen. Garprobe: Zahnstocher hineinpiksen, er muss feucht sein, es dürfen ein paar Krümel daran kleben bleiben. 30 Minuten abkühlen lassen, dann in 12 Stücke zerteilen und aus der Backform heben.

Pro Brownie: 120 Kalorien, 5 g Fett, 19 g Kohlehydrate, 15 g Protein, 11 g Zucker

FÜR 12 BROWNIES

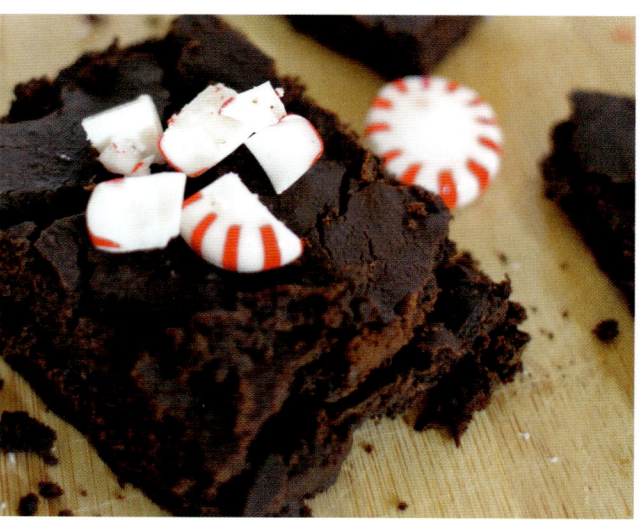

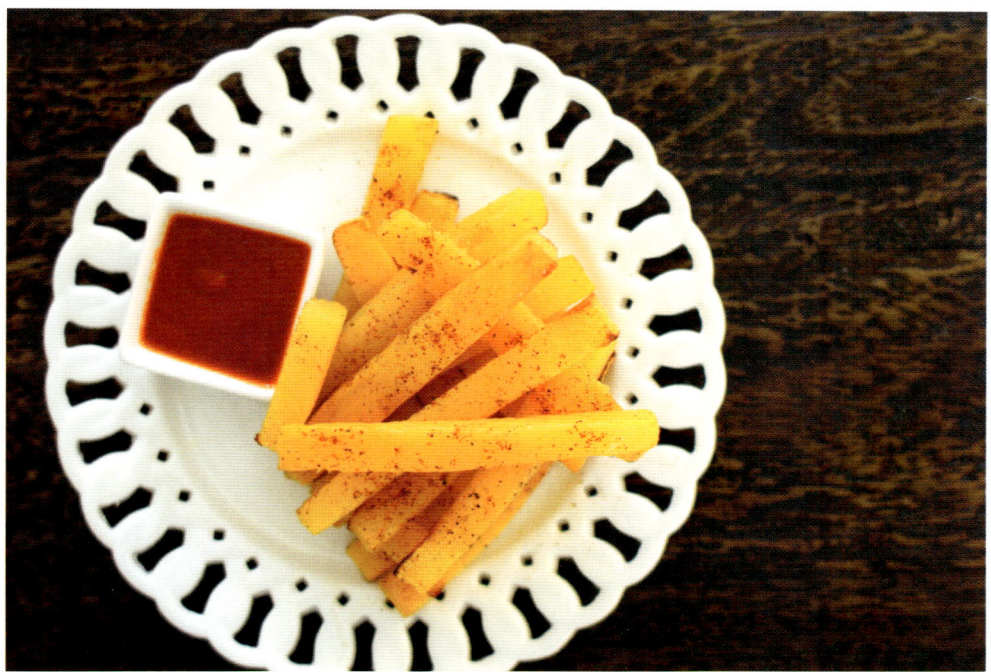

Butternuss-Fritten

ZUTATEN

Backfett

½ mittelgroßer
    Butternusskürbis,
    geschält, entkernt,
    in dünne Streifen
    geschnitten

Olivenöl (Spray)

diverse Gewürze
    nach Wahl: Salz
    und Pfeffer, Stevia,
    gemahlener Zimt,
    Chilipulver

ZUBEREITUNG

Den Ofen auf 230 °C vorheizen. Ein Backblech einfetten.

In einer Schüssel die Kürbisfritten mit Öl besprühen
und mit den diversen Gewürzen bestreuen, je nach
Geschmack.

Die Kürbisstücke so aufs Backblech legen, dass sie
nebeneinander liegen, 16–19 Minuten backen, bis sie
knusprig sind.

Für 5–7 Fritten: 61 Kalorien, 0,2 g Fett, 16 g Kohlehydrate,
1 g Protein, 0 g Zucker

FÜR 4 PORTIONEN

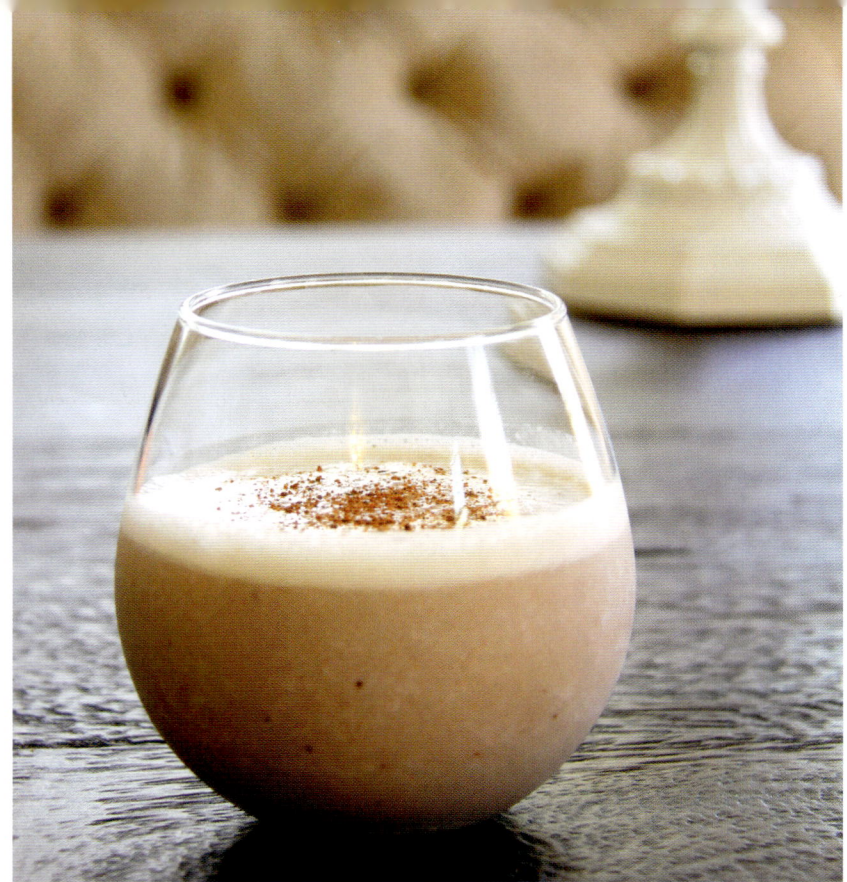

Winter-Smoothie

ZUTATEN

120 ml ungesüßte Vanille-Mandelmilch

1 gefrorene mittelgroße Banane

1 Prise Muskatnuss, gemahlen

1 Prise Nelkenpulver

¼ Teelöffel Zimt, gemahlen

ZUBEREITUNG

Alle Zutaten im Mixer pürieren, bis eine glatte Masse entsteht. Den Smoothie in ein großes Glas gießen – fertig.

135 Kalorien, 3 g Fett, 28 g Kohlehydrate, 2,3 g Protein, 15 g Zucker

FÜR 1 PORTION

Post von Cassey

Hör auf, dich schuldig zu fühlen. **Hör einfach auf damit!** An den Weihnachtsfeiertagen gehört es dazu, dass man gutes Essen im Kreis von Familie und Freunden genießt. Schließlich gibt es nicht jeden Tag so herrliche selbst gekochte Mahlzeiten, also hör auf, dir Gedanken über die Kalorien und den Fettgehalt zu machen, und genieße es einfach. Essen ist ein großer Bestandteil unserer Kultur. Es nährt nicht nur unseren Körper, es bringt Menschen zusammen, die gemeinsam feiern. Essen ist ein Teil vom Glück. Es ist völlig in Ordnung, wenn du dich ab und zu einem YOLO-Mahl hingibst, den Stoffwechsel ankurbelst und es dir gut gehen lässt. Wenn schon, denn schon. Genieß es einfach. Ein schlechtes Gewissen ändert überhaupt nichts. Der einfachste Weg, die Weihnachtsfeiertage und die dazugehörige Völlerei zu überstehen und trotzdem nicht die schlanke Taille opfern zu müssen, ist, **schlau zu genießen**. Natürlich kannst du Kartoffeln mit Butter oder Pastete essen, aber sorge dafür, dass vor allem Gemüse und fettarme Proteine auf dem Teller sind.

Und wenn du immer noch fürchtest, nicht widerstehen zu können, dann mach Folgendes: Iss zu Hause schon etwas Gesundes, damit du nicht ganz so hungrig zum Festessen erscheinst. Wenn jeder etwas zu essen mitbringen soll, mach den Salat. Tags darauf gehst du eine Extrarunde joggen.

Denk daran: Du bist nicht ausgeliefert, du hast deinen Erfolg stets selbst in der Hand. Tu nicht so, als seist du ein Opfer, obwohl du doch **weißt**, dass du dein Schicksal selbst bestimmen kannst.

Iss gut und lache viel. Und hebe mir ein Stück Kuchen auf.

♡ Deine
Cassey

Dein Essensplan für den Winter

MONTAG	DIENSTAG	MITTWOCH	DONNERSTAG
Morgens Ballaststoffreiches Müsli mit ungesüßter Mandelmilch und 2 Esslöffeln geschroteten Leinsamen	**Morgens** Mandel-Haferflocken: 80 g Haferflocken, 1 Esslöffel Mandelmus, 1 Teelöffel Agavendicksaft	**Morgens** Ballaststoffreiches Müsli mit ungesüßter Mandelmilch und 2 Esslöffeln geschroteten Leinsamen	**Morgens** Frühstücks-Smoothie: ½ Birne, 1 Kiwi, ½ gefrorene Banane, 100 g Spinat, grob zerkleinert, 1 Löffel Proteinpulver, Wasser zum Verdünnen
Snack Winter-Smoothie (Seite 242)	**Snack** Pfefferminzbrownies (Seite 240)	**Snack** 2 Reiswaffeln, 1 fettarmer Käse (z. B. Mozzarella)	**Snack** 3 Scheiben natriumarme Putenbrust, 1 Apfel
Mittags Grünkohl-Eintopf mit weißen Bohnen (Seite 235)	**Mittags** Ofen-Süßkartoffel (Seite 236)	**Mittags** Kichererbsensalat: 100 g gekochte Quinoa, 80 g Kichererbsen aus der Dose, 1 reife Tomate, in Würfeln, 1 Mini-Salatgurke, in Würfeln, 100 g frischer Spinat, klein geschnitten. Dazu eine Sauce aus 1 Esslöffel Zitronensaft, 1 Teelöffel Dijon-Senf, 1 Esslöffel gehackter frischer Petersilie.	**Mittags** Grünkohl-Eintopf mit weißen Bohnen (Seite 235)
Snack Pfefferminzbrownies (Seite 240)	**Snack** 1 kleine Banane, 1 Esslöffel Mandelmus	**Snack** ½ Avocado mit etwas Zitronensaft	**Snack** Fettarmer Naturjoghurt (1,5 %)
Abends Kichererbsen-Curry: 50 g Kichererbsen (Garbanzo), angebraten mit 50 g Tofuwürfeln, 90 g Blumenkohlröschen, 200 g Grünkohl (grob zerkleinert), 1 Teelöffel Currypulver und 2 Esslöffel Wasser	**Abends** Hähnchen mit Gemüse: 120 g Hähnchenbrust (aus dem Ofen), 300 g gedünstetes Gemüse (Brokkoli, Blumenkohl, Grünkohl) und 1 mittelgroße Süßkartoffel	**Abends** Kürbis-Spaghetti mit Putenbolognese (Seite 237)	**Abends** Fiesta-Hähnchen: 120 g Hähnchenbrust, gegart, mit Guacamole (1/2 Avocado, 1 klein geschnittene Tomate, 1 Esslöffel frischer Koriander, 2 Teelöffel Limonensaft, 1 Teelöffel fein gehackte Jalapeño), dazu 200 g gemischte Blattsalate

Für manche Rezepte schlage bitte auf der angegebenen Seite nach, die anderen Gerichte kannst du blitzschnell selbst zubereiten!

FREITAG	SAMSTAG	SONNTAG
Morgens Knusprige Mandel-Haferflocken: 80 g Haferflocken aufkochen, 5 gehackte Mandeln, 1 Teelöffel gemahlener Zimt, 1 Teelöffel Stevia	**Morgens** Wunderwaffeln (Seite 234)	**Morgens** Kürbismuffin aus der Mikrowelle (Seite 233)
Snack Pfefferminzbrownies (Seite 240)	**Snack** 150 g Blumenkohl-röschen mit 60 g Hummus	**Snack** Pfefferminzbrownies (Seite 240)
Mittags Sandwich: 2 Scheiben Vollkorntoast, 2 Scheiben Putenschinken, 1 reife Tomate in Scheiben, 1 Handvoll Blattsalate	**Mittags** Brötchenpizza: Vollkornbrötchen mit 60 ml Tomatensauce, 50 g gedünstetem Brokkoli, 120 g natriumarmen Putenbrustscheiben und etwas Parmesan oben drüber	**Mittags** Sandwich mit Tofusalat (Seite 136)
Snack 1 Grapefruit, 10 Cashewnüsse		**Snack** 1 Birne, 10 Mandeln
Abends Blumenkohlpüree: 300 g gedünsteten Blumenkohl im Mixer mit 2 Esslöffel fettarmem Joghurt mixen, dazu 120 g gegarte Putenbrust oder Hähnchenbrust und 200 g gedünsteten Grünkohl	**Snack** 1 kleiner Apfel, 1 Esslöffel Mandelmus	**Abends** Putenbrust-Teller: 120 g Putenbrust, gegart und kalt, 150 g gebackener Rosenkohl (halbiert, mit Olivenöl Extra Vergine, bei 210 °C etwa 20 Minuten im Ofen)
	Abends Veggie Sloppy Joe (Seite 238)	

Wir haben es geschafft!

Ich hoffe, es hat dir gefallen, mit mir und meinem ersten Buch ein Jahr lang die Jahreszeiten zu erleben und zu trainieren! Jetzt hast du einen Schatz an Bewegungen zur Verfügung, die du nach Lust und Laune zusammenstellen kannst, wenn du allein trainierst oder deinen Freunden etwas beibringst.

Trainiere, so viel du kannst. Das ist nicht nur wichtig für eine tolle Figur, sondern du gewinnst dadurch an Kraft und deine Bewegungen werden graziler. Ich möchte, dass du deinen Körper kontrollieren kannst, dass du bestimmen kannst, wie er sich bewegen soll, und dass du Dinge machst, von denen du nie gedacht hättest, dass du sie schaffst! Du hast es in dir, das weiß ich.

Auch wenn die Übungen in diesem Buch dazu bestimmt sind, deinen Körper zu modellieren, denke immer daran, dass du schön bist, so wie du bist. Lass die Waage nicht dein Selbstwertgefühl beeinflussen. Es geht nicht um Eitelkeit, vergiss die Oberfläche. Die Übungen in meinem Buch sollen ein Feuer in dir entfachen, das dir hilft, leidenschaftlich und zielbewusst zu leben. Wahres Glück bedeutet, seinen inneren Frieden zu finden, an dem man weiter wachsen kann. Das ist die beste Art von Erfolg, die man sich wünschen kann.

Ich umarme dich!

♡ Deine
Cassey

DANKSAGUNG

»Eines Tages schreibe ich ein Buch darüber« – wie oft hat man das als Jugendliche gesagt und dann gelacht, weil es nur so ein Spruch ist. Ich hätte nie gedacht, dass ich eines Tages die Möglichkeit haben würde, tatsächlich ein Buch zu veröffentlichen, dazu noch bei einem der renommiertesten Verlage Amerikas. Ich bin jedem überaus dankbar, der meine Erfahrungen mitgeprägt hat und mir auf meinem Weg geholfen hat.

Danke meinen Lehrern an der Schule, die mich immer wieder ermunterten, besser zu schreiben, denn sonst hätte ich nie angefangen, Blogs zu verfassen … und das wiederum hat mich zur Autorin gemacht.

Ein besonderer Gruß gilt Dr. Crain, der an mich, die verwirrte College-Studentin, geglaubt hat. Ich habe am Whittier College meinen Abschluss in Biologie gemacht – vor allem aber formte ich dort eine Freundschaft, auf die ich immer zählen kann.

Dank an Evelia Burnett, die mir meinen allerersten Job als Pilatestrainerin gab!

Danke all meinen Pilatesschülern und -schülerinnen, die ich je unterrichtet habe! Das Lächeln in euren verschwitzten Gesichtern, das ist es, wofür ich lebe.

Dank an Stephanie Knapp und Heather Jackson von Random House, dass sie mir die Gelegenheit gegeben haben, das, was ich weiß und kann, mit der Welt zu teilen.

Danke, David Kim, dass du kreuz und quer durch die USA mit mir gereist bist, um die wunderschönen Fotos für dieses Buch zu machen. Ich werde nie vergessen, wie wir mit all der Kameraausrüstung in der Eiseskälte diesen Berg in Utah hochkraxelten und wie total frustriert wir waren, als wir feststellten, dass es keine Wildblumen mehr gab am Ufer des Bergsees. Oder als ich mitten in den Salt Flats auf der Yogamatte dahintrieb – das war eine irre Zeit!

Mein Dank an Danielle Bernabe, die alle Rezepte mit mir gekocht und probiert hat.

Danke meinen Kumpels von YouTube, die mir die Gelegenheit gaben, damals, im Jahr 2009, mein erstes Workout-Video hochzuladen. Eure kontinuierliche Arbeit, mit der ihr euren Künstlern und Beitragenden helft, stellt das ganze traditionelle Entertainment auf den Kopf. Ich bin glücklich, ein Teil dieses neuen Wilden Westens zu sein.

Danke an Will Hobbs, der mir mit Güte, Intelligenz und großen Visionen für Blogilates begegnete! Weißt du noch, als du mich das erste Mal fragtest, ob ich ein Buch schreiben wolle, und ich sagte nur: »Waas?«. Nun ja. Schön, dass du mich gefragt hast. Wir machen so viele tolle Projekte zusammen.

Danke meiner kleinen Schwester Jackelyn, die mich stets ermuntert hat, meine Träume auszuleben. Du bist so lebendig, so positiv und treibst mich immer an, härter zu arbeiten und mein Leben so zu leben, wie ich es möchte. Wir Ho-Schwestern sind nicht zu stoppen. Ich liebe dich, Am!

Ich danke meiner Mom, die immer, immer an mich geglaubt hat. Immer hast du mich mit Begeisterung unterstützt: beim Nähen der Halloween-Kostüme und Partykleider, die ich entworfen hatte, beim Keksebacken bis spät in die Nacht, als ich an der Highschool mein erstes Geld mit Plätzchen verdiente, mit COOPLEX, bei den ersten oGorgeous Probe-Taschen und als du meine YouTube-Kommentare gelesen hast. Jetzt hast du mir mit Blogilates geholfen, eine furchtlose Unternehmerin zu werden. Deine Liebe macht mich stets stärker. Ich liebe dich so sehr, Mom!

Ich danke dir, Dad, dafür, dass du so bist, wie du bist. Manchmal prallen unsere Feuer aufeinander, aber das hilft, uns zu dem zu formen, wer wir sein sollen. Obwohl wir schwierige Phasen miteinander hatten, haben wir jetzt wieder zueinander gefunden. Es macht mich sehr glücklich, zu wissen, dass du stolz auf mich bist und dass wir zusammenarbeiten können, um große Pläne zu realisieren. Danke dir. Ich liebe dich.

Und danke an Sam. Ist es nicht unglaublich, wo wir angefangen haben und wo wir jetzt sind? So viel harte Arbeit, ja, aber mal ehrlich, was würden wir sonst mit unserer Zeit anstellen? Träume können tatsächlich wahr werden und ich bin sehr glücklich, dass ich sie mit dir zusammen erleben kann. Ich liebe dich, Woodge.

WO MAN MICH FINDEN KANN:

YOUTUBE: jede Woche neue Gratis-Workouts!

YOUTUBE.COM/BLOGILATES

MEIN BLOG: tägliche Updates zu meinen neuen Video-Workouts und die besten gesunden Rezepte

BLOGILATES.COM

DIE BLOGILATES-APP: erhältlich für iPhone und Android

FACEBOOK: BESUCH MICH AUF FACEBOOK.COM/BLOGILATES

TWITTER: SCHICK TWEETS AN @BLOGILATES

INSTAGRAM: FOLGE MIR AUF @BLOGILATES

MEINE SPORTSWEAR-KOLLEKTION: BODYPOPACTIVE.COM

QUELLENNACHWEISE

»The Acute Effects of Exercise on Mood State« vgl. http://www.edb.utexas.edu/education/assets/files/KHE/Bartholomew%20Publicatoins/The%20effects%20of%20acute%20exercise%20on%20mood%20and%20well%20being.pdf

Dillman, Erika. *The Little Pilates Book*. New York: Warner Books, 2001.

Giampapa, Vincent, Ronald Pero und Marcia Zimmerman. *The Anti-Aging Solution*. Hoboken, NJ: John Wiley, 2004.

Gleick, James. *Chaos: Making a New Science*. New York: Penguin, 1987.

Griffith, H. Winter. *Minerals, Supplements, & Vitamins: The Essential Guide*. Tuscon, AZ: Fisher, 2000.

»History of Joseph Pilates« *Pilates Technique*. PilatesTechnique. www.josephpilates.com/joomla/history-of-joseph-pilates-a-little-about-the-man-behind-it-all.html

Marrone, Margo. *The Organic Pharmacy*. New York: Duncan Baird, 2009.

Pronk, N. P., Crouse S. F., und Rohack J. J. »Maximal exercise and Acute Mood Response in Women.« *Physiology and Behavior,* 57 (1991): 1–4.

Stanway, Penny. *The Miracle of Lemons: Practical Tips for Health, Home, and Beauty*. London: Watkins, 1988.

Tannis, Allison. *Feed Your Skin, Starve Your Wrinkles*. Rockport, MA: Fair Winds Press, 2009.

»Water: How Much Should You Drink Every Day?« Mayo Foundation for Medical Education and Research. www.mayoclinic.org/healthy-living/nutrition-and-healthy-eating/in-depth/water/art-20044256.

REGISTER DER REZEPTE

REGISTER DER ÜBUNGEN

Achtung: (W) bezieht sich auf ganze Workouts, die einzelnen Übungen sind alphabetisch gelistet.

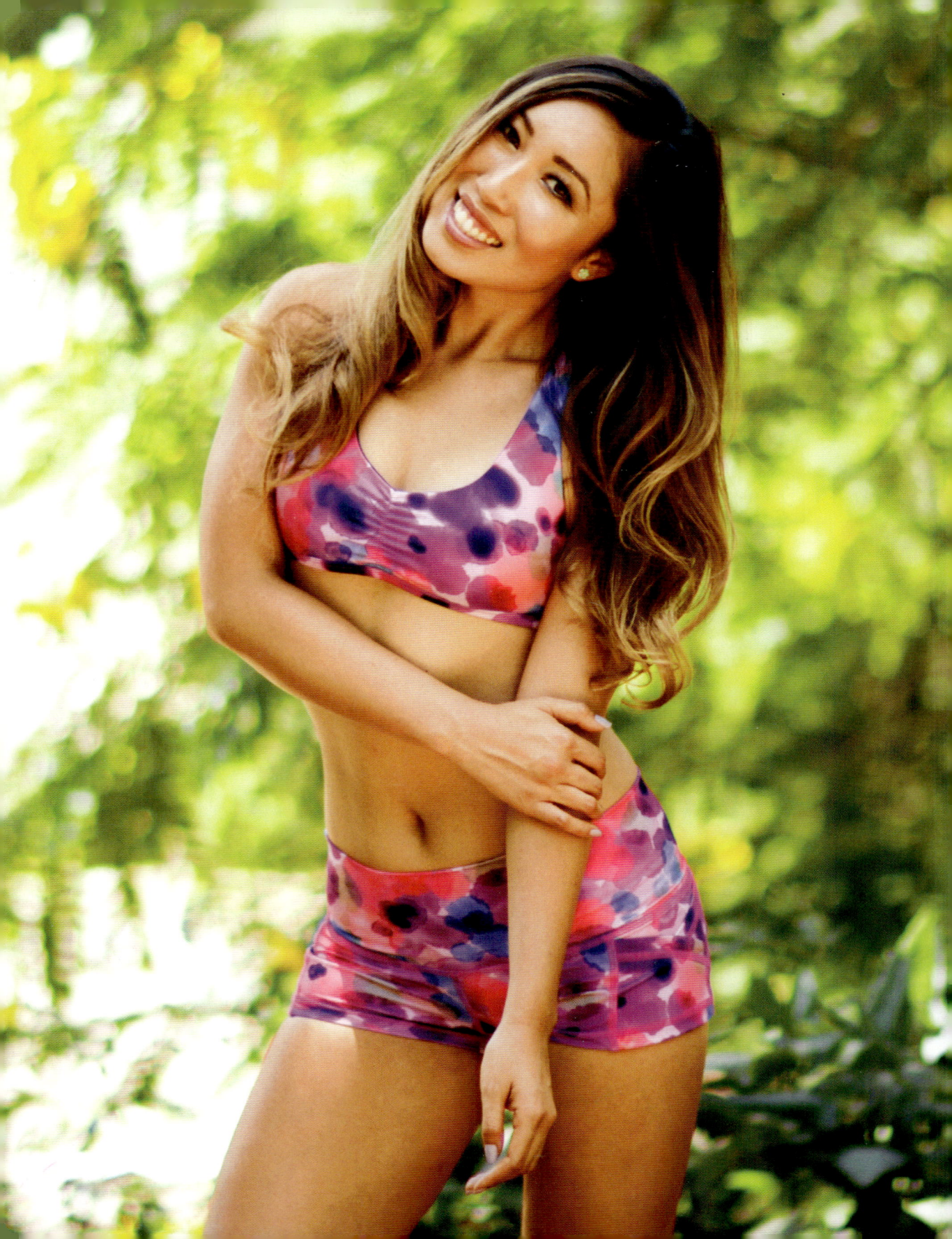